心乃大藥

一代禪醫・釋行貴——著

野人

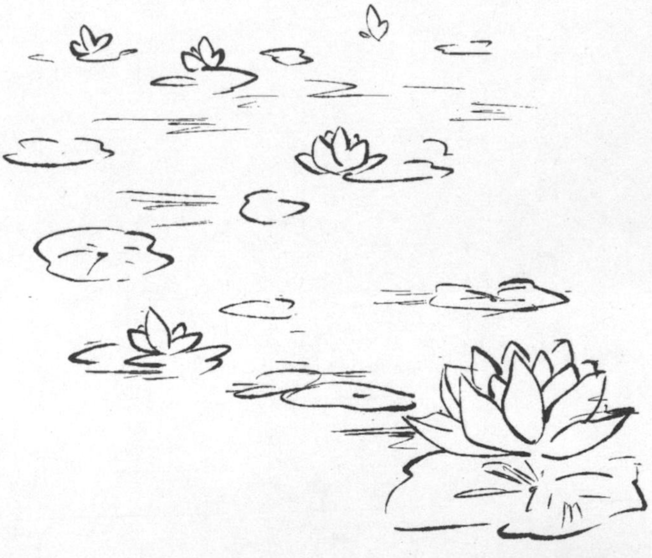

身心自我分析表

「世上本無事，庸人自擾之。」這話很多人都聽過，但是不一定明白其中的含義。其實，事都是從「心」裡生出來的，很多病也是從心裡臆想出來的。你的心平和了，你就身在天堂；你的妄念動了，你就身處地獄。

禪醫說：「心病則身病。」情志、心理與疾病的關係密切，以下測驗可以幫助您評估心身健康情形。測驗分為「情緒心態篇」與「生活作息篇」，各有六道題目。請依據您最近二個月的情形，逐題勾選符合您個人情況的敘述，每勾選一題，得1分。

1. 情緒心態篇

❶□您最近是否有情緒低落、焦慮、煩躁的情況？
❷□您最近是否曾對人感到生氣或發過脾氣？
❸□您最近是否常缺少自信心？
❹□您最近是否容易感到疲勞、沒精神？
❺□您最近是否常感到害怕、膽怯？
❻□最近是否有人說您的氣色不太好？

小計＿＿分

2. 生活作息篇

❼□您最近是否有吃得過飽或是太油膩的情況？
❽□您最近是否有吃宵夜的習慣？
❾□您最近是否常常晚睡或是晚起？
❿□您最近是否常覺得匆忙、時間不夠用？
⓫□您最近是否很少或不曾接觸大自然？
⓬□您最近是否很少或不曾運動？

小計＿＿分

你的心，生病了嗎？

以上十二題，總計＿＿分

●介於0～3分

恭喜，您已實踐了「心安則病自去」的道理，也請您繼續保持，時時懷抱正念，疾病自會遠離！

▼平時可以練習運用自己的丹田之氣，讓您元氣充足、益壽延年。見第76頁。

●介於4～5分

您的心身狀況還算不錯，建議平日多鍛鍊體魄、療養心態，並養成固定習慣。再加把勁，就能活到老，健康到老。

▼試著鍛鍊「劍指站樁」，只要長期維持，就可以改善體質，振奮精神。見第225頁。

●介於6～8分

您的情志與心理狀況亟需改善，宜培養正面積極的心態，並改善生活作息，以避免身心疾病上身。請記得：跟自己過不去，就是跟疾病過不去。

▼可以先從「放鬆操」入門，每天不用多做，三次就可以了。見第222頁。

●介於9～12分

您的心病已十分嚴重，長久下來必會招致身病，請時時刻刻留意自己的健康情況，並試著調養心靈、鍛鍊心智。若有必要，應尋求專業醫師的協助。

▼建議多操練「四季養生六字訣」，運用呼吸自我鍛鍊，療疾強身。見第83頁。

第二篇 治病要先治心病 047

第三篇 禪醫的養生智慧 075

第四篇 禪醫的處世智慧 111

第五篇 禪醫的人生智慧 139

第六篇 禪有三寶佛法僧，我有「三」藥渡眾生 177

第七篇 一代禪醫療法 195

療法一、消化系統疾病 196

前言 病由心生，病由心治

我爺爺青少年時期在少林寺出家，學得一身武藝，還俗後考中了光緒年間的武狀元。但當時處於清朝末年，民不聊生，爺爺在年邁之時又回到了登封老家。由於我小時候身體虛弱，經常生病，所以爺爺又把我送到少林寺中，拜於德禪老師門下。

正是因為修習少林武術，使我練就了一副好身板，同時也學到了正宗的禪醫治病之法。後來，因為學習刻苦，我上了醫科大學，畢業後成為一名醫師。我在很年輕的時候就已經小有名氣了，之所以如此，其中一個重要原因，就是禪醫。我用禪醫給人治病，再用《達摩易筋經》《洗髓經》等指導病人進行康復鍛鍊，這些經文都是流傳了一兩千年的智慧結晶，效果自然不凡。隨著行醫日久，我漸漸把佛學中的智慧、現代康復醫學、禪醫、自己的看病經驗結合在一起，形成了自己的特色，獨此一家。當我運用這些絕招治病救人之後，效果極佳，一傳十，十傳百，叩門求診的病人越來越多。

我是一個非常要強的人，有多強呢？說一件我小時候的糗事吧。少林寺有一個訓練項目叫「拿大頂」，就是頭朝下腳朝上進行倒立。這是小和尚習武的必訓項目，老師讓你立多長時間就得立多長時間，不能偷懶。我雖然是個女孩子，身體也不是太好，但是每一次都比大多數師兄弟們立得久。有一次，倒立前我喝了些水，沒倒立多久就想小便，可是又不想做第一個「認慫」的，所以就硬憋著不動，後來實在憋不住了，尿水和淚水一起從臉上往下淌。就憑著這股勁兒，我覺得後來我去當醫師，那真是命中注定。因為我這顆要強的心，在當上醫師以後就變成責任心了，對工作自然兢兢業業，對病人都是來者不拒。那時候，我每天的工作時間不少於十六個小時。仗著自己身體強健，我從沒感到過累。

後來，我經常感覺自己肚子疼，還經常拉肚子。但是呢，從來沒往癌症上想。第一，我總覺得自己身體好，不會生病。第二，我總想，我是個醫師，還不知道自己的身體？但是，很快我就發現我錯了，腹痛越來越頻繁，拉肚子也越來越厲害，身體也在急劇消瘦。我開始重視了，結果一檢查，已是結腸癌晚期，並且已經擴散到了子宮、卵巢、骨盆、腹壁等處。

那時是一九九六年，我在發現自己患癌症後就住院了，我命運的轉折也從此開始。人在得意之時往往容易忘乎所以，迷失本心，等到重病纏身，才知道反思自己。剛開始，我始終想不明白自己怎麼會得癌症！我當時已經是主任醫師，名望、金錢、地位、家庭什麼都有了，而且我連續三十多年，每天工作十六個小時以上，我把心都放在病人身上了，所作所為都是為了解除病人的痛苦，為什麼我還會得這個絕症呢？

思慮再三，我才想到，在小的時候我就有拉肚子、脫肛的毛病，每次犯病的時候都是自己捂著脫出部分重新推進身體裡。可見，我在先天之時，就已帶有病根，當然，這不代表長大後就一定會得結腸癌，因為由微弱的病根發展成癌症主要還是後天失於調養所致。

以前在少林寺的時候，師父經常說：

施主一粒米，大如須彌山。
今生不了道，披毛戴角還。

就是說，出家人，受著眾生的供養，吃的是百家飯、千家糧，眾生對我們的這種恩情像須彌山一樣大，所以我們要努力修行。如果出家而不修行，不思進取，混吃度日，辜負了眾生的期望，因這樣而欠下的債，以後做牛做馬都還不完。

以前聽著覺得很普通的話，在我躺在病床上以後才感覺到其意蘊深遠。確實如此，在當上醫師以後，我吃的是另一種「百家米」（那是世界各地的大魚大肉啊！），可卻忘了繼續修行，沒想到還沒等到「披毛戴角還」呢，現在就有報應了。

從前，我覺得死亡是一件很遙遠的事，可當得知自己已到癌症晚期以後，「死亡」突然變得近在眼前。好朋友之間，有福可以同享，但無論是誰，只要生病了，就得獨自受苦，無人可以分擔。大家仔細想一想，人這一輩子，名利和性命，哪個更重要？到現在，我才看得清清楚楚，對師父以前說過的話也都回想起來了。

——我真的不想死。

小時候雖然在少林寺長大，但是我卻不太相信佛、菩薩，等到躺在病床上以後，對佛學裡的那些話，越是反覆念越覺得有道理，所以我就躺在病床上在心裡默默念誦「南無大慈大悲救苦救難觀世音菩薩」。一句又一句，直到有一天，奇蹟突然出現——當時，似睡非睡之間，我似乎感覺到身著白衣的觀世音菩薩飄然而至，手持淨瓶向我灑甘露水，我覺得渾身通電了似的，然後就開始發熱，渾身麻酥酥的，舒服極了。

當時我就認定，我不會死了，我得回去，回到少林寺出家。

一想起要回去了，我的心就難以平靜，年幼時的一幕幕又浮現在腦海裡——我開始想念德高道廣的師父，想念練功、抓藥、背經的日子，繼續活下去的念頭越發強烈。我意識到，我得把以前的虧欠補回來，我得修行。於是，我在素喜老和尚的指引下，成了一名僧人。每天，除了鍛鍊外，就看《大藏經》。為什麼要看《大藏經》呢？這是因為：《大藏經》是佛教典籍中的百科全書，是集合了所有佛經、所有戒律、所有古今高僧論述的著作；我小時候雖學過，但由於年齡太小，學佛不系統，又忘了很多；雖然我是重返寺裡，但是我要像個新人一樣，重新系統學習。

靜心觀書、滌除雜念之後，我覺醒了。這場劫難皆因我把名看得太重了，個性又太強，總想把事情做到極致，總想讓更多人看得起我，於是執著就產生了，心一亂疾病也就悄然而至。那時，我每天什麼都想幹，什麼都想幹好，在臨床上想把病人都治好，在科研上總想搞出個大成果，還想多出些書，多寫些論文讓同行看到。

老子曾說過一句話：「不知常，妄作，凶。」我已經忘了是什麼時候在哪兒看到的了，但我記得很清楚，這句話的意思是：不知道規律，亂做，就會凶多吉少。我當時光想著工作，不會休息，於是疾病就來了。

入寺後，素喜老師父給我起的法名是真空，德禪老和尚起的字號是行貴，當時我不明白，感覺名字裡帶個「貴」字有點俗氣。可是後來我才明白，在佛教中，「信、願、行」是每位修行者的基礎，但是最後都必須落實到「行」上，也就是要認認真真、腳踏實地去做。說得再好，不去做，只能稱為「口頭禪」，所謂修行，貴在有行啊！——無我平等為貴。

所以，回到寺裡後，我並沒有因為生病、年長，而被安排到舒服的房間。我自己借住到一個養蜂人的破舊房子裡，因為那裡距離達摩洞比較近。從此，我開始了真正的苦修。每天，我讀完《大藏經》，就去達摩洞裡打坐。由於我的身體特別虛弱，所以我就趴在山道上往上爬。剛開始的時候，爬一兩公尺遠，渾身的汗水就把衣服濕透了，直到實在爬不動了，我就趴著或者坐起來哭一會兒，再往上爬，天天都是這樣。

同時，我也明白了，既然已經生病了，那就安安靜靜地做一個病人，不告訴別人。不和家人講，是因為家人的關心有時會讓人心亂，使人不能靜下來。不告訴上司和同事，是因為如果他們來看望我，有的人是真正希望我康復，但有些人則僅僅是出於禮節而已，心裡可能並不想來，這種人的心態會產生一種不好的氣場，影響到我。

明白了這個道理後，我第二次到腫瘤醫院住院的時候，除了我的一個學生以外，對任何人都沒有講，包括我的家人。我只是跟他們說，自己到外地出差一個月。

化療過後我又回到寺院裡，由於天天吃藥，聞到飯味兒就難受。化療後，腸子蠕動也很困難，每天只能喝點稀的。但是，我最大的變化就是有了些精氣神，我知道我能撐過去。有一天，我看到一群羊在吃草。我就想，羊光是吃那些草都能長得肥肥壯壯的，我要是去吃那些野草，會不會也對身體有好處呢？於是，我就把羊吃的那些草榨成汁，每天喝幾杯。還別說，這些野草真養人，慢慢地，我的腸胃好些了，我又加了些山核桃、花生、大棗等，一起榨汁服用，幾乎把人間煙火都斷了。

就這樣，我跟野草成了朋友。每天我伴著山風打坐以後，會看到眼前一棵棵毫不起眼的小草，雖然被風吹得東倒西歪的，卻在山岩縫裡茁壯生長。於是我想到了一句詩：「疾風知勁草。」一草尚且有這麼頑強的生命力，何況是人呢？就這樣，在保持平靜的心態、不為外物所亂的同時，我每天還堅持練習《達摩易筋經》、八段錦、呼吸操，身體也一天一天好起來。從一九九六年被發現已到癌症晚期至今，已經過去二十年了，我的身體和精神反而越來越好。

在這二十年中，我把佛家和中醫思想熔為一爐，悟出了一些治病養生的心得，並將其介紹給更多陷於身心疾病之中、煩惱痛苦不斷的朋友。他們用後，都取得了不錯的效果。故而我把這些經驗集結成書，把我對人生的思考、對佛學智慧的理解，以及一些行之有效的禪醫鍛鍊方法、治病小驗方告訴更多的人，希望眾生能憑此遠離疾病，喜悅吉祥。

第一篇

疾病為什麼找上你

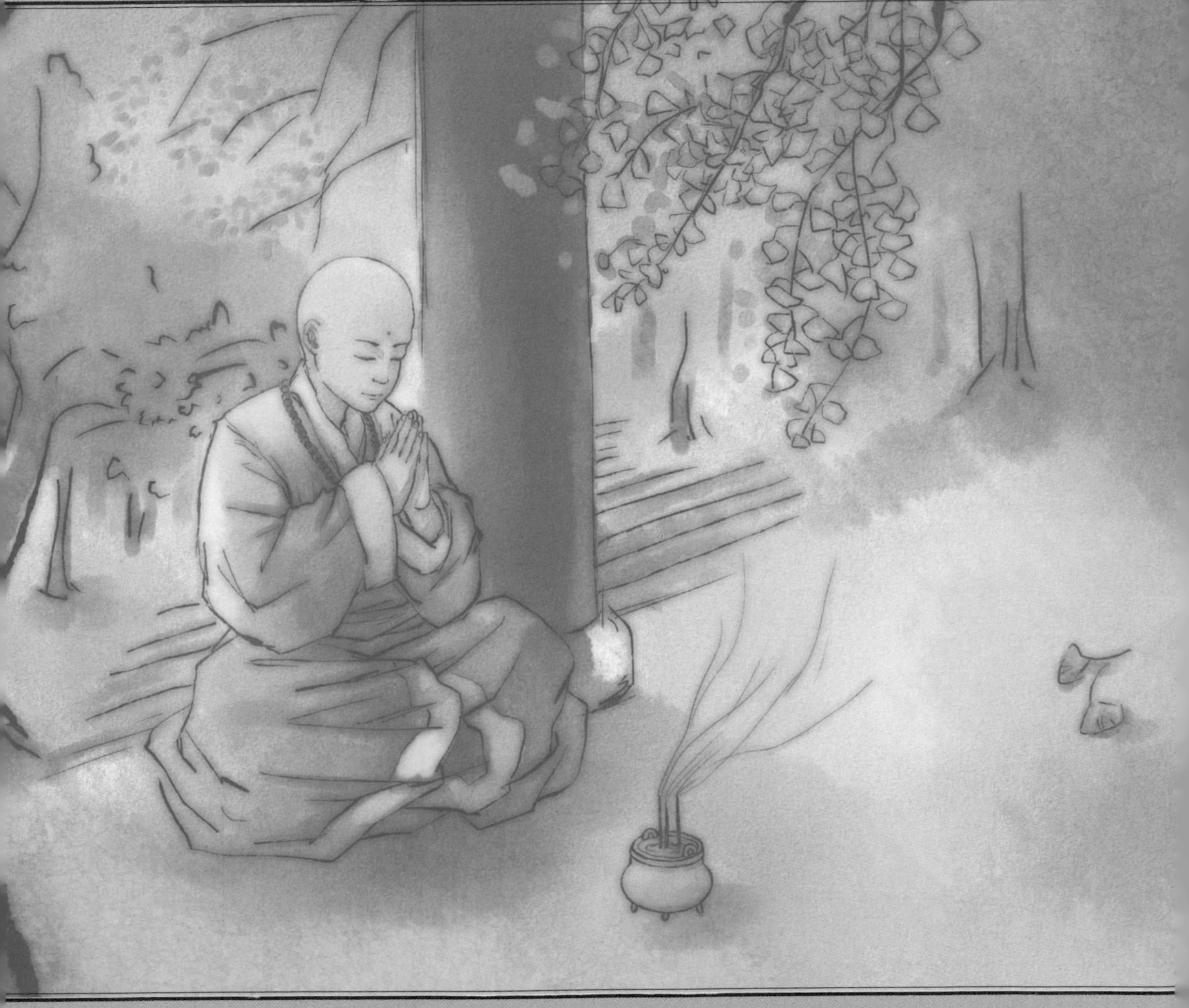

人無精氣神，疾病纏上身

你為什麼會得病呢？為什麼得病的是你呢？疾病是怎麼找上你的？——因為你沒有精氣神！中醫學認為，精、氣、神分別代表著生命活動的**本原及物質基礎**、生命活動的**動力及能量運動**、生命活動的**主宰及外在徵象**。在生命活動中，精氣神密切相關，缺一不可。其中，精主靜而內守，氣與神主動而外運，故精與氣、精與神之間存在著陰陽既對立、又互根互用的辯證關係。總之，精氣神對於一個人很重要。

你的精氣神好了，外貌自然端正，別人看見心情也好，說起話來，談起事情來，自然也就順利多了。如果你天天跟沒吃飯一樣，走路無精打采的，讓人看了就不舒服，哪還有心情聽你說話，更別說談事情了。

這就應了一句話：「念佛多感應佛，鬼都遠離，走到哪裡都是一片光明正氣；貪念多感應鬼，菩薩護法都遠離，做什麼都懷疑恐懼。」如果你沒有精氣神，身上就沒有正能量，召喚的自然也是一些負面的東西，比如疾病。

但是，現在大家生活條件好了，吃穿都不愁了，卻有很多人整天提不起精神，亞健康（身體機能不佳，容易得病的狀態）的人也特別多。這是為什麼呢？

寺院裡有句話，叫「**貧窮佈施難，富貴修行難**」。其實，患亞健康的人，多數是富貴之人。說到這裡，可能有人就會不高興了：「師父，我這一個小白領，怎麼就富貴了呢？」當然是富貴，可能你還沒有房子、車子，但是吃穿不愁，這難道不是富貴嗎？現在很多青年人都有肥胖、高血脂、脂肪肝，這在醫學上叫什麼？——富貴病！

那麼，怎樣才能時刻保持充足的精氣神呢？首先，在面對別人時，要盡力擺出最好的精神狀態，不能讓別人看到你沒有精氣神，不能把你的痛苦、煩惱等負面因素帶到人前。如果讓人一看就覺得好像所有人都欠你錢一樣，大家就會遠離你，你就把自己的路給斷了。其次，要動起來！因為富貴修行難！所以，你如果患了亞健康，那就要修行了。怎麼修？——動靜結合！人體就兩個字，陰、陽。白天不動，陽氣不生，人怎能強健？夜間不靜，陽不入陰，人哪能入睡？我們看看身邊的小孩子，白天不停地跑來蹦去，晚上沾床就睡，有的掉下床了都摔不醒，這就是陰陽調和的典型例子。但當人漸漸長大之後，就會離這種狀態越來越遠。所以，患亞健康的朋友，要學會白天動起來，晚上靜下來，那麼失眠、渾身痠疼、乏力等症狀很快就沒了，這樣才能帶著良好的精氣神去待人接物。這樣不僅對身心有益，也是在為自己的美好明天造橋鋪路。

病是自己「求」來，還須自己攆走

有位劉居士，是有錢人，去年年初的時候被發現患有肝癌。他問我：「師父，我皈依佛法五六年了，每天都抽出半個鐘頭念經，但是為什麼我還會得絕症？佛到底存在不存在？」

我知道，這個人正走著我走過的路，他的困惑我當然感同身受，我相信這個問題他肯定想了很久。

我想告訴他要放下心裡的負擔。人為什麼會得肝癌？中醫說，怒傷肝啊。你想想過去，整天明著吵吵下屬，暗裡再罵罵主管，時間久了，你的肝能不出問題嗎？前半生整天驅使別人，讓別人給你財富。這幾年又想驅使佛祖，讓他給你健康——可能嗎？

為什麼現在越來越多的人患憂鬱症、焦慮症、妄想症，整天睡不著吃不香。還不都是因為心累，對利益太過執著。看人家好，你就羨慕嫉妒恨，看哪個東西喜歡，就想占為己有。

小利不讓，大利必爭，遇事還很情緒化，容不得手下人犯一點兒錯誤，怒氣蒙蔽了心智，看不見自己的本性——疾病就因此而起。

其實，我也是從癌症的磨難中走過來的，當初只知道滿世界跑，直到癌症晚期了，躺在床上不能動了，才明白，再多的外物也救不了自己的命！

世間大部分人都迷失了本性，認物為己，追名逐利，著迷不捨。有的人念佛多年依舊面黃肌瘦，少氣無力，可見世俗本性一點兒未改，拜的是榮華富貴，求的是功名利祿，而疾病就是一味追求名利所致。只有明心見性，餓了就吃，睏了就睡，一步一個蓮花瓣，才能出淤泥而不染，心底乾乾淨淨，身體健健康康。

畏果不畏因，病根永難清

我經常在寺院裡開課，有時候講一講佛學，有時候講一講防病，非常受大家歡迎。來寺院求佛的人中，很多是生了大病以後，心中苦惱來找尋慰藉的。很多人坐著輪椅，或在家人的攙扶下找到我，開門見山就問我：「師父，為什麼我會得這病啊？」

每當這個時候我都會告訴他們，菩薩是「畏因不畏果」，眾生是「畏果不畏因」。「畏」就是怕。菩薩是怕因不怕果，因為小心謹慎不種苦因，所以就沒有苦果。但眾生是畏果不畏因，在種因時，不管好因壞因，善因惡因，以為小問題不要緊，故而任性去做，一點兒也不小心謹慎，什麼因都種，可受苦時就受不了了，只會一味抱怨：「我怎麼遇到這種環境及遭遇呢？」

正所謂「種瓜得瓜，種豆得豆」。很多人吃東西不忌口，為了解饞，吃得又辣又鹹；頓頓不離肉，這樣還嫌不夠，上面還飄著一層油。長此以往，怎麼能不生病呢？所以，我們要學會「畏因」，在吃飯不忌口的時候，在情緒不受控的時候，就想一想，這樣會有什麼樣的後果，以後肯定就會注意了。

當然，生了病也沒必要太過悲觀。我們還得向菩薩學習，不僅要「畏因」，還要「不畏果」。菩薩在過去未開悟時，他種了苦因，現在苦果來了，他也歡喜地接受。菩薩有時候也受苦，但他受苦時，是歡喜地接受這種苦果。因為他明白，受苦是了苦，享福是消福。所以要明白，生病是道坎兒，你現在痛苦，是正在邁這個坎兒呢，邁過去了，你的福報就到了。

改掉壞毛病，健康伴你行

一粒種子吸收陽光、水分後能在土壤裡生根發芽長成小樹，但小樹要長成參天大樹，還要經過種樹人的細心修理，及時把分叉的枝砍掉。長成大樹後，還要經過木工師父雕琢，最終才能成為有用之材。

樹不修不成材，人不修不成道。我們就是要把身上的壞毛病、惡習氣改掉，規範我們的人生。所謂修行就是修正自己在思想、觀念、身體、語言、行為上的一切偏差，通過各種方法來去除自己不好的生活習慣以及錯誤的觀念。

在生活中，為什麼我們明明知道很多關於健康的道理，卻依舊得不到健康的身體，該生病還生病，該進醫院還進醫院，問題就在於我們並沒有嚴格遵循這些道理，沒有及時改掉自己的壞毛病。明明知道吸菸容易導致肺病，依舊菸不離手；明明知道吃七八分飽最益於健康，仍然胡吃海喝。很多事情我們明明知道結果，卻心存僥倖，任意為之。所以說，**無知無畏不要緊，知而無畏才可怕**。

養生和修佛一樣，只有擁有大智慧和大定力的人才能成功。俗話說：沒有理智，控制不了感情。聰明的人知道有所為有所不為，什麼東西吃了對我不好，我就不吃，什麼事情做了對我不好，我就不做。只有這樣才能擁有健康的身體。

無事則生非，心安病自去

楊先生家裡十分有錢，但是他的身體不是太好，於是就想考慮一下家中財產的分配問題。他的兩個兒子和一個女兒也明白父親的心思，私底下為爭奪財產搞得家裡雞犬不寧。

後來我問他分配財產都需要考慮什麼？他回答說要考慮的問題太多了：大兒子和小兒子分的比例怎麼確定？女兒雖說嫁人了，但要不要給她留點？還有一些古玩，怎麼分配？簡直煩死人了。

我笑了笑指著佛堂裡的油燈說：「你看油燈的光亮雖不能把整個佛堂都照亮，但它的火苗不偏不倚，沒有自亂心性，而心亂一切皆亂，心安一切皆安。你光想分配平均，但是分配得平不平均，主要看他們怎麼想，由不得你啊。再說了，錢是讓你和你的孩子幸福的，現在卻成了困擾，那不是事與願違嗎？」

這位居士聽了我的話，回到家裡自己想了個辦法：有天晚上故意大發脾氣，然後說，家裡的財產都分配好了，以後不會改了，也不想這事了。三個孩子聽完後，看到老人很生氣，果然就沒再因這個事而在私下鬧矛盾。後來，他閒了就到寺裡來，沒想到三年來，身體越來越好。

「世上本無事，庸人自擾之。」這話很多人都聽過，但是不一定明白其中的含義。其實，事都是從心裡生出來的，很多病也是從心裡臆想出來的。就事生情生煩惱，妄念轉正心清淨。飢來吃飯、睏來即眠才是人之本性。你的心平和了，你就身在天堂；你的妄念動了，你就身處地獄。

病去如抽絲，治療須堅持

有一位六十多歲的老先生，學佛也有很多年了，私底下跟我是非常不錯的朋友。退休後他身體一直不好，雖然不生病，但精神頭兒差，用他的話就是「比別人老得快」。中醫講「精、氣、神」，看一個人的狀態如何，第一眼就要看他的精氣神。後來我教他一個辦法，讓他每天堅持捶背，不受時間約束，不受地點限制，無論何時何地都可以用自己的雙手握拳，捶打自己的腰背。

中醫講，人的腰背上有督脈和足太陽膀胱經，而且人體五臟六腑皆繫於背，時常敲打可以振奮陽氣，疏通經絡，促進氣血運行，調和五臟六腑，起到消除疲勞、寧心安神的作用。只有陽氣足了、氣血通了、臟腑和了，人的精、氣、神才能飽滿。

這個方法雖然很好，但是三個月後這位施主向我反映效果不明顯。原來他有時候能堅持做一週，但大部分時間都是想起來才做，隔三差五的，這哪能行？要知道，治病如抽絲，得一點一點堅持。中醫補充陽氣的方法很多，但無論哪一個都得長期堅持，這樣聚沙成丘，才能起到效果。

有位哲人說過，世界上能登上金字塔的生物有兩種：一種是鷹，一種是蝸牛。雄鷹天資奇佳，能展翅高飛，俯視萬里。而資質平庸的蝸牛也能登上金字塔頂，靠的僅僅是「堅持」二字。

世上最難的事就是堅持，凡事貴在堅持，治病亦如此。很多病人拿了醫生的治療方案，用了兩三天，見效果不明顯就想換醫生換藥，結果每一個治療方法都是三天打魚兩天曬網，最終都沒有收穫。其實我們看病，很多時候並不是藥不對症，而是沒有堅持治療。

懶惰百病生，健康須勤奮

曾經有人問佛：「為什麼你們念佛誦經的時候要敲木魚？」

佛說：「名為敲魚，實為敲人。」

那人又問：「那為什麼不敲雞呀、羊呀之類的，偏偏敲魚呢？」

佛笑著說：「因為魚晝夜未嘗闔目，亦喻修行者晝夜忘寐，以至於道。」

佛說這句話的意思是：魚兒整日睜著眼睛游來游去，已經是世界上最勤快的動物了，可對牠尚且要時時敲打，何況是我們修道參佛之人？比丘們時時敲打木魚就是要不斷警眾，鞭策自己克服懶惰的毛病。正所謂天道酬勤，任何事情都不可能不勞而獲。

修佛是這樣，養生也是這樣。**懶惰是百病之源，人動起來，疾病就不會找上門**，而人一旦懶惰，高血壓、高血脂、糖尿病等「富貴病」就會找上門來。《呂氏春秋．盡數》中有一句非常有名的箴言：「流水不腐，戶樞不蠹，動也。」意思就是，流動的水不會腐臭，轉動的門樞不會腐爛，原因就是它們時常活動。形不動則精不流，精不流則氣鬱。一個人如果懶惰，其身心得不到活動，氣血鬱滯，健康就會面臨危險。

為什麼現代人有這麼多「文明病」，說到底是活動得太少，生活太安逸了。大家進門有沙發，出門有轎車，四肢得不到舒展，肌肉得不到鍛鍊，身體就像是牆根處見不到陽光的小草，柔軟無力，反應性和機體免疫力都非常差，疾病就會鑽空子。所以說懶於運動、缺乏鍛鍊的人，其健康也難以得到良好的維護。「養生莫善於習動」，要想擁有健康的身體，我們就不能「等、靠、要」，而要多運動，莫懶惰，及早制定養生鍛鍊計畫，並每天堅持完成，讓勤奮變成一種習慣。

心病則身病

俗話說：「心有一絲結結，脈有一絲結結。」這和中醫脈診的道理相通，人們哪怕有一點點的情緒變化都會影響到氣血，表現在脈象上。這直接證明了，人的情志、心理與疾病關係密切，很多疾病都源自人的內心，心病了，身也就病了。

佛教中有一個小故事：

唐朝時有位高僧叫悟達國師，被懿宗皇帝禮敬為國師，賜沉香座。悟達起初還謙卑有禮，潛心佈道，但在尊貴的環境中慢慢升起了驕奢之心，為名利所迷。結果膝上生了一個人面瘡，瘡形與人面無異，眉目口齒畢備，且瘡口與人口一樣需要飲食，國師患了這樣的惡病，痛苦萬狀，但群醫束手無策。

悟達在未顯達之前曾有恩於一位高僧，高僧曾對他說，如果今後遇見什麼困難可以到四川彭州九隴山找他。於是，悟達就趕到九隴山尋找高僧，果真見高僧坐在松樹旁。國師告以自己患瘡之苦，高僧說：「這瘡沒有大礙，在山岩下有泉水，明天早晨用泉水洗滌，就可痊癒。」

第二天早晨，童子引領國師到泉旁，正要掬水時，忽然瘡口大呼說：「慢洗慢洗，我還有宿因要對你說。」只聽瘡口說：「國師的前世是袁盎，我的前世是晁錯，我因被腰斬於東市的奇冤，累世求報，但公十世為高僧，戒律精嚴，因此我無法報仇，現在他受到皇帝的寵遇，名利心起，於德有虧，所以我能乘機來報。然而既蒙尊者洗我以三昧水，從此怨恨可解了。」悟達國師聽到瘡口這樣說，頗覺心驚，就掬泉水洗滌，洗時痛徹骨髓，瘡口才平復而癒。

今世的果，前世的因。人面瘡晁錯要報前世的因，可尋了十世都因為悟達有護法神衛護而不能

下手。最終還是因為悟達自己名利心起，心隨念動而給人面瘡以可乘之機。

由此可見，守住一份心靜，便得一份身安。假如悟達能守得住自己的內心，我想他就不會受生瘡之苦。

上面這個故事雖然講的是佛教的因果，但我們從中可以得知人的情志對健康有一定的影響。現代科學研究表明，人的健康由遺傳、飲食、情緒、醫療保健、勞逸及環境等諸多因素決定。其中遺傳占百分之十五，飲食占百分之十，情緒占百分之六十，醫療保健占百分之十，其他占百分之五，由此可見心態對我們健康的重要性。在生活中我們常說某些人的病是氣出來的，急出來的，愁出來的，煩出來的，不正是因為身未亂，心先亂了嗎？

心態不僅對生病與否有影響，對治病效果也有影響。**萬病由心生，萬病由心滅，疾病三分治七分養**，在這七分養裡，關鍵就是心態。癌症在大家眼中是不能救治的絕症，很多人在得知自己患有癌症後不到一兩個月就去世了，有的人卻照樣健健康康地生活，和正常人無異。我在剛被發現患癌症的時候，覺得自己應該不斷地跟癌症進行鬥爭，後來發現不對，我應該跟自己鬥爭，要放下名利，放下別人對自己的看法，時刻保持高興的心情。別光想著把自己身體裡的癌細胞殺死，只要自己內心坦坦然然的，癌細胞就隨它去吧。慢慢地，我的心態變好了，身體也越來越好。

過午不食——臟腑也需要休息

佛教中有一種規定叫「過午不食」，所以佛家弟子們過了中午十二點鐘就不許吃飯了，若是吃飯就是犯戒。在我很小的時候，師父就常對我講，晚上吃飯都是壓床飯，吃進去肚子裡也是垃圾，消化不了。

人的臟腑也是有工作時間的，早晨七點至九點是胃當令之時，這段時間是消化系統的工作時間，在這個時候吃飯比較容易消化、吸收。而到了下午就是腸胃休息的時間，佛祖教導我們過午之後要喝透明的水，對上午吃的東西進行稀釋，幫助身體排泄和吸收，讓臟腑清爽健康。不過現在的人愛睡懶覺，早上不起床，晚上不睡覺，個個都是夜貓子。早上正是胃當令之時，需要吸收大自然萬物之精華的時候，它卻是空的。晚上正是它該休息的時候，卻被塞進去一堆大魚大肉。臟腑的作息規律被打亂了，所以，現在的人才會得各種各樣的病。

「**晚飯少吃口，活到九十九。**」中國人喜歡吃，特別是喜歡在晚上大吃大喝，而很多疾病正是因為晚上這頓飯吃出來的。現代醫學講，人體的新陳代謝是從凌晨四點開始，到下午四點達到最高峰，因此人體營養的最佳補充時機是早餐和午餐，而下午四點之後人體的新陳代謝開始變慢，吃進的食物往往難以消化，容易變成脂肪堆積起來。所以在西方有人認為晚飯是為了敵人而吃的。

佛教講過午不食並不是為了節省糧食，而是為了杜絕人心中的貪、嗔、痴三毒，我們如果一直貪著於物質的享受，靈性就會閉塞，身體就會被摧垮。晚飯不吃餓不死人，但晚飯吃多了就會撐死人，所以就算出於健康考慮，也要細細體會「過午不食」。

你跟自己過不去，病就跟你過不去

現實生活中，總有不如意之事，如惡人得勢、小人猖狂、怨仇未報、離別難免等。面對諸多情況，我們應該以瀟灑豁達的心境淡然處之。也就是說，用一種開放、樂觀的心態來對待自己的生活。

我們不難發現，當人們談論別人之事的時候，可以談笑自如，但是當談論自己的成敗之時，能談笑自如的人是非常少的。這是因為人們太在乎別人對自己的看法，總是擔心別人會笑話或可憐自己。這樣一來，自然就變得很累，煩惱一多，疾病也就接踵而至。

說得再深一點，這其實不是因為人們自己看不開，而是因為人們總喜歡跟別人過不去，總看這人不順眼，那事不順心，容不下人也容不下事，總拿別人的標準衡量自己，結果把自己氣出一身病。但試問塵世間，誰未曾做過可笑之事？誰又敢說自己不是可笑之人？

所以說，人要做自己，而不要做別人眼中的自己。心閉則窄，心開則寬，能容納的事物也就多了，就不會因是是非非、好壞美醜而起波瀾，煩惱自然沒了，健康、快樂也就來了。

總之，當你能夠毫不猶豫地說出「我走哪兒吃哪兒，到哪兒住哪兒，別人愛隨便怎麼說，我活得很開心，很快樂」這樣的話時，那你就成功了。這說明你的心打開了，而當你的快樂帶動了別人，你也就有了人緣，自然而然財源滾滾，健康的身體也會與你常伴。

戰勝自己，無畏人生

我之前經常到全世界各地講課，大家可能都認為我能說會道，面對形形色色的人們從不怯場。可實話告訴你們吧，剛開始的時候我也怕，怕聽眾比自己優秀。那麼多人都坐在那兒，眼睛直盯著你，放誰身上都會有膽怯的心理出現。

而事實上，別人不一定就做得比你好，他有那方面的優點，你就有這方面的長處。即便有膽怯的心理，也要克制自己，相信自己很棒，自己就是最優秀的，只要能堅持住，那你就贏了。

我有一位朋友就是因為有膽怯的毛病，致使到現在還只是單位後勤系統的一位普通員工。上級下去檢查，讓他陪著迎檢，他都覺得害怕，後來調到子公司去指導工作，主管讓他去講台上講指導的內容，他嚇得連話都說不好。一個連話都說不好的人，別人會看好你嗎？

別人有什麼好怕的？大家都是人，狹路相逢勇者勝，人生就像一場戰爭，你若是害怕，那你已經失敗一半了，而勝利最終屬於勇敢的人。只有相信自己就是比別人強，才能從心理上壓倒對方，這點至關重要。

先給大家講一個故事吧：

小和尚問老和尚：「師父，一個人最害怕什麼？」

「你以為呢？」老和尚含笑看著徒弟。

「是孤獨嗎？」

老和尚搖了搖頭：「不對。」

「那是誤解？」

「也不對。」

「絕望？」

「不對。」

小和尚一口氣答了十幾個答案，但老和尚都一直搖頭。

「那師父您說是什麼呢？」小和尚沒轍了。

「就是你自己呀！」

「我自己？」小和尚抬起頭，睜大了眼睛，好像明白了，又好像沒明白，直直地盯著師父，渴求點化。

「是呀！」老和尚笑了笑，「其實你剛剛說的孤獨、誤解、絕望等等，都是你自己內心世界的影子，都是你自己給自己的感覺罷了。你對自己說：『這些真可怕，我承受不住了。』那你就真的會害怕。同樣，假如你告訴自己：『沒什麼好怕的，只要我積極面對，就能戰勝一切。』那麼就沒什麼能難得倒你。何必苦苦執著於那些虛幻？一個人若連自己都不怕，他還會怕什麼呢？所以，使你害怕的其實並不是那些想法，而是你自己啊！」

我記得還有這樣一句名言：你站在山腳看山頂的人跟站在山頂的人看你，是一樣大的。所以，我們只要戰勝了自己，也就戰勝了膽怯。

大家可以試試下面的方法：

第一，安靜。每天起床之後，在進行所有的活動、重大事情及談話前，先安靜一段時間，全身放鬆，意守丹田。安靜是戰勝膽怯的關鍵。

第二，多參加社會活動、社會工作，增加社交，多交一些說得上話的朋友，建立起各種夥伴關係。這不僅豐富了他人的生活，也豐富了你自己的生活。

第三，敬業於你所從事的事業。忠誠於理想的人，膽怯無法與其同居。

當你心裡沒了膽怯，對工作、健康等都有巨大的好處。對這一點我深有體會。「怯」字怎麼寫？左邊是豎心旁，右邊是去，心去了，就成了「心不在焉」，這樣還能成事嗎？還能健康嗎？——當然不能。

可一旦反過來，不再膽怯，充滿自信，內心強大，生命力當然就旺盛了。人體內的正氣跟病邪其實就是戰爭的雙方，此消彼長。你不膽怯，正氣就強，體內的疾病就「膽怯」了，怯則去，疾病自然消弭。所以，無畏之人即使患病也好得很快。

總之，別把他人想得太過於強大，要相信在他們眼裡，你是睿智的、高大的。眾生平等，你並不比別人差！

付出不求回報，行善莫問功德

歷史上有一個梁武帝，這個人可謂是佛心天子、菩薩皇帝。人家雖然是天子，但屈身向佛，甘心做個苦行頭陀。根據記載，梁武帝晚年修佛時一天只吃一頓飯，肉食一絲不沾，只吃豆類的湯菜和糙米飯，過的生活比尋常老百姓還不如。此外，為了顯示自己對佛祖的虔誠，梁武帝還以舉國之力大肆造寺廟、修佛道。這些錢哪裡來的？還不是從老百姓身上搜刮而來的。梁武帝的所作所為搞得百姓苦不堪言，但他自己卻從未意識到，還沾沾自喜，自以為已有無上功德。

後來菩提達摩大師（也就是後來在嵩山少林寺面壁參禪的達摩祖師）路過南梁，梁武帝就向達摩祖師請教，說白了就是誇耀，梁武帝問道：「朕即位以來，廣造佛寺，整理經文，超渡眾生，可不可以算是有功德呢？」不料達摩直言道：「這算不上什麼功德，佛家主張罪福並捨、空有兼忘，反對有為之善。」

從梁武帝的所作所為來看，他完全是一個守持佛教戒律的信徒，怎麼達摩說他毫無功德呢？其實，達摩反對的是有為之善。達摩是禪宗的祖師，弘揚的是心法，講究明心見性、見性知佛，不看你做的表面功夫。而梁武帝所行的一切都是有目的的，都來源於自己的法執。法執也是執念，就像有的人貪錢，有的人貪名，其性質都是貪心，而梁武帝貪的就是福德，要求付出必須有回報。大家想想，拿著老百姓的血汗錢來佈施，菩薩、佛祖會喜歡嗎？所以，達摩說梁武帝毫無功德。最後梁武帝修佛修得走火入魔，餓死在台城，成為了千古笑柄。

現在有些人也有這個毛病，自己付出了就要求必須有回報，贈別人一顆棗，自己非要得到一顆梨。這樣帶著功利心去做事情，等於還未邁步就給雙腳戴上了鎖鏈，走起路來能不沉重嗎？要知道，世上很多事並不是付出就會有結果的，難道沒結果我們就不去做了？佛祖讓我們放下，放下什麼？放下執念、妄念。我剛得癌症的時候，也念佛，但目的是為了把自己的病治好。不過我念著念著就明白了，念佛不是為了治病，而是為了讓自己心情平靜，想通了以後，就不會再去想自己的病會不會好了，每天就和菩薩「談心」，當我真放下的時候，癌症自然好了。所以，很多事情，只要是對的，付出莫求回報，我們只管做就是了。

怒氣來時健康去

寺裡有一位居士，是位六十多歲的老太太，由於和我年齡相差不多，所以她經常來寺裡聽我講課。但是最近突然有一陣子沒見她了，後來有一天，我又見到她的時候，是被女兒用輪椅推著來的，並且整個人氣色大不如前。一問之下，才知她生了場大病。原來，這位老太太有天下午在買菜的時候收到一張五十元的假鈔，回到家後她發現了，趕緊一路小跑到菜市場去找那個小販，但已經人去無蹤。她一口氣咽不下，最後頭暈目眩，突發中風住進了醫院。結果不但收了一張五十元的假幣，還在醫院花了上萬元醫療費。

氣是百病之源，沒有人喜歡生氣，可是身處於紛擾複雜的現實社會，難免會遇到不如意之事，這時人們心中就容易燃起無名怒火，或憤怒、或怨恨、或仇視，這都是嗔心之毒。

自古以來怒氣都不是什麼好東西，歷史上被氣死的人也數不勝數，如三國時的周瑜、《水滸傳》中的林沖。中醫上講「怒（氣）傷肝」，怒則肝氣鬱結，導致肝鬱化火，讓人頭暈目眩，甚至嘔血。現在不少心臟病病人、高血壓病人在外邊因為瑣碎的事情生氣，最後怒火攻心，葬送了性命，實在是讓人痛惜。

其實，**生氣就是生病**，我們經常說，病是氣出來的。氣得吃不下飯會得胃病；氣得坐臥不安、睡不著覺，會得心病，導致失眠；氣得想摔東西，想罵人，甚至想去死，會得肝鬱；氣得血壓升高，心跳加快，會得高血壓、心臟病、腦血管病；女人經常生氣還會得乳腺炎、乳房腫塊等婦科病。

另外，生氣還會破壞自己的人際關係。記得有一次，有位老居士來找我，說老頭子說了她幾句特別難聽的話，她就離家來寺裡了。我聽了就問：「你沒還他幾句？」老居士說：「我不還嘴，我要是再回他幾句難聽話，他也一肚子氣。這樣我們兩個人都一肚子氣，何必呢？所以我來寺裡散散心。」

我說：「好，你這樣想就對了，什麼是生氣？生氣就是跟自己過不去。你不生氣，氣就不找你。你要是跟同事生氣，你工作就不順心，跟家人生氣，生活就不順心。佛陀教導過我們，在生氣的時候，可以用幾個辦法來調節，一是暫時離開現場，到另一個環境裡；二是告訴自己，要是生別人的氣，自己就上當了；三是想想自己生氣時是什麼樣子。你呀，無形中用的就是佛陀所說的第一種方法，所以你很有佛性。」

老居士聽了非常高興，說我太會開導人了，僅僅幾句話就讓生氣的人變得這麼開心！

喜怒憂思悲恐驚，七情過度皆傷身

人會因悲傷而生病，同時也會因太過於高興而生病。大家都聽過「范進中舉」的故事，長年考試不中的范進因為中了舉人而高興得瘋瘋傻傻，得了癲症。人有七情——喜、怒、憂、思、悲、恐、驚，由人五臟六腑所主。大悲傷肺，大恐傷腎，大喜傷心，情緒的好與壞直接影響著身體的健康狀況，大喜大悲都不利於我們的身心健康。

佛說：「欲行菩薩道，忍辱護真心。」佛經裡的「忍辱」意蘊很深：面對挫折、打擊我們要堅韌不拔地默默忍受，面對成功與歡樂我們同樣要忍，不能高興得失了分寸。佛教我們忍辱，就是在教我們控制好自己的情緒，做到不以物喜，不以己悲。

有些人一聽說自己得了病就緊張得不行，忙著亂投醫，結果小病折騰成大病。還有人一遇高興事就春風得意，然後得意忘形，口無遮攔，行為放縱，卻不知這時候最容易傷害別人，引起別人記恨，從而給自己帶來災禍。這些，都是悲喜過度，心亂所致，而心是君主之官，心一旦出問題就統攝不了五臟六腑、四肢百骸，豈能不招災惹禍？

記得小時候，師父給我講過一個故事：

從前有一個農夫，他的田地在一片蘆葦地的旁邊。那蘆葦地裡常常有野獸出沒，他擔心自己的莊稼被野獸毀壞了，就總是拿著弓箭到莊稼地和蘆葦地交界的地方來回巡視。

這一天，農夫又來到田邊看護莊稼，而一天下來，什麼事情也沒有發生。到了黃昏時分，農夫看見沒有什麼變故，又感到確實有些累了，就坐在蘆葦地邊休息。

忽然，他發現葦叢中的蘆花紛紛揚起，在空中飄來飄去。他不禁感到十分疑惑：「奇怪，我並沒有靠在蘆葦上搖晃它，這會兒也沒有一絲風，蘆花怎麼會飛起來呢？也許是葦叢中來了什麼野獸在活動吧。」

這麼想著，農夫提高了警惕，站起身來一個勁地向葦叢中張望，觀察是什麼東西隱蔽在那裡。過了好一會兒，他才看清原來是一隻老虎，只見牠蹦蹦跳跳的，時而搖搖腦袋，時而晃晃尾巴，看上去好像高興得不得了，完全忘了注意周圍會有什麼危險，牠屢次從葦叢中跳起，將自己的身體暴露在農夫的視線裡。

老虎為什麼這麼撒歡呢？農夫想了想，認為牠一定是捕捉到什麼獵物了。於是，農夫悄悄藏好，用弓箭瞄準了老虎現身的地方，趁牠又一次躍起，脫離了葦叢隱蔽的時候，就一箭射過去，老虎立刻發出一聲淒厲的叫聲，撲倒在葦叢裡。

農夫過去一看，只見老虎前胸插著箭，身下還枕著一隻死獐子。

大家看到了，這就是大喜之後，得意忘形招來的禍患。當然，不僅是大喜不好，大悲、大怒、大思、大恐都不好。但要注意，我這裡說的大悲是過度悲傷。觀世音菩薩也是大悲，可她的大悲，是救苦救難、悲心廣大、垂憐眾生之意，而不是悲傷自己的事情，大家別理解錯了。很多人聽過《大悲咒》，現在明白什麼意思了吧？

說多了，還拐回來，說說大悲傷肺，我們中文裡有個詞叫「泣不成聲」，或者說「抽泣」，說的是有些人太悲傷了，一哭連氣都接不上來。這就是因為過度悲傷的人，容易感覺到壓抑，從而導致呼吸不暢。

大怒的壞處，上節已經說過了，接下來說說大思傷脾。例如，苦等伴侶回家的人，連飯都沒心思吃，即使勉強吃上幾口，也感覺沒一點味。而且，思則氣結，時間久了，還容易導致神經系統失調，消化液分泌減少，人就更不想吃飯，然後氣短、神疲、乏力、鬱悶不舒等症狀就跟著來了。還有些人，因為思慮過度，導致氣血運行不暢，當然會思維遲鈍，甚至做出傻事。所謂「為伊消得人憔悴」，正是這個原因。

說到大恐傷腎，我們可以看看有些人遇到自己害怕的人或事的時候，往往雙腿打顫，頻繁上廁所，有的甚至被嚇得尿失禁，這其實都跟腎有關。

所以，為了健康，我們要時刻保持平和的心態，對此，我的祕訣只有兩個字——微笑，無論遇到什麼事，微笑看待即可。微笑是通往世界的護照。凡事看淡一些，不管是壞事還是好事，深吸一口氣，調整一下情緒，讓自己安靜下來，坐看雲卷雲舒，花開花落，與豁達寬容結伴，同寧靜慈悲為伍，從容面對塵世紛擾，在平淡之中孕育智慧，就一定能少病多福。

生活慢一點，身體好一點

我得癌症的時候，到醫院去化療，幾個療程下來，人瘦了十幾公斤。什麼都吃不下，什麼味道都不敢聞，一聞就想反胃。後來我在山中靜養身體，一天，我看到一頭牛正在吃草。看這牛進食真能急死個人，一口草在嘴裡咀嚼半天才嚥到肚裡。其實，我也知道這是牛在反芻，牠不但進食的時候要細嚼慢嚥，而且還要把已經吃到胃裡的食物倒流回口腔再次咀嚼。就像做事特別認真的工匠，產品必須反覆打磨才能最終滿意。

牛進食慢，走路也慢，有時候主人急得不行，幾鞭子抽下去，牠仍舊晃晃悠悠地按著自己的步伐前進。當時我就很感慨，慢性子的老牛一定不適應現代都市的生活，現代人凡事追求快，吃飯要吃「速食」，打車要用「快的（中國叫車app）」，住宿要住「快捷」。在快節奏的生活下，人們的健康問題也接踵而來，個個都抱怨身心疲憊。我不也是如此嗎？要不然為什麼會得癌症呢？

要知道，慢，死不了人。急，卻真能急死人。看看我們身邊的人，做什麼都趕時間，例如吃飯，狼吞虎嚥地，結果吃出了胃潰瘍、胃出血，趕出來的時間最後還是敵不過治病的時間。其實，有時候我們真應該像牛一樣放慢自己的生活節奏，細嚼慢嚥地進食。雖然我們不能像牛一樣反芻食物，但我們要慢慢吃，讓食物得到徹底的粉碎打磨，這樣更利於腸胃吸收，從而減輕腸胃壓力。而且醫學上講「金津玉液」，津和液都是人體的精華，我們在細嚼慢嚥的過程中，津和液得到充分分泌，最後連同食物一塊進入肚裡，這就是我們最好的「燕窩人參」。

養生講究「天人合一」，大自然靜謐安詳，我們的行為和心態如果與大自然不合，就等於沒有順應天道，將會對健康不利。所以，請讓自己慢下來吧，等等自己的身體和心靈，相信我，「慢慢」生活，得到的將比失去的多很多。

該睡不睡，反受其累

一天中的子時，也就是晚上十一點至凌晨一點，是陰氣最盛的時候。老鼠屬陰，所以在子夜時分牠最活躍。但人類不行呀，我們都是習慣白天工作的生物，而且人體一天的活動都需要陽氣助推，過了晚上十一點陽氣不足，人們就應該結束活動，上床睡覺。俗話說：「子時大睡宜養陽」。子時保護陽氣的最好辦法就是養精蓄銳，呼呼大睡，待第二日再以飽滿的精氣神投入工作。

古代養生大師們教導我們在晚上十一點之前必須入睡，但是現在很多朋友向我抱怨說自己晚上失眠多夢。有個做生意的大老闆，工作很忙，有時候晚上吃飯談生意，往往凌晨一兩點才能躺在床上。可即便躺在床上她還是睡不著，想著合約的事、公司的事。久而久之，身體就受不了，先是白天沒精神，頭昏腦脹，然後開始月經失調，臉上長斑。後來她來聽我的課，跟我訴苦，說自己並不是不想入睡，而是睡不著，過早躺在床上會導致她胡思亂想，輾轉反側。

我告訴她這是因為身躺在床上了，心卻未躺在床上。想要快速入睡不妨「先睡心，後睡眼」，到了入睡時間就什麼也不要想，讓心情平靜下來，可以嘗試在睡覺前簡單地壓腿，然後在床上打坐。具體方法是：雙腿自然盤坐，兩手重疊放於腿上，均勻呼吸，感覺全身毛孔隨呼吸一張一合，最後感覺到睡意濃時倒下再睡（見97頁）。

其實，很多人晚上失眠是因為心中有事未放下。他們不知道，白天和黑夜是大自然的一陰一陽，很多事情應在白天做，到晚上就該放下一切去休息，如果該拿起的時候拿不起，該放下的時候放不下，身體就會出問題。

曾有這樣一個佛教小故事：

有一天，一位僧人想看看布袋和尚有何修為，就問道：「什麼是佛祖西來意？」布袋和尚放下肩上的布袋，叉手站在那兒，一句話也沒說。

僧人又問：「只這樣，沒別的了嗎？」布袋和尚又把布袋背上肩，拔腿便走。

那僧人看對方是個瘋和尚，也就起身離去了。

可是布袋和尚真的是瘋和尚嗎？——當然不是。其實，布袋和尚放下布袋，是在警示我們要放下，隨即又把布袋背上肩，是在教我們拿起，他這樣做是在教我們學會拿得起和放得下。該拿起的時候要拿得起，該放下的時候要放得下。白天陽氣生發，主動，是工作時間，手上的、心中的事情要在白天拿起。而晚上陽衰陰盛，主靜，是休息時間，手上的、心中的事情就該放得下。晚上休息時，就不要身體躺在床上，心中卻惦記著許多問題，更不要把白天的工作帶入晚上。要知道，我們在晚上的休息是為了白天更好地工作。

一日之計在於晨，菩薩喜歡勤奮的人

在古代，不管是當官的，還是平民百姓，都要起得很早，如果雞鳴過後還不起床就要被鄰居笑話，被人說成懶漢。就連皇上也不例外，比如非常敬業的康熙、雍正、乾隆，凌晨三點鐘就要起來準備早朝，五點鐘人家就把所有的公務處理完了。

而對於寺廟中的僧人來講，則是晨鐘暮鼓，早上四點鐘就早早起床做早課更是千古不變的戒律。一日之計在於晨，早上是陽氣生發的時候，我們人類也應順天時而為，早早起來活動。

從醫學角度來講，早上三點鐘至五點鐘是肺經工作的時間，此時起床能使肺氣得以舒展，以順應天時完成新陳代謝，降濁氣，升陽氣。而五點鐘至七點鐘是大腸經最旺的時候，這段時間是身體大掃除的時間，大腸經要把肺經完成的代謝物排出體外，如果此時再不起床，大腸得不到充分活動，就無法

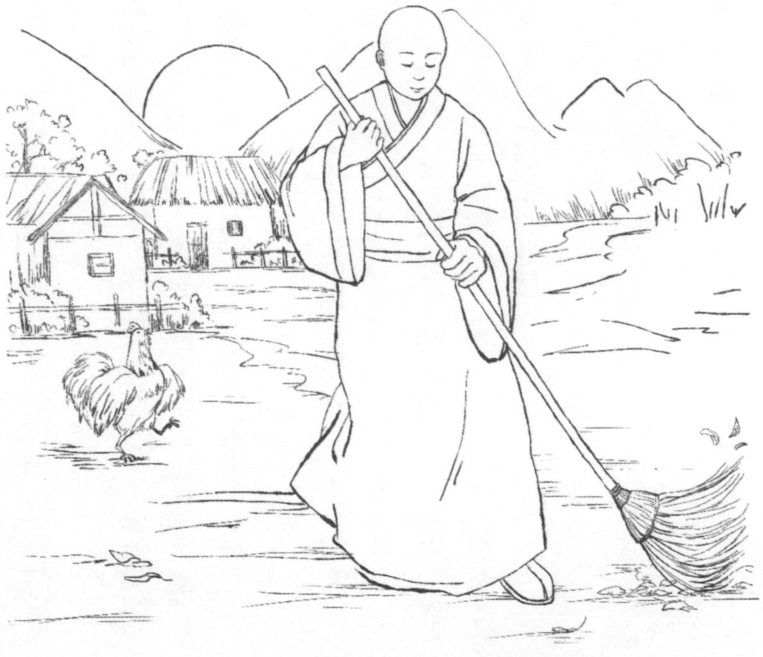

一日之計在於晨，菩薩喜歡勤奮的人

很好地完成排濁工作，濁物就會停留在體內形成毒素，危害人體血液和臟腑百骸。到了七點鐘至九點鐘是胃經最旺的時候，此時腸胃吸收運化的能力最好，正是享用早餐以吸收營養的時間。若此時再不起床，人體分泌的胃酸會嚴重腐蝕胃黏膜，引起腸胃病。

可現在的人們能早上六點鐘之前起床的已經寥寥無幾了，更多的是作息雜亂無章，毫無規律，晚上通宵，上午睡到自然醒。肺經工作的時候，他在睡覺；大腸經工作的時候，他在睡覺；胃經工作的時候，他還在睡覺！為什麼早上賴床的人感覺越睡越困乏，越睡越頭昏，就是因為睡得不是時候，雖然睡的時間不短，但還是一天沒精神。

早上賴床，往大的說是違背自然規律，往小的說就是懶惰，而菩薩不喜歡懶惰的人。我知道許多朋友家中供奉著菩薩像，可是把菩薩請進家，那他就是家裡的主人，萬萬不可怠慢。可很多人早上睡到七八點，起床後洗洗刷刷直到九點多才給菩薩換水上香，這樣很不好，菩薩不喜歡。所以，我常勸我的弟子們，若是家裡有供養觀音菩薩，一定要早點起來給菩薩換水、上香、誦經，只有把家裡的主人照顧好，祂才會為你保平安，除災禍，給你成功的事業和健康的身體。

很多病是想出來的

我說過，我們的身體只不過是一副臭皮囊，**身體生病不算病，心中生病才是真的病**。佛祖教我們常存清靜心，就是要我們守住人的本性，心不要隨外界的「相」而來回轉動，說白了就是不要讓別人牽著你的鼻子走，凡事不要想得太多，想多了只會徒增煩惱，蒙蔽心性。

中醫說憂思傷脾，想太多的人一個明顯特徵就是瘦。《紅樓夢》中的林黛玉就是個敏感多疑的人，周瑞家的給賈府各姑娘送宮花，最後送到黛玉這裡時，黛玉就疑心是別人挑剩下的才拿來給她。

人家的無意之舉就引起黛玉的重重猜測，這不是過於敏感多心了嘛。凡事都求真，事事都多疑，這自然造成了她嬌弱多病的體質。

不知在生活中大家有沒有這個毛病，人家問你吃飯沒，你下面會怎麼想？有些較偏執的人會想：「怎麼，你看不起我，害怕我上你家吃飯？」其實，想那麼多幹什麼，人生一世，心寬體自胖，簡簡單單最好。你看「人」字的構造多簡單，只是一撇一捺，祖先在造字的時候不就是在告誡我們，做人不能太複雜，太繁瑣，要簡簡單單嘛！

第一篇

重點整理

◆**人無精氣神，疾病纏上身：**你為什麼會得病呢？很可能是因為——你沒有充足的精氣神。在生命活動中，精氣神密切相關，缺一不可。

◆**畏果不畏因，病根永難清：**菩薩是「畏因不畏果」，因為小心謹慎不種苦因，所以就沒有苦果。但眾生是「畏果不畏因」，在種因時，不管好因壞因、善因惡因，以為小問題不要緊，故而任性去做，一點也不謹慎。自然，惡果就會來了。

◆**懶惰百病生，健康須勤奮：**懶惰是百病之源，人動起來，疾病就不會來。人一旦懶惰，高血壓、高血脂、糖尿病等「富貴病」就會找上門。

◆**心病則身病：**「心有一絲結結，脈有一絲結結。」這和中醫脈診的道理相通，人們哪怕有一點點的情緒變化都會影響到氣血，表現在脈象上。這直接證明了，人的情志、心理與疾病關係密切，很多疾病都源自人的內心，心病了，身也就病了。

◆**你跟自己過不去，病就跟你過不去：**人要做自己，而不要做別人眼中的自己。心閉則窄，心開則寬，能容納的事物也就多了，就不會因是是非非、好壞美醜而起波瀾，煩惱自然沒了，健康、快樂也就來了。

第二篇

治病要先治心病

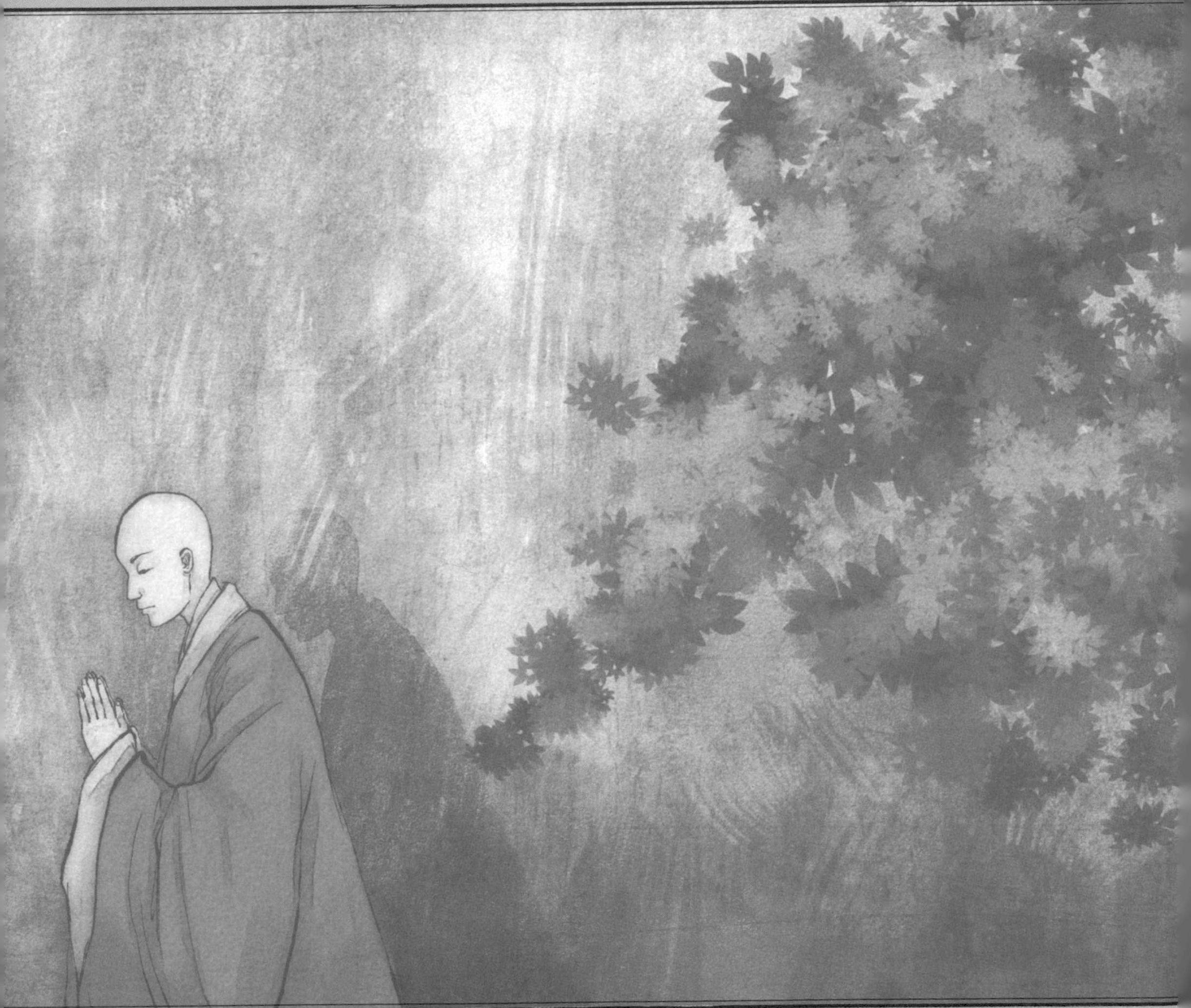

「畏因」才能健康

為什麼求佛學佛的人千千萬萬，達成所願的人屈指可數？我怎麼樣才能成為一個幸福的、健康的人？對這些問題我直到得了癌症以後，才找到了答案，那就是「眾人皆是畏果不畏因」。

其實，畏因很重要，如果我們每一天都「畏因」。不去多吃那一口飯，不去罵任何一個人，不去恨任何一個人，把微笑當成走遍世界的護照。每天都心情舒暢，五臟六腑運轉正常，疾病怎麼會找到你？怎能不健康長壽？

但是，很多人會問：「師父，不是我不願意畏因，可有人不讓我畏因怎麼辦？」

對此，我想說的是，當有人不讓你畏因的時候，你要想想更前面的因，這樣你才會真正地畏因。先講一個我遇到的病人吧。

記得曾經有一位居士找我治病，見到我的時候他非常絕望，那股絕望勁兒化作一股愁雲，籠罩在他臉上，滲透在他眼睛裡。經我一番詢問，方知這位居士得了慢性腎臟病，用醫師的話說就是「再不治就得換腎了」。於是我問他：「你現在治著病嗎？」

他說：「治著呢，天天喝中藥，一天到晚嘴都是苦的，也不知道病能不能好。」

我問：「你不想喝中藥是吧？你害怕天天喝中藥是吧？那你將來的結果只有一個，你心裡很清楚。你要是畏這個果，你就別害怕這個因。天天喝中藥怎麼了？你當成咖啡不就好了嗎？」

直到現在，已經過去七年多了，他仍然活得好好的，雖然天天喝中藥，但是病情一直沒再惡化。

有句名言：「人偶爾做一次好事不難，難的是一輩子做好事。」這話其實也可以反過來說：「人偶爾做一次壞事可以原諒，不能原諒的是天天做壞事。」今天大魚大肉一次，沒什麼，身體承受得了。明天再大魚大肉一次，身體照樣承受得了。但是你天天大魚大肉，天天不畏這個因，將來脂肪肝、高血脂、高尿酸血症、糖尿病，不找你找誰？

富貴榮華終是南柯一夢

當年我在醫院當醫師的時候，在美國、德國、加拿大等國家創辦了很多康復中心，那時候真是對名利特別執著啊。別人請我去講課，只見台下黑壓壓一片，成千上萬人，而自己高高在上，於是虛榮心極度膨脹。那時候經常有國內外的媒體來採訪我，無論到哪兒誰見到我都是畢恭畢敬的，因為我是大名人啊。我有時候一星期能飛三四個國家去講學授課，恨不得把全世界的錢都給掙了。

結果後來遭了那場大病，直到慢慢痊癒，我才明白：功名利祿看著是你的，其實真的不是。你能跟生命簽合約嗎？你能想活多少歲就活多少歲嗎？我患病後，在國外的那些康復中心無人打理，我說：「讓師兄弟、家人朋友替我去打理吧？」客戶們卻

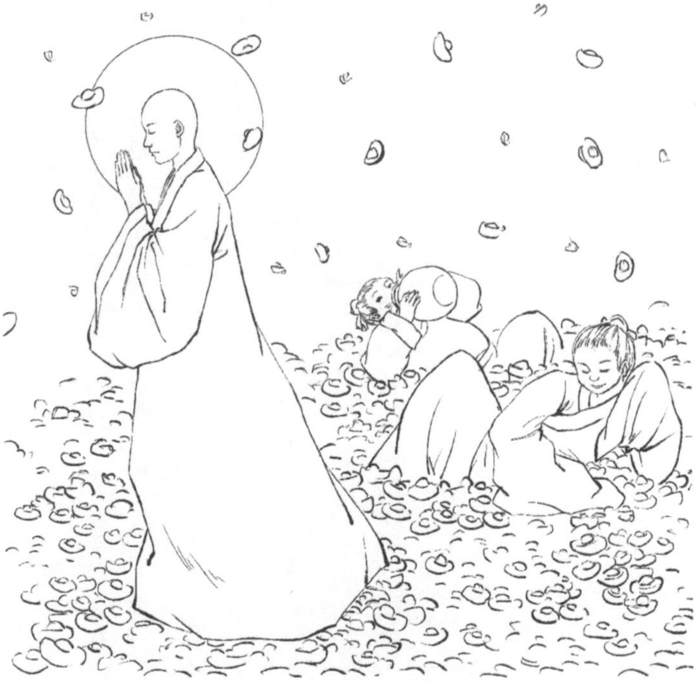

富貴榮華終是南柯一夢

說：「師父，我就認你！」大家看到了嗎？掙那麼多幹什麼？人命都沒了，能帶走什麼？又能給孩子留下什麼？

還是那句話：「貧困施捨難，富貴修行難。」

這句話看似很簡單，但是寓意深遠。施捨的是什麼？物質。修行的是什麼？精神。施捨是小捨，修行才是大捨。我以前給人看病，講課，那是小愛。我得癌症以後，通過修行而痊癒，才明白了什麼是大愛。擁有大愛之人首先要有一顆愛心，愛自己，愛病人，愛一切受苦受難的人。後來，我連中藥裡的動物藥都不開了，以此提醒自己時時刻刻不忘這種愛心。

所以，我毅然把國外的那些康復中心都賣掉了，把自己家裡的房子也賣掉了，建了一座寺院，給附近的百姓提供一個尋求心理慰藉之所。多餘的錢，我都捐給了希望工程，建希望小學。

大家要知道，我們只是這個世界的過客，來去匆匆幾十年而已。所以，**萬事隨緣，不必執著，放下就是得到**，當你的心能夠容納萬物之時，你就擁有了一切。

心亂之人病難癒

我曾經遇到過很多病人，輾轉過很多家醫院看病，都看不好。我問其原因，他們說：「師父，我不太相信那個醫生。」

我自己也得過癌症，住過院，接受過化療，我能將心比心，體會到他們的痛苦。其實，這類人不僅飽受著身體的折磨，更飽受著心靈的痛苦。他們不知道，他們說不太相信那個醫生，其實是因為他們的心亂了。

曾有一個病人患了皮膚病，去醫院找醫生，醫生給他開了七天的藥，他回去後只吃了兩天，發現沒效果，就又換了家醫院，吃了兩天藥後，聽說我看病比較厲害，又來找我。我問過情況後說：「原方不變，再加一味藥引子——堅持，回家堅持把藥吃完。」最終，一週後此人疾病痊癒。

除了有病亂投醫，還有很多人是「有病多投醫」。我親歷過兩個病人，一個是老農民，有一次去看病的時候發現一個甲狀腺結節。當時醫師說他這個結節已經三公分大了，得手術。他當時就住院手術，一個星期就出院了，到現在仍然非常健康。還有一個女病人，有錢有勢，也是患了甲狀腺結節，一聽說自己患病後，立刻做了很多相關的檢查，找了很多醫師看病，結果一個醫師一個方案，到最後她也不知道怎麼吃藥了，最終病逝，令人遺憾。

佛講「信、願、行」。信分為「自信」和「他信」。人沒有自信就沒有佛性，人沒有他信就不會信佛。你誰都不信，那麼誰能救你呢？

《西遊記》大家都看過，很多人都覺得，西遊記裡的師徒四人能取得真經，孫悟空的功勞最大。而且很多人喜歡嘲笑唐僧，說他性格懦弱，什麼也不會。其實，您有沒有想過，師徒四人裡誰的心最堅定？孫悟空是挺厲害的，豬八戒也不錯，可是一個動不動就使性子，一個一碰到困難就要回高老莊，試問僅憑他倆能取得真經嗎？

所以，我們在做事時，要向唐僧學習，不管什麼情況，心不能亂。

每個人都希望自己成功，然而要成功必須因緣具足，如智慧的程度、能力的強弱、基礎的奠定、福德的深厚、強健的身體、善緣的廣結、無間的精進、不懈的努力等。但是除了這些以外，人格特質往往是成功的最大關鍵。善良美好的秉性，可以說是不可或缺的條件，不過成功的真正祕訣，是能堅守住自己的心。

佛在心頭坐，何須他山求

很多人來寺院裡燒香幾十年，念佛十幾年，卻不知道佛是誰，都認為這個佛像是佛。其實，佛、菩薩、羅漢、四大天王，統統都是教具。它們是在提醒我們，要像祂們一樣，一步一步漸進修行。

您到寺院以後，會發現每一個寺院的大門口都是彌勒佛，祂大肚能容，容天下難容之事，慈顏常笑，笑天下可笑之人。這時候您應該在心裡對自己說：「我也要學會包容。」如果你不能包容別人，老是挑別人的毛病，別人也同樣不喜歡你。別人不喜歡你，你心裡就會生氣，就會生出煩惱，疾病也就接踵而至。

說到這裡，大家知道病是怎麼來的嗎？

其一，氣出來的。氣為百病之源，萬病之根。我們無論是起心動念、說話辦事，都要讓所有見到你的人、接觸你的人、認識你的人，歡喜跟你接觸。若

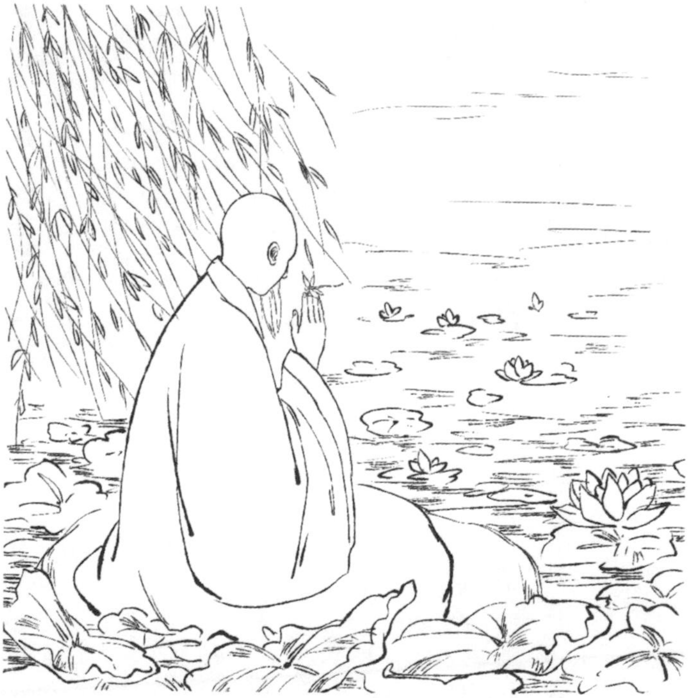

佛在心頭坐，何須他山求

你說話做事搞得人見人厭，那恐怕只會四處碰壁，自然搞得怨氣滿腹，離生病也就不遠了。

其二，貪吃貪喝，欲無止境。《洗髓經》上面有四句話：「口中言少，心頭事少，腹中食少，百病即了。」這可做為大家的座右銘。

寺院門口端坐著四大天王，這又是什麼意思呢？

東方持國天王，代表負責任，「持」是保持，「國」是國家。這是在告誡我們做人一定要盡職盡責。每個人在社會上，都有他的職責，能把自己的職責盡心盡力做到圓滿，這個社會就會和諧，國家就一定能富強。

南方增長天王，這是在告誡我們：單把我們職責之內的事情做好還不夠，還要天天求進步。因為時代永遠在進步，我們不進則退啊！我們的修行要增長，品德要增長，乃至學問、智慧、技藝、能力都要增長。

西方廣目天王，能隨時觀察三千大千世界，護持眾生，意思是什麼呢？就是叫我們要多看書，多學知識；多看人，以增閱歷；多看山水，以增眼界。

北方多聞天王，關於他還有這樣一個傳說：有一個人經常去聽釋迦牟尼宣講大乘佛法，他後來變得非常博聞強識，故被尊稱為多聞天王。這是在告訴世人，凡事要多聽，多想。無論是身在職場還是在家裡，都不要說太多話，須知言多必失；凡事要多聽別人的意見，少說話多做事。

記住，佛像是教具，大家到了寺院裡，別只顧低著頭，拿著香火，對佛像看也不看一眼，轉一圈磕個頭就走了。須知，佛在我們心中，我們拜佛的時候，其實是在拜自己的自性佛。我們要時刻提醒自己低調做人，唯有尊敬別人，才能成就自己。

足跡有多遠，心就有多大

現在的很多人，都一心想著怎麼賺錢，或自己悶在家裡苦思冥想掙錢之道，或叫上幾個所謂的朋友邊喝酒邊大話著自己的人生理想，就是不付諸實施。長此以往，人生理想天天掛嘴邊，夜夜夢中見，早晚只是夢一場。到頭來不僅錢沒賺著，心也疲了，身體也垮了。

究其原因，在於他們不知道多出去走走，圈子太小，因此蒙蔽了雙眼，禁錮了思維。「井底之蛙」的故事大家都很清楚，其實，這隻青蛙可能不像大家想的那樣，牠不去井外的原因也許是井口太高了，自己的彈跳力不夠，就像一些年輕人，生活閱歷和經驗不夠，出去走走的時機尚不成熟，只有悶著頭等待機會。

可經過雨水、泉水的積累，井裡的水位上升了，達到了出井的高度，那再不出去，這隻青蛙就真的是書本上所說的那樣了。人也一樣，在積累了一定的智慧、資本之後，就要去外面走走，那樣不僅能開闊視野，還能陶冶身心、鍛鍊身體，甚至結識更多的人脈。否則，你將永遠屈居人後。

你看得有多遠，你的心就有多寬。大家可能以為我們僧人整日就只固守在自己的一片天之下，其實，我們剛入佛門的時候，確實只是在寺院中誦經念佛，但到達一定的程度後，我們會去全國、甚至世界各地，去與其他先進文化進行交流，這一方面是在宣揚佛法，但更重要的是我們從中能夠參學更多好的東西，最終還是自己受益。

總之一句話，多出去走走，放心地去擁抱這個世界，不要害羞，不要膽怯。只要動起來，心打開了，眼界寬了，朋友多了，人脈廣了，財富自然是你的，而健康、快樂也會常伴你左右。

治病如握沙，攥得越緊流得越快

生病不可怕，可怕的是你對生病的看法。

我有一次在寺院碰到一個想來找我治病的「雙心病人」，我為什麼說她是雙心病呢？因為她既有心臟病，也有心病。這位六十出頭，比我小五歲的女士看見我的時候說：「師父，我得這心臟病，說不定哪一天突然一發就走了。」

我帶著她來到寺院的西南角，那裡留有建築寺院的時候剩下的一堆沙子。

我讓這位女士抓一把，她當時也不理解，就抓了一把在手裡。然後我讓她把抓沙子的拳頭握緊，小拇指豎直朝下。然後告訴她，別讓沙子流出來。

這位女士果然如我所說，把拳頭握得非常緊。但是，她越用勁握拳，從拳縫裡流出的沙子越多。

我開始點化她：「看見這沙子了嗎？它其實就是你身上的病。你攥得越緊，越想控制它，沙子流得越快。你越是在意你的心臟病，你的病加重得就越厲害。」

這位女士當時聽了恍然大悟，對我連連稱謝，說自己明白了。沒想到的是，這個故事還沒完。約三個月以後，這位女士又來跟我講述她自己的故事。

她說自己當時聽到我的話，感覺就像當頭一棒似的，頓時開悟了。可是這心病啊，可不是一下子就能解決的。有時候，她還是會忍不住去想自己的病。於是有一天，她又來到寺院的那個沙堆旁，專門用個紙袋裝了一袋沙子，然後跟佛祖磕了個頭回家了。

回家以後，她就用小袋子隨身裝了一點沙子，每當想起自己的病，想著自己可能不知道什麼時候就要去世的時候，就把沙子掏出來，攥在手心裡，看著沙子流出來，想著我說的話。

再後來，她就不用攥沙子了。不僅是疾病，每當在生活中碰到一些不開心的事，我那些話就像洪鐘一樣，迴響在她的耳邊。她馬上就告訴自己，這種事情，想得越多，自己越煩。果然，她整天就開開心心的，後來，每天早晨去外面鍛鍊的時候，她就跟人講自己的故事，她身邊有很多老人也因此受益頗多。

聽她講了自己的故事，我也很高興。生病其實一點都不可怕，它就像沙子一樣，你攥得越緊，它從你手心裡流走得就越快；你稍鬆一點，手心裡的沙子反而不會流走。

工作如是！生活如是！人生如是！一切皆如是！

自覺覺他，自利利人

我在國內外講課，不管見到什麼人，講完後我都會很開心。因為我把我學的知識，把我自己得到的利益分享給了大家。平常見到我的人，我也會讓他開心，給他溫暖，給他快樂。誰不想健康，誰不想快樂？但是要有方法。

不知道大家留意過沒有，你看那些高考狀元，記者去採訪他（她）的老師或同學時，大家都會說，這個人雖然學習比較好，但是一點也不驕傲，還經常幫助同學，別的同學去問問題，他（她）會細心地解答，一點也不覺得這樣會浪費自己的時間。自私、冷漠、不合群的高考狀元幾乎沒有。

由此可見，你給別人快樂你就快樂，你給別人知識你也能鞏固自己的知識，你讓別人成長自己也在成長。所以我們要慢慢地修煉，讓自己對所有人都好。

曾有這樣一個故事：

一個鄉下人進城經商，在一條街上開了家店鋪。剛來不久，他就發現在這條街上不僅生意不好，而且路面坑坑窪窪，到處是殘磚亂石。鄉下人覺得奇怪，就向相鄰的商家請教。相鄰的商家告訴他，路不好走，經過的人或車輛就會慢下來，人們走進店鋪的可能性就會增加，這樣才能增加商機。鄉下人對這種邏輯很不以為然，他不聽周圍人的勸阻，堅決搬走路上的磚石，並找人將路面修平。從此，這條街上人車暢流，呈現出一派繁華景象，商機非但沒有減少，反而大增。眾人疑惑不解地問鄉下人：路通暢了，人們駐足停留的機會少了，何以商機反倒增多了呢？鄉下人答道：路不好，人們多繞道而行。經過的人少了，商機又怎能多？

由此可見，多對別人好一點，你就是別人的貴人，別人自然對你好，所以說，最大的自利是利他。

自強不息，疾病遠離

我生病以前，在醫院上班。由於我看病比較好，所以一到醫院，門診、病房裡都是找我看病的人。而且，還經常有人請我去講課，一出門，車馬齊備，錦衣玉食，我過了一段很是安逸的日子。但「生於憂患，死於安樂」，日子過得太舒服，思想就發飄了，離佛就遠了。

到了一九九六年，我已到癌症晚期，躺在病床上動不了了，這才明白：人，永遠不要忘了自強自立。其實，自強自立是每個人與生俱來的東西，只是我們慢慢地給忘掉了。

當我躺在病床上，想著以前都是別人躺在床上，現在輪到我了，心中不勝感慨。再看看同一個屋裡的病友，生病之後兒子照顧兒子煩，護士照顧護士煩，保母照顧保母煩，正所謂「久病床前無孝子」。

想到這一點以後，我盡量開始自立了。那時候我已經從五十幾公斤瘦到三十多公斤了，那真是躺著坐不起來，坐著站不起來，站著走不起來，但我還是自己能幹的盡量自己幹，盡量少麻煩親人、弟子。

我在躺著的時候，每天都試著去坐坐；在坐著的時候，每天都試著下床站站；能站了，就試著走幾步；能走了，就試著出去轉轉。

後來，我總結出來一條經驗：自立是一個人生命的強大動力。就這一念，可讓整個身體的陽氣調動起來，我就用書裡所提到的鍛鍊方法，讓陽氣慢慢收復失地，漸漸讓我的整個身體充滿正氣，我的病慢慢就痊癒了。

緣來欣然拿起，緣去釋然放下

很多人其實不知道什麼是緣！

這話我說出來，想必很多人會不服氣。有人會說，緣誰不知道啊！我跟我老婆不是有緣才走到一起的嗎？

但這只是情緣，緣還有很多種，比如事業緣、親情緣、友情緣，等等。

正因為不知道緣，所以很多人盲目追求愛情，得不到的，死去活來，甚至跳樓自殺，更有甚者，得不到對方就去殘害對方。也有很多人過分追求金錢、名利、地位，為了得到這些而不擇手段。已經得到的，千般呵護，害怕失去，每一天都在患得患失中度過，怎能不苦呢？

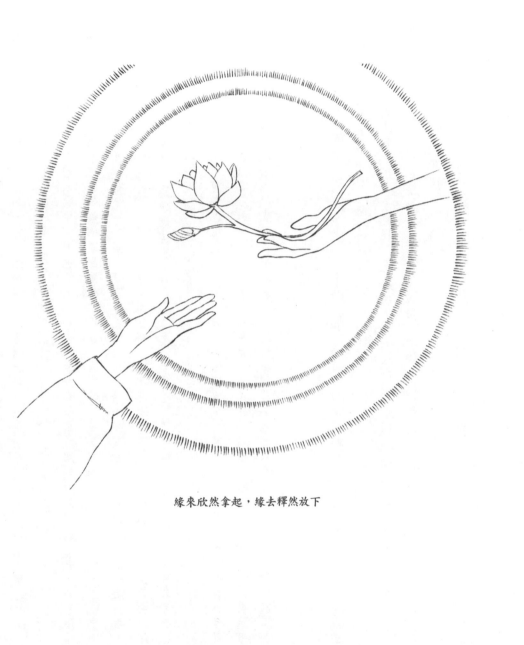

緣來欣然拿起，緣去釋然放下

很久很久以前，在大夏王朝，有一位神射手，名叫后羿。他立射、跪射、騎射樣樣精通，而且每箭都能射中靶心，從來沒有失過手，人們都非常敬佩他。夏王也十分欣賞他的功夫。

有一天，夏王把后羿召入宮中，對他說：「今天特意請先生來表演精湛的射箭功夫，為了使這次表演更加有趣味，我定個賞罰規則：如果你射中了，我賞賜你黃金萬兩；如果射不中，我就要削減你的封地，現在請先生開始吧。」后羿聽了夏王的話，心情十分沉重。他取出一支箭搭上弓弦，擺好姿勢拉弓瞄準。不知為何，他拉弓的手微微發抖，瞄了幾次都沒有把箭射出去，最後終於鬆開了弦，只聽「啪」的一聲，箭卻釘在離靶心幾寸遠的地方。后羿臉色一下子白了，他再次彎弓搭箭，精神更加緊張，射出的箭也偏得更加離譜。

最後，后羿鎩羽而歸，夏王也很失望，同時心中也很疑惑，就問大臣：「后羿平時射箭百發百中，今天怎麼啦？」一個大臣解釋說：「后羿平日射箭，只是一般練習，心情很平靜，水準自然可以正常發揮。可是今天他射出的成績直接關係到他的切身利益，他就不能像平時一樣，當然不能充分施展技術啦！」

其實，我們人生的每一天，從本質上來講，都在經歷著后羿的事，因為每做一個決定其實都是一種取捨，因為患得患失，所以難取難捨。

既然如此，就讓我們把人生的每一個決定、每一次經歷都當成一個緣吧！緣來了，就欣然拿起；緣去了，就釋然放下。每天都把自己想像成參加奧運的選手一般。自己得獎了，就擁抱沒有得獎的對手；自己沒有得獎，就祝賀自己的對手。

只有這樣，你才能永遠是生活的主角！佛門也有句話，叫「佛渡有緣人」，如果你做到了，你就是佛！

前腳不放下，後腳怎抬起？

我出院以後回到寺裡，有位師兄來看我，他對我說：「行貴師弟，你要學會持咒、念咒、拜佛、打坐。」師兄的話惜字如金，當局者迷，旁觀者清，師兄已經發現了我在帶病修行過程中內心存在的問題。

師兄講完以後就走了，但是他的話給了我非常大的啟發。我在病重的時候，持的是《藥師咒》。持咒念咒是幹什麼呢？是要用聖號降服內心的妄想和執著。雖然我有了對抗癌症的勇氣，但是光有勇氣是不夠的，還得有強大的內心和足夠的智慧。通過持咒念咒，就是讓我降服自己的心，不要去想過去那些不愉快的事情，放下那些妄想、執著，即便在抗癌路上取得的暫時成功也要放下。

真是這樣，因為那時候雖然我的身體一天天在好轉，但是我有時候也會想，要是我沒有成功怎麼辦？而這就是妄念，這是一種惡，妄念不放下，它就會遮蓋你自性的能量，就會消耗你的能量。

多虧師兄點醒了我，當再有妄念的時候，我就持《藥師咒》來壓這個妄念。但是有一天我念咒的時候，忽然明白了一件事。既然我持的是《藥師咒》，就不應該為了消除自身疾病而念咒，那不是藥師佛的本意。藥師佛在修行時曾發下十二大願，每願都是為了滿足眾生之願，拔救眾生之苦，醫治眾生之病，這是一種大善。我持咒的時候，也不應該只為了讓自己康復，而應該為了讓大家都好。也就是說，我持咒的時候應當為別人祈福。後來，我的身體稍好了一點，我就又開始去給別人講學、看病，但是這時候我不再是為了自己。所有得來的回報，也就是錢，我都捐給了寺裡，捐給了學校。這是在行善，只有行善才能除惡，才能積德，我才能有福報。

時間不會倒流，昨日之事不想，就是放下執著；明日之事不想，就是放下妄想。唯有把握當下，處理好今天的所有人和事，才能讓自己安心。就如同走路，你的前腳不放下，後腳能抬起嗎？

人生苦短，何不慢慢走？

老和尚和小和尚分別挑著一擔水從山腳下回到山上的寺院裡。小和尚想，挑著水這麼沉，早點回到寺裡，就可以早點休息了。於是，他加快腳步往寺裡趕，半個小時他就到山上了。老和尚則是不急不躁、平心靜氣，一步一個台階往山上走，一個小時後才到山上。小和尚說：「師父，您還不如像我這樣，用把勁兒早點回來休息呢。」老和尚回答：「不，你雖然跑得快，但是你的呼吸剛剛平靜下來，所以，我們到山上的時間不是一樣的嗎？」

在生活中其實也是這樣，看看我們身邊的人，上班的時候，很多人急急忙忙地趕路，甚至不惜闖紅燈，等到了目的地以後，坐在那裡呼呼大喘，要很久才能平靜。下班也是如此，雖能早回家幾分鐘，但累得連話都沒心思跟家人說，這和晚些時間到家有什麼區別？與其這樣，何不慢慢走？

我們大多數人的人生也如是，前半生拿生命換金錢，後半生拿金錢換生命，一輩子都忙忙碌碌，疲於奔命，想起來，還不如平平淡淡，健康長壽。很多人生病了，巴不得自己趕緊好，但欲速不達，急也沒用！

我曾經給一個小孩子看過病，那孩子反覆發燒，他的爸爸媽媽帶著他來看病時，我問其發病原因，孩子的媽媽說，孩子前陣子發燒住院，燒到三十九度，早晨住到醫院裡，到了晚上燒還沒有退下來。孩子的爸爸著急了，一巴掌抽在護士臉上，還衝護士吼，說：「醫生都是幹什麼吃的，燒都退不下來。」

孩子的主治醫師看了，馬上開了個處方，對護士說：「去把藥拿了，把孩子的燒給退下來。」給孩子吊點滴一個多小時後，孩子的燒退下來了，又打了兩天點滴，孩子不燒了，就出院了。

但是沒想到，此後孩子開始反覆發燒，斷斷續續的十幾天，一直好不了。

我聽了就明白了，當時就斥責這位家長：「怎麼能打護士呢？你的孩子是寶貝，人家護士在她的爸爸媽媽眼裡不是寶貝啊？再說了，發燒是人體的一種自我保護機制，是身體裡的免疫系統在跟病菌做鬥爭呢。只要燒得不是太高，孩子燒一燒不僅沒事，對他的身體反而非常好。退燒很容易，抗生素一用上，燒很快就會退下來。不過抗生素是雙刃劍，把身體裡的好細胞和壞細胞都殺死了，孩子的身體素質就變差了。你這孩子，本來發發燒，自己不吃藥能扛過去，結果你這一巴掌打得，孩子不反覆發燒才怪。」

其實在生活中也一樣，我們一定要把生活節奏慢下來，尤其是在遇到讓你發怒、急躁的事情，或者親人生病的時候，可以這樣在心裡對自己說：「我現在就站在十字路口，前面就是紅燈，如果我不慢幾秒，那將給我帶來更大的禍害。」

人行百善，不如守念一日

俗話說得好：「廣廈萬間，夜眠七尺；良田千頃，日僅三餐。」可為何世上還是爭鬥不休呢？這是因為——人們需要的很少，但是想要的太多。

很多人不知道欲望太多的危害有多大，下面就讓我來跟大家分析一下。

可能很多人覺得，一個想法能有多大危害？其實，它就像扔進平靜水面的一顆小石子。本來平靜的水面，你扔進去一顆石子，它就會蕩漾起一個水波，並且這個水波會隨之不斷地擴散，越擴越大，一直到整個水面都隨之波動。這是我們能看到的，還有我們看不到的。比如水面下的魚蝦龜蟹，牠們很機警，水面一動，也會跟著往遠處跑，而牠們一跑，遠處的魚蝦龜蟹也會跟著往遠處跑。

這就是一個想法、一個念頭造成的結果。真是一念不動，風平浪靜；一念一動，風起雲湧。

可能有人會不理解，說：「師父，我這一念就能造成那麼大的影響嗎？」當然能。比如，你突然有個念頭——想去北京。你或許覺得你就這一個念頭，一個想法。但是仔細想想，絕對不然。你為什麼想去北京？世界這麼大，城市那麼多，你是怎麼在眾多的城市中篩選出來的？另外，你想去北京，這就好了嗎？不！你還會接著想，我什麼時候去？我怎麼去？我去見誰？我不見誰？我去哪兒玩？去故宮還是長城？……

曾經有一次，佛問彌勒菩薩，一念是多少時間？

彌勒菩薩答覆：「舉手一彈指，三十二億百千念！」就是說，一個念頭就是一個生滅，而一彈指有三十二億百千念。百千是多少？——十萬。也就是說在人那麼一彈指間，就有三百二十萬億個念頭。這下您明白了，水在風平浪靜的時候，拿個石頭扔進去，就會掀起一朵浪花，隨著這個初始的念頭越走越遠，它究竟會掀起多少浪花？是絕對數不清楚的。

正是因為我們有著無窮無盡的念頭，所以我們找到了伴侶，結了婚，成了家，有了孩子。

所以彌勒菩薩說：「三十二億百千念，念念成形，形皆有識。」

所以，我們的念頭不能太多，尤其不能有壞的念頭，否則就會傷害我們的身體。比如，你不喜歡張三這個人，你可能會說：「張三，你多壞啊！」可是這一個惡念，就會傷害到對方。

所以，我們在平時，要盡量少一些念頭，少一些欲望，少一些怨恨，因為，我們需要的並沒有那麼多。

但行耕耘，莫問收穫

我師父的書法、繪畫都非常好，他經常自己一個人在屋子裡，安安靜靜地寫字作畫。我那時候還小，對人世間的很多事都非常好奇，尤其是非常吃驚，為什麼一幅山水圖在師父筆下沒多久就躍然紙上。因此，我就非常想去看看師父作畫，但是師父不讓我看。我當時才八九歲，好奇心很重，於是有天上午我趁師父在屋裡作畫的時候，就站在窗戶下，想偷看。

過去的窗子不像現在都是玻璃的，而是用紙糊在窗框上的，手指頭一捅就一個孔。我就踮著腳尖用手指頭捅了一個洞，想看看師父作畫。可是我個子太小了，踮著腳也看不清楚。

我當時一著急，腦子裡就出現了一首自己學過的詩：

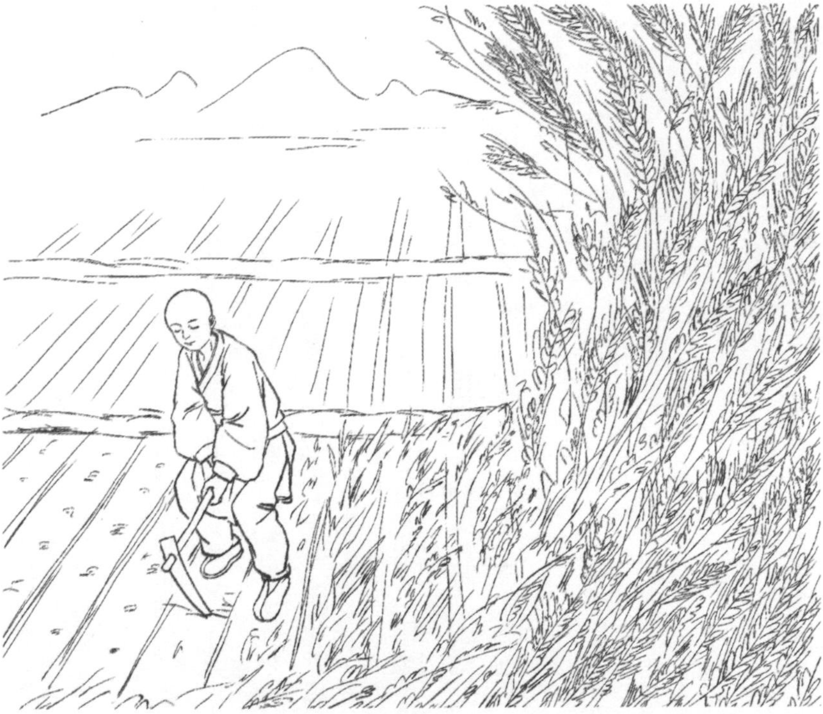

但行耕耘，莫問收穫

遠觀山有色，近聽水無聲。
春去花還在，人來鳥不驚。

遠山、近水、春花、小鳥構成了一幅圖映入了我的眼簾。我忘記了自己當時是去偷看師父作畫的，我鬆掉了自己抓在窗框上的雙手，弄出了聲響。師父聽到窗外有人，就出來了。

師父將我叫進禪房中，問我在幹什麼，我就把當時的情況給師父說了一遍。師父聽了後告訴我，我剛開始學禪，不讓我看是擔心我看的東西多了，心生亂念。不過既然我這麼想，於是師父就專門畫了一幅畫，讓我在邊上看著。

此後我就明白了一個道理，人活著要有理想，有目標。學佛也是如此，既要積極向上，但也不要對目標過分地執著。要把握好當下，走好現在的每一步路，就會離你的目標越來越近，將來時機到了，自然就得到了。相反，看看我們這個社會，現在很多人過分渴求金錢、地位、榮譽，結果得之不正，終會失去。

接受就是最好的修行

曾有一個滿懷失望的年輕人千里迢迢來到一座寺院，對住持釋圓說：「我一心一意要學丹青，但至今也沒有找到一個能令我心滿意足的老師。」

釋圓笑笑問：「你走南闖北十幾年，真沒能找到一個令自己滿意的老師嗎？」年輕人深深嘆了口氣說：「許多人都是徒有虛名啊，我見過他們的畫，有的畫技甚至還不如我呢！」釋圓聽了，淡淡一笑說：「老僧雖然不懂丹青，但也頗愛收集一些名家精品。既然施主的畫技不比那些名家遜色，就煩請施主為老僧留下一幅墨寶吧。」說著，便吩咐一個小和尚拿來了筆墨硯和一沓宣紙。

釋圓說：「老僧的最大嗜好，就是品茗飲茶，尤其喜愛那些造型流暢的古樸茶具。施主可否為我畫一個茶杯和一個茶壺？」

年輕人聽了，說：「這還不容易？」於是調了一硯濃墨，鋪開宣紙，寥寥數筆，就畫出一個傾斜的水壺和一個造型典雅的茶杯。那水壺的壺嘴正徐徐吐出一股茶水來，注入那茶杯之中。年輕人問釋圓：「這幅畫您滿意嗎？」

釋圓微微一笑，搖了搖頭，說：「你畫得確實不錯，只是把茶壺和茶杯放錯位置了。應該是茶杯在上，茶壺在下呀。」年輕人聽了，笑道：「大師為何如此糊塗，哪有茶壺往茶杯裡注水，而茶杯在上茶壺在下的？」

釋圓聽了，又微微一笑說：「原來你懂得這個道理啊！你渴望自己的杯子裡能注入那些丹青高手的香茗，但卻總把自己的杯子放得比那些茶壺還要高，請問香茗怎麼能注入你的杯子裡呢？」

其實，我們在很多時候就像故事裡的年輕人一樣，渴望成功，但是難以接受現狀。所以，在生活中才會有很多人不停地抱怨自己工作單位差、時運不濟、身染重病，等等。

因此，佛說，**接受是最好的修行**。接受你現在的一切，只有接受疾病才能更好地認識疾病，戰勝疾病，只有接受失敗才能從失敗中找到成功。

知足常樂，物極則反

現在，中國的經濟非常繁榮，人才也越來越多，有很多人在自己奮鬥的方向上取得了成功，尤其是很多人白手起家，掙得一份巨大的家業，非常不易。

但是，每天也有很多人，一下子從很高的高度跌落下來，結果一無所有，這非常讓人痛心。

王先生原來是做餐飲的，他來找我的時候已經一無所有了。原來，他是一個非常普通的城市孩子，父母都是普通的工人，母親還被裁員了。但是王先生從小為人就非常機靈，對社會上的很多事看得很透。他二十五歲的時候娶了個老婆，老婆家裡有個小餐館，他就是用這麼一個十幾平方公尺的小餐館做為自己的平台，經過十年的奮鬥，成為擁有五個大餐廳的老闆。

去年，他從一個「好朋友」那裡得到一個消息，搞一個投資，一年就可以讓他的資產翻倍。他心動了，把自己的五個餐廳都抵押了，但是，幾百萬的鉅款卻打了水漂。

他自己說，連死的心都有了。他的太太看在眼裡，由於以前經常來寺裡上香，就找到我，請我給王先生開導一下。

我對王先生說，我給你講個故事吧！

從前，有個老漁夫，和他的老太婆住在大海邊一所破舊的小木棚裡，老頭兒天天撒網打魚，老太婆天天紡紗織線。老漁夫運氣很差，已經好幾個月沒有打到魚了。有一天，他終於打到了一條魚，不過只是條小金魚。小金魚開口求老漁夫放了他，並且說可以滿足他的任何要求。老漁夫說，不要任何東西。於是，他就把小金魚給放了。

王先生聽到這，把我的話打斷了，他說：「師父，這故事我知道。」

我聽了笑笑，很正常，這個故事確實很多人都知道。我就說，那你知道你說說。

王先生說：

老頭兒回家以後，把事情跟老太婆說了一遍。老太婆聽了對老漁夫破口大罵，硬逼著老頭兒去向金魚要一只新木盆。金魚滿足了老太婆的要求。但是老太婆又破口大罵，讓老頭兒再去要一座木房子。金魚又給了她一座木房子。後來，老太婆又不滿足了，想做貴婦人。金魚也滿足了她的要求。最後，老太婆居然想當女皇，還要小金魚來侍奉她。小金魚忍無可忍，於是把一切都變回了原來的樣子，老太婆又成了老太婆，破木盆和破舊的小木棚都還在。

王先生講完，我問他：「你看，你是不是就是故事裡的老太婆？」他聽完若有所悟。

我接著說：「你白手起家到現在的情況，我都知道了。你從小就很聰明，對社會上的事看得很透。但是，你卻看不透自己的內心，你守不住自己的心，所以，你的心才會像氣球一樣，越吹越大，最後一下子破了。這跟爬山也是一樣的，雖然你很厲害，征服了高山，可是，當你站在山頂的時候，卻不懂得停下來看一看山下無限的風光、第二天的日出以及滿山的花草，你又往前走了一步，結果就下坡了。」

現在我們身邊很多人都是這樣，經濟越來越繁榮，大家越來越有錢，但卻不知道知足常樂、物極則反的道理，結果呢？到頭來一場空。

所以，如果你取得了成功，不妨停下來，與你的親人、朋友同享，這樣你才能守住自己，守住你的親人，才能得到最最幸福的感覺。

成功貴在有恆

從一九九六年我知道自己已到癌症晚期開始，一直到現在，我的年齡越來越大，身體卻一直都很健康。我也經常去講課，有時候到世界各地去，有時候就在寺裡，講一講我的佛學、醫學，還有我自己的抗癌經歷。

有很多得癌症的人，會反覆問我一個同樣的問題：「師父，怎樣才能抗癌成功？你有什麼祕訣沒有？」

這時候，我都會反問他：「你三個月可以走一千六百公里嗎？」

很多人都搖了搖頭。

然後我就會說：「你不是不能，而是沒有勇氣。你知道嗎？有科學家曾經研究過，人體血液中的紅血球的平均壽命是三個月，根據紅血球在血液中的迴圈速度，一個紅血球總共可以遊走一千六百多公里。」

當我把這個科學事實告訴很多人的時候，很多人都不相信。其實他們倒不是不相信科學，更多的是一種驚訝。一個紅血球，在顯微鏡下才能看得到的東西，短短三個月居然可以遊走一千六百公里？我們人類，踏一步就是幾十公分，這個距離可以排上億甚至幾十億個紅血球。為什麼我們在三個月內走不了一千六百公里？不是不能，而是沒有勇氣。

我說到這裡，很多人都會明白，「師父，原來您抗癌的經驗就是持之以恆地鍛鍊。」

是的，從一九九六年到現在，已經二十年了，你問我抗癌成功了嗎？我會說，我沒有成功，但是我一直走在成功的路上。我每天都鍛鍊，通過鍛鍊把自己的身體調整到最佳狀態，跟身體裡的病魔進行戰鬥，怎能不成功呢？

很多人會說：「每天都得辛苦鍛鍊，誰能受得了呢？」其實，大家別把每天的鍛鍊當成任務，應該想著，做為一個人，本來每天就應該去鍛鍊，就像我們每天都要吃飯、睡覺、走路一樣。

彌勒相伴，笑口常開

「大肚能容，容世上難容之事；笑口常開，笑天下可笑之人。」這說的是布袋和尚，也就是我們供奉的彌勒佛的原身。他笑顏大腹，手持藜杖，還經常伴狂瘋癲，挎著布袋。這種獨特的形象已經深入大家的內心，憨態可掬的彌勒化身之所以被婦孺喜歡，其關鍵就是因為他愛笑。

我在寺院裡，每次看到他的時候，都要靜思一兩分鐘，尤其是我得癌症以後。記得我剛從醫院化療完畢回到寺院裡，第一眼看到這尊笑佛的時候，眼淚都流出來了，煩惱事、傷心事、痛苦事，多笑笑不都過去了？

如果您沒生過病，可能體會不到當時我的心情。我在剛得癌症的時候，想得太多了。一天到晚躺在床上，就是在想事情，想親人，想家，想

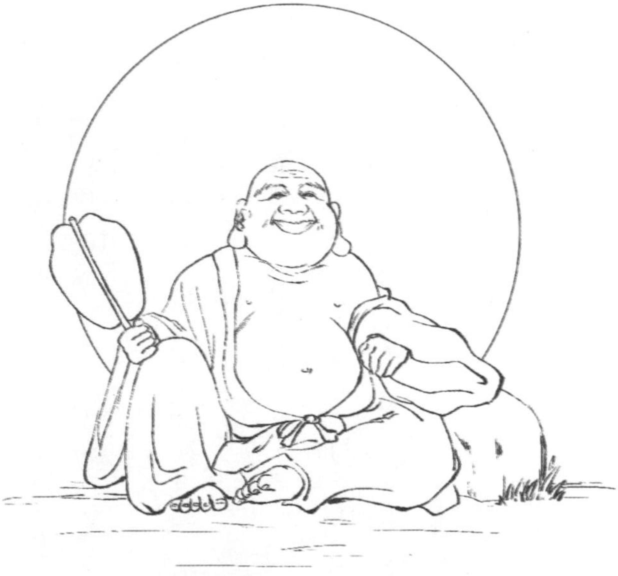

彌勒相伴，笑口常開

過去的事……根本就忍不住。

每當我腦子裡想法太多時，我就讓徒弟扶著我，多到彌勒佛前走走。我一見到他，看著他整天咧著大嘴一副樂呵呵的模樣，我就免不了欣然一笑，忘卻了一時的煩惱。我就告訴自己，生病了也沒什麼大不了的，想那麼多事幹嘛？至少現在高興就好。

後來，我的身體一天天康復，精神也越來越旺。我在寺院裡經常帶著一幫居士們鍛鍊身體。由於我每次鍛鍊都要四十五分鐘左右，所以很多人（包括一些年輕人）都鍛鍊不下來，可我就能從頭練到尾，並且面不改色氣不喘。我覺得，這跟我在彌勒佛前經常以笑磨礪心境有很大關係。

您聽了可能會說：「還有『以笑磨礪心境』的？」那當然，您能天天笑嗎？不能吧！所以，如果您感覺不開心的時候，我希望您也請一尊彌勒佛回來，放在自己的辦公桌上、書桌上，或者掛在鑰匙圈上，不知不覺，您每天的笑容就多了起來！

盡孝是世間最好的藥

古人云：「百善孝為先……常存仁孝心，則天下凡不可為者，皆不忍為。」故孝居百行之首。孝是中華民族的優秀傳統，因為沒有孝，就沒有根本，就沒有人類傳承，就沒有安定和諧的社會。

我們看孝字的寫法，上面是個「老」，下面是個「子」，老在上，子在下，這是長幼尊卑的順序、禮節，也可以視為以子承老，兒子背著老父母，「孝」字本身就非常形象地道出了孝的真意。

佛家認為無論出家在家，都應當孝養父母，否則便是犯戒。釋迦牟尼佛為報父母深恩，曾在父親生命垂危時，連自己身上的肉也割下來供養父親。隋朝的敬脫法師一頭擔荷母親，一頭挑負經典，雲遊四海，隨緣渡眾。南北朝時的南齊，有位高僧叫道紀法師，他一面供奉母親，一面樂說佛法不倦，有人要代為照顧他的母親，他卻婉拒說：「生養我的母親應該由我親自來孝順，怎麼好麻煩他人代勞呢？」他的孝行因此感化了不少的道俗信眾。

對於父母，我們要做到「生侍之以禮，死葬之以禮」。什麼意思呢？當他們在世的時候，我們要好好孝順，去世後，我們也要做到我們應執的禮節。在現代社會中，很多人都明白「盡孝」這個理，但就是只掛在嘴上，不往心裡去。老人家活著的時候，不知道盡孝。等老人去世以後，才發現自己沒有盡心照顧老人。

我們有句俗話叫「樹欲靜而風不止」，知名度很高，但是後面那句知道的人就不多了，是「子欲養而親不待」，往往是當做子女的希望盡孝的時候，父母已經等不到這一天了。這豈不讓人後悔？

常盡孝，對你沒有損失，給父母買些吃的喝的值幾個錢？陪他們說說話、聊聊天，會耽誤你多長的時間？你應該想到，這樣做不僅能夠促進家庭和睦，而且還能讓父母保持良好的心境，少得病，少吃藥，擁有一個健康的身體。

當然，前面我說了，孝字，上面是「老」，下面是「子」，還有另一層意思，那就是傳承。你天天對父母好，你的孩子在無形中也會學到這種孝道，等你老了也同樣會享受到這種福報。這是一種福澤子孫的好事。所以請記得，在親人還在的時候珍惜他們，孝敬他們！

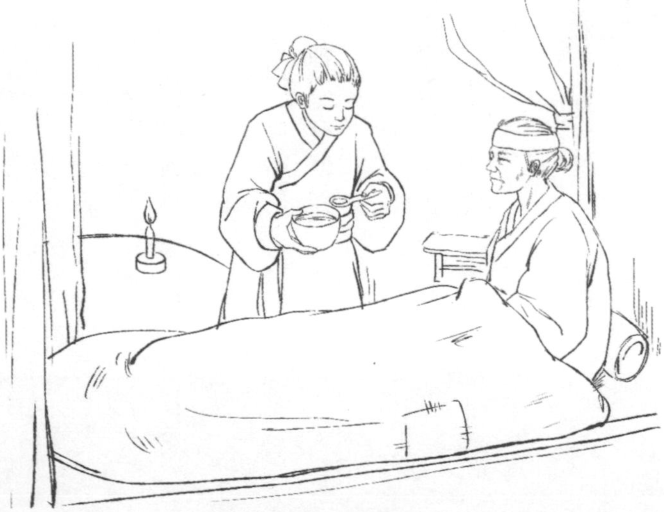

盡孝是世間最好的藥

第二篇

重點整理

◆ **心亂之人病難癒：**許多人會病急亂投醫，其實只要心定心靜，將醫生開的藥堅持吃完，或是聽循醫師指示即可。「自信」和「他信」兼具，疾病自能離去。

◆ **治病如握沙，攥得越緊流得越快：**生病不可怕，可怕的是你對生病的看法。疾病就像沙子一樣，你攥得越緊，它從你手心裡流走得就越快；你稍鬆一點，手心裡的沙子反而不會流走。

◆ **人生苦短，何不慢慢走？**大多數人的前半生拿生命換金錢，後半生拿金錢換生命，一輩子都忙忙碌碌，疲於奔命。想起來，還不如平平淡淡，健康長壽。

◆ **接受就是最好的修行：**接受你現在的一切，只有接受疾病才能更好地認識疾病，戰勝疾病，只有接受失敗才能從失敗中找到成功。

◆ **成功貴在有恆：**面對抗癌，禪醫說她沒有成功，但是她一直走在成功的路上。每天都鍛鍊，通過鍛鍊把自己的身體調整到最佳狀態，跟身體裡的病魔進行戰鬥，怎能不成功呢？

第三篇 禪醫的養生智慧

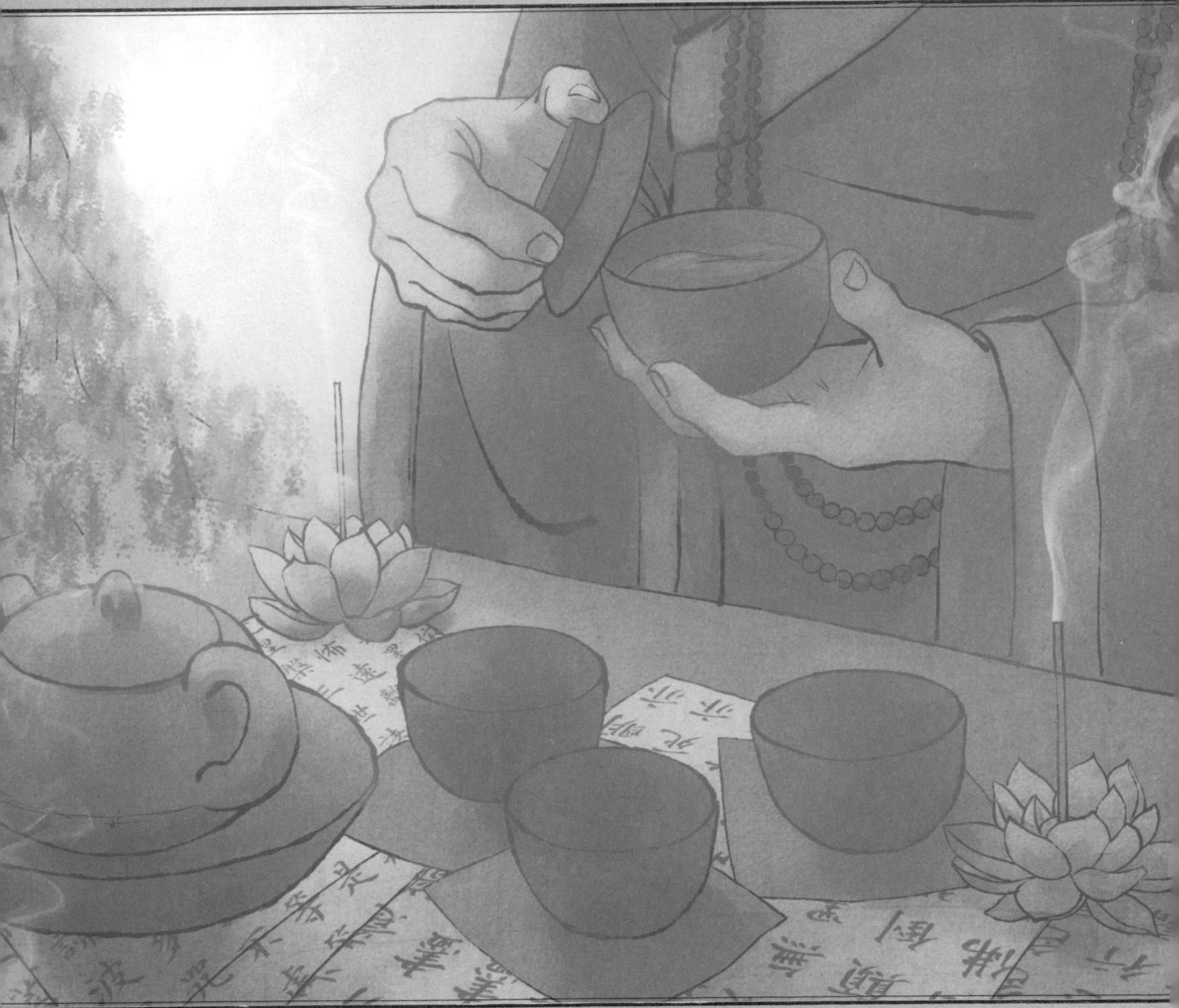

少林功夫的真諦

談到少林寺，很多人首先會想到「少林功夫」，那麼，它是怎麼產生的呢？其實，少林功夫是千百年來，寺內歷代僧人在與自然、衰老和疾病鬥爭的過程中逐漸形成的。

很多人覺得少林功夫特別神祕，其實，少林功夫是什麼？就是針對人的生理、心理特點創造出來的一套防病、健身的鍛鍊方法。比如易筋經、鶴功三十六式，等等。

開始習武之時，首先要學習內功，練優陀那積蓄內氣。「優陀那」是佛家的說法，其實就是丹田。下面就說說如何練習「丹田之氣」。

運用丹田之氣

❶準備動作

在紅日東升之時，選擇一個清潔、安靜、空氣清新而又開闊的地方，面向太陽而立，兩腳與肩同寬，雙臂自然下垂，兩眼平視，全身放鬆，鬆而不懈。這個過程大約三分鐘即可。可以想像一下，自己的頭頂著

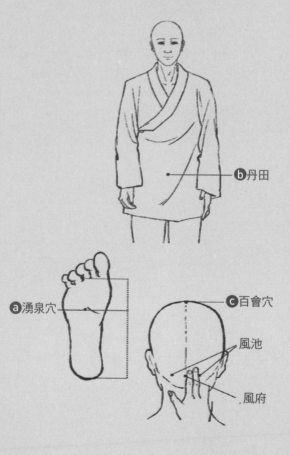

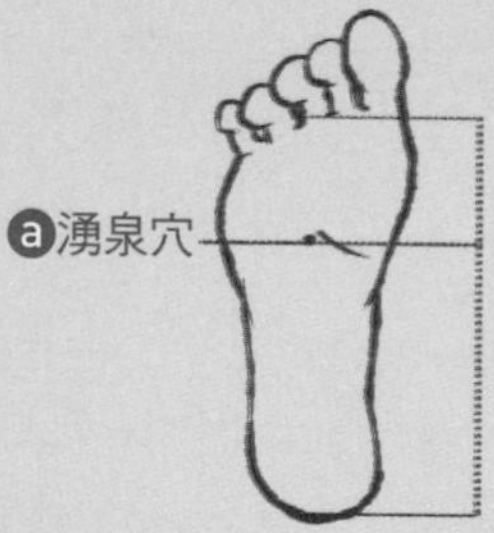

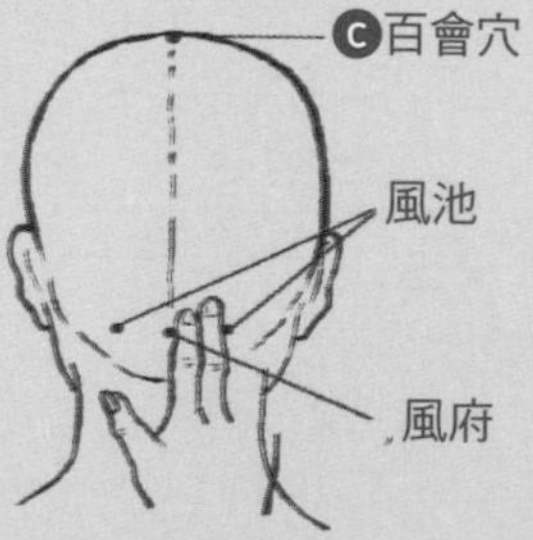

天，腳接著地，像大樹的根一樣扎在地上。然後想像大地之氣通過ⓐ湧泉穴升到了ⓑ丹田；天陽之氣通過ⓒ百會穴下達丹田。

❷採大自然之氣

動作 ❶兩臂從左右分別上抬，掌心向下，抬至與肩平成一字形。

❷轉腕翻掌，變為掌心向前，並向胸前合攏如抱大球。

❸雙掌距胸前二十公分左右時翻掌變掌心向下，雙掌同時下按，導氣下至丹田。此為一次，反覆做十次以上。

呼吸 從兩臂上抬至兩手抱球到胸為吸氣過程，轉掌下按時邊下按邊呼氣。抬臂抱球吸氣時，意想大自然之氣從ⓐ勞宮穴和毛孔進入體內，氣聚ⓑ膻中穴。呼氣下按時導胸中之氣下到丹田。

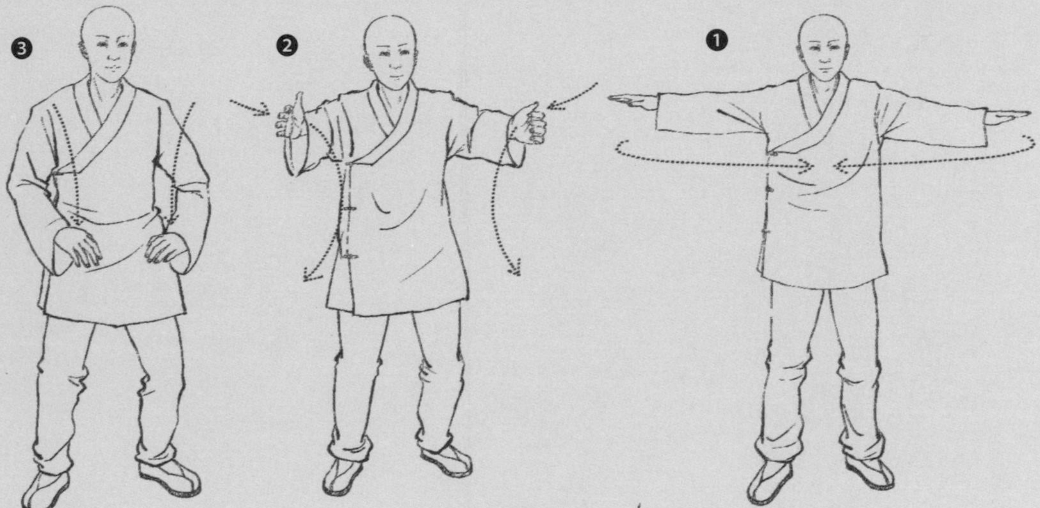

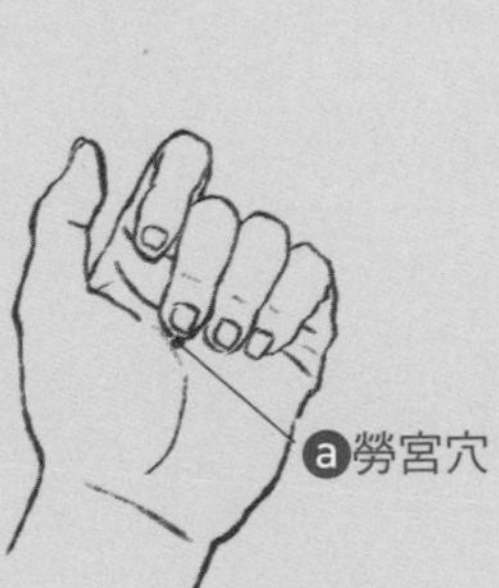

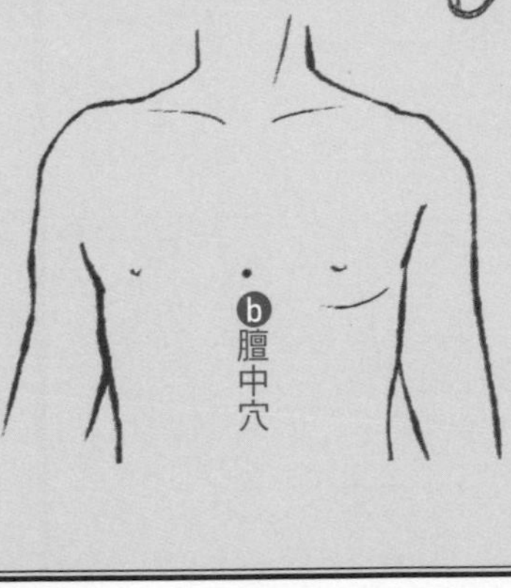

❸ 採天陽之氣

動作 ❶兩手從兩胯向左右同時上抬，掌心向上，如抱大球一樣，向頭頂部抱攏。

❷當雙手指尖似接非接之時，掌心自然朝下。

❸然後兩手從頭頂經面部、胸部下按至丹田。此為一次。反覆做十次以上。

呼吸 兩手邊上抬邊吸氣，兩掌下按時，邊按邊呼氣。意想天陽之氣，如白虎下山進入百會穴，隨下按呼氣將天陽之氣導入丹田。

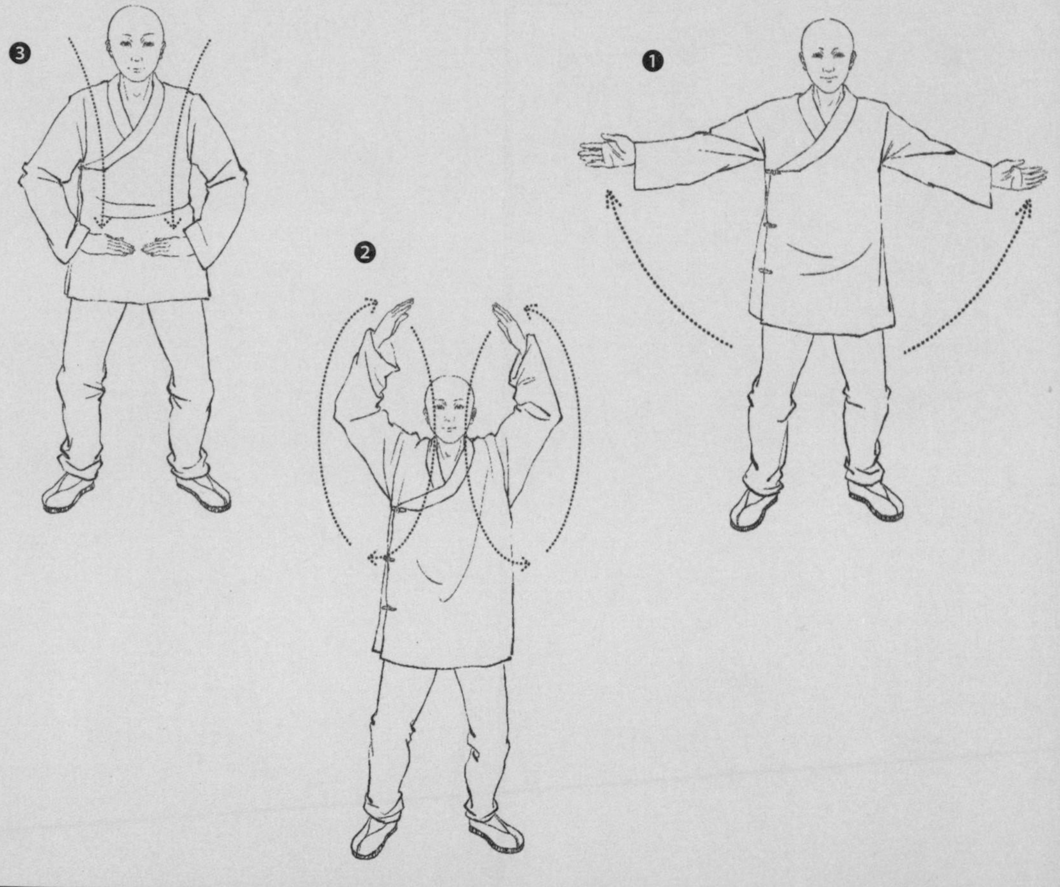

❹採地陰之氣

動作 ❶兩手從左右抬起，掌心向前。

❷抬至與肩平時，兩手如抱大球向丹田收回。

❸同時，弓腰團身曲頸，抬左膝抵於胸部，腳高抬近放，狀如仙鶴行走。右膝屈曲，以穩身形。接左腳落地站穩後，直腰起身。接著按上述方法邁右腿。左右各邁一下為一次，反覆做十次以上。

呼吸 抬臂時邊抬邊吸氣。抱球內收時呼氣。導地陰之氣從湧泉穴入丹田。

上述三式完成後，站立休息一、兩分鐘，然後搓手，擦面，拍打全身，使毛孔閉合，防止外邪入侵身體。

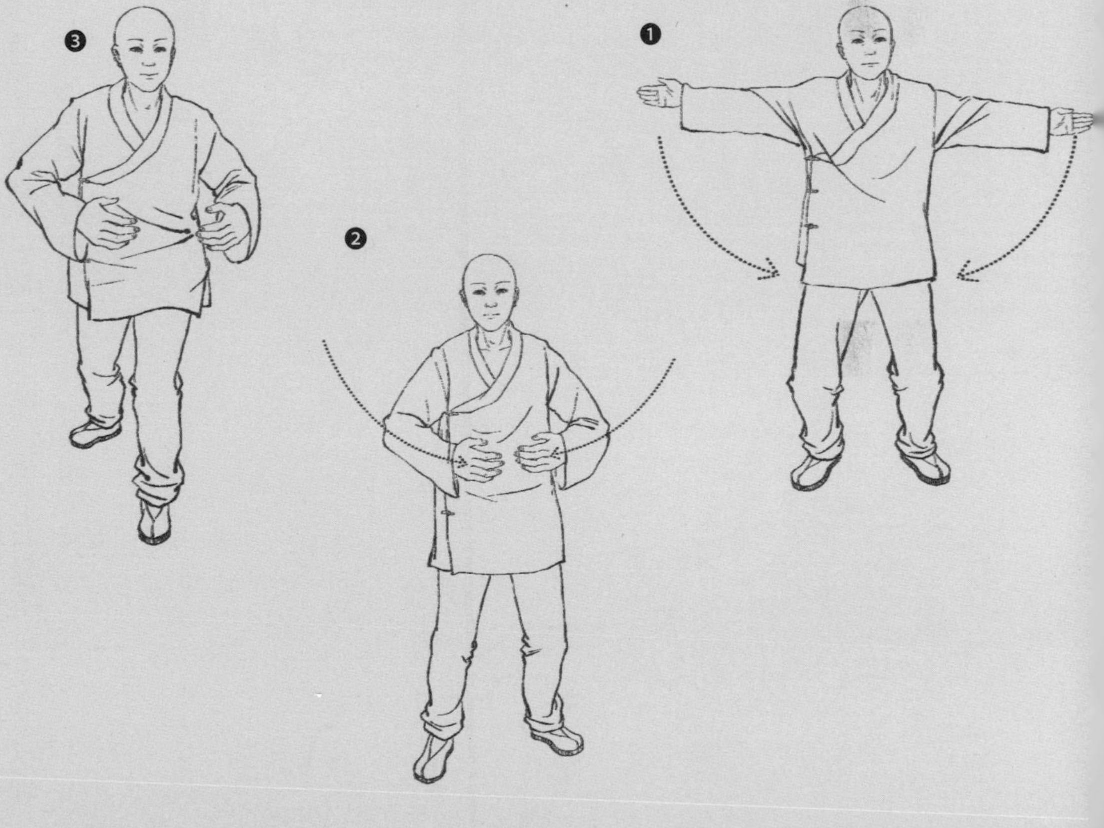

以上就是大家為之嚮往的神祕的少林基本內家功，人活一口氣嘛，每天堅持做，可以讓人元氣充足，身強體健，益壽延年。這也是最基本的調氣鍛鍊方法，非常適合於初學者。

常念「阿彌陀佛」，讓你受用終生

「阿彌陀佛」這四個字，看起來不難寫，念起來也容易，但是意義卻極深。

先說這個「阿」字，由一個耳朵旁加上「口」和「丁」組成。其中的「口」就是要告訴我們：做為自然界最有靈性的高級動物——人，要修「口」。口中所言皆由心生，所以老人常說，說話辦事要心口如一，要用心去做，不能耍嘴皮子，否則就叫「口是心非」。口的邊上還有個「丁」，這叫勾頭反思啊！就是叫我們每天都要反思自己的言行。左邊的耳朵旁呢，是告誡我們做人要善於聽取反面的意見，取人之長補己之短，正所謂「樹不修不成材」，我們也要時刻反省自己的不足。

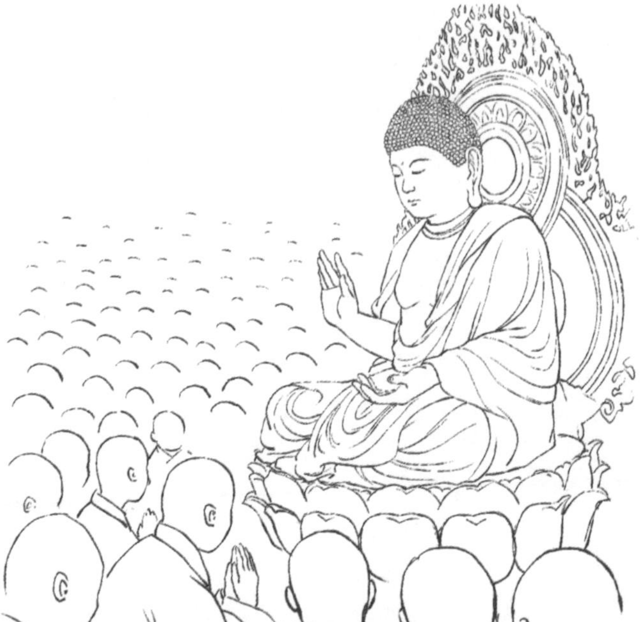

常念阿彌陀佛，讓你受用終生

「彌」字是由「弓」和「爾」組成的。「弓」是說人在彎著腰，恭敬地求教別人。這是讓我們放下架子求教，這樣才能學到真本事。如果一個人自高自大，那就臭不可交。所以自大加一點就念「臭」了。這個「爾」（尔）是指自己，加個單人旁就是「你」，意思是我們不但要恭敬別人，還要為人謙和、寬容、平等待人，要做到人心和善、家庭和樂、人際和順。這一點本沒有錯，「爾」本身在古代就是你的意思。

「陀」是耳朵旁加上「它」，這不是指人，而是指動物、植物，我們對有情無情都要慈悲相待。寺裡的幾隻小狗，我每次回來都要跟牠們打招呼，後來只要我從外面回來，牠們就主動迎上來接我。你要是不把牠們當成生命，回來的時候不理牠們，牠們也不把你當成生命，也不會搖著尾巴來接你。草木也是如此，你給它澆水、鬆土，它就長成大樹，開花結果，你看著不也舒服嗎？所以，佛說「六道眾生同體大悲」，就是這意思。萬物有情，是一非二，我們善待萬物，才能受到大自然的恩護，這是一個道理。

最後一個是「佛」字，左邊是單人旁，這表示人，是人就應該頂天立地。但是，人旁邊還有一個「弗」字，你看這個字拐了多少彎啊？這就是告訴我們，人生曲折，路不平，酸甜苦辣盡在其中，一個人只有經歷了人生的酸甜苦辣、悲歡離合等種種磨難，且不被困難打倒，才能覺悟人生真諦，這樣的人才是真正的覺者，才是真正的佛。

明白了阿、彌、陀、佛這四個字的含義，那你念「阿彌陀佛」的時候，又會得到什麼好處呢？

阿彌陀佛又叫無量佛、無量光佛、無量壽佛。也就是說，阿彌陀佛代表了我們佛性中的一切美好和福慧，包括無量的智慧、無量的歡喜、無量的壽命、無量的清淨、無量的光明、無量的美好，等等。

為什麼呢？據說阿彌陀佛曾經發過四十八大願，由於這些願望非常偉大，所以阿彌陀佛又被稱為「光中極尊，佛中之王」。

也就是說，如果我們經常用心念阿彌陀佛，我們的心就與我們本來的面目貼近在一起，當下具足一切自然、美好和成就。所以，阿彌陀佛被稱為「世界上最美麗的語言」。

少林寺四季養生六字訣

釋迦牟尼曾經問他的弟子：「你們知道生命是什麼意思嗎？」

一個弟子說：「生命就在數日間，從出生到死亡，便為結束。」佛祖搖頭。

另一個弟子說：「生命在飯食之間，無飯無食，生命便為結束。」佛祖依然搖頭。

兩弟子不解，便問釋迦牟尼：「那依您之見呢？」釋迦牟尼笑了笑，對弟子說：「生命就在一呼一吸之間。」

釋迦牟尼的話是什麼意思呢？人生無常，誰知道下一秒鐘會發生什麼事情呢？所以，要珍惜眼前，每一分每一秒，我們都不要虛度。也就是說，每一個呼吸之間，我們都要修行。對於健康人來講，每一個呼吸之間，都要勤奮向上。對於不健康的人來講，每一個呼吸之間，都要鼓起勇氣，戰勝疾病。

少林寺有一種四季養生六字訣，就是用呼吸來自我鍛鍊和療疾的，流傳千年，受益的弟子無數。下面我就給大家簡要介紹一下。

四季養生六字訣

❶胸中悶氣一「噓」而光

用「噓」字口型呼氣，可以調肝氣，疏通身體的氣機循環。

動作 ❶雙腿自然盤坐，兩手輕握拳，置於兩膝之上。

❷先吸足氣，然後用「噓」字口型呼氣。同時身體向後仰，並從左向右旋轉一周，同時「噓」氣呼盡也剛好轉完一圈。

❸接著再吸氣，沿相反的方向旋轉一周，即自右向左旋轉。左右各轉一圈為一次，每天早晚各做六次。

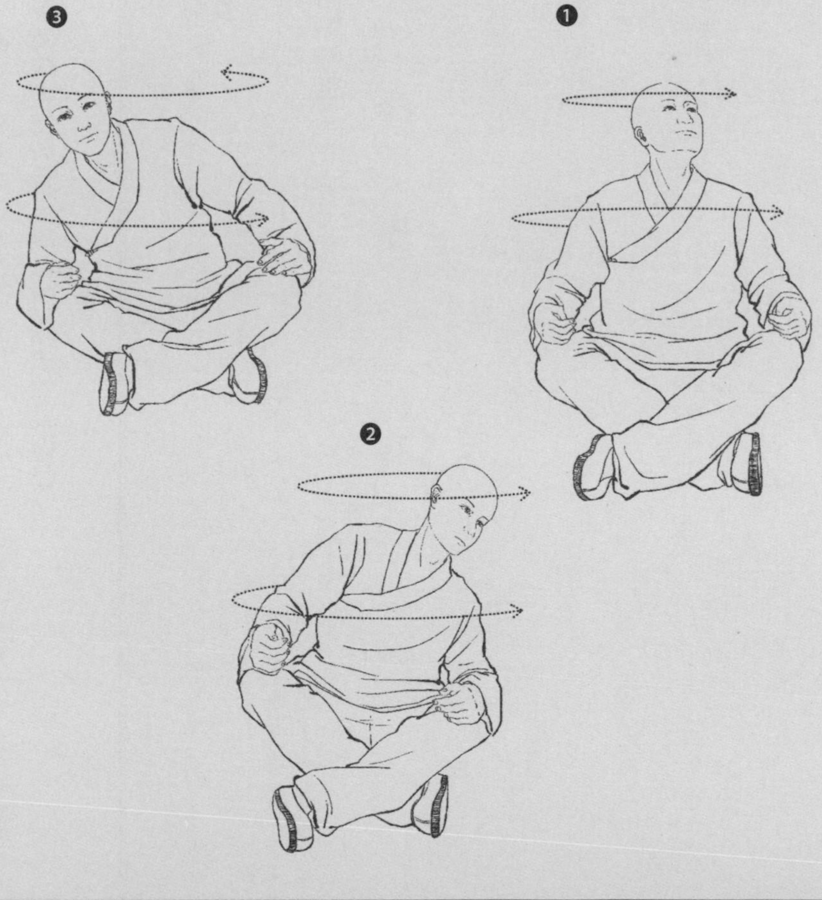

楊女士四十二歲，因胸悶、乳房脹痛找我求治，我將此法授之，兩天後，胸悶消失，五天後，乳房不再脹痛。她又見到我的時候，說：「我胸口這股悶氣終於出來了。」此女之病雖然看似與肝臟無關，但是悶氣、乳房脹痛皆因肝經循環不佳所致，所以用此法效果極好。

❷笑「呵」呵讓您有顆好心臟

現在在網路上聊天，很多人會說「呵呵」，「呵」其實是一種微笑的狀態，人在高興的時候才會微笑。中醫講「心在志為喜」，所以用「呵」字口型呼氣的時候是可以治心病的。

動作 ❶兩腿自然盤坐，兩拇指點在ⓐ極泉穴上，就是雙手交叉放於胸前，左手中指點右極泉，右手中指點左極泉。

❷先吸足氣，然後用「呵」字口型呼氣，並用左右手的中指微用力點按極泉穴。氣呼盡，指力放鬆。此為一次，共做六次。

❸呼氣結束後，用兩手的拇指交替搓ⓑ小魚際，搓到發熱為止。

極泉穴很好找，在腋窩的頂點，你可以摸到一個動脈在有力地搏動，那就是極泉穴。

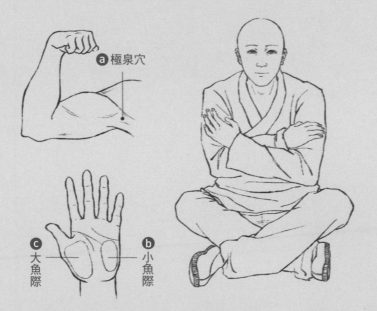

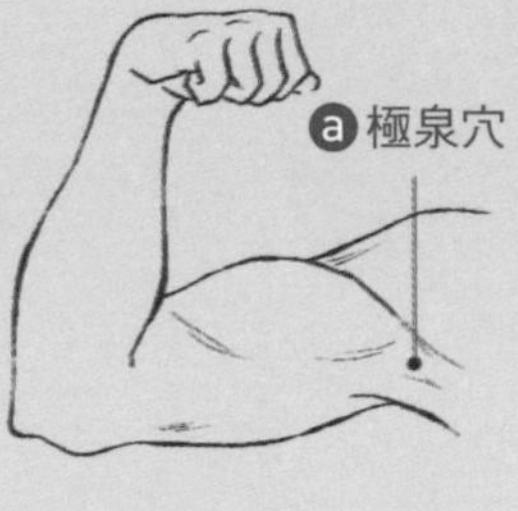

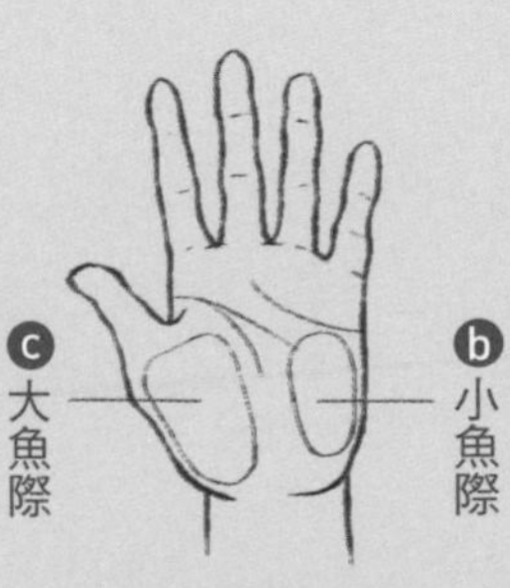

當然，如果有的人有心臟病，比如胸悶、氣短、心慌、心絞痛等的時候，還可以用「呵」字訣來增強心臟功能。具體方法是：

動作 ❶取坐位，以右手掌橫貼在心前區，掌心對準乳頭，中指點在極泉穴上，左手掌橫疊於右掌之上。

❷上身自左向右旋轉，邊旋轉邊用「呵」字口型呼氣，同時雙手用力下按，右掌 C 大魚際著力壓心臟二尖瓣投影區（在三、四肋間處），中指則用力按極泉穴。

❸呼氣完畢後向右旋轉直腰時，右手小魚際著力向上托心尖部位，邊托邊吸氣。如此反覆按摩，次數不限。

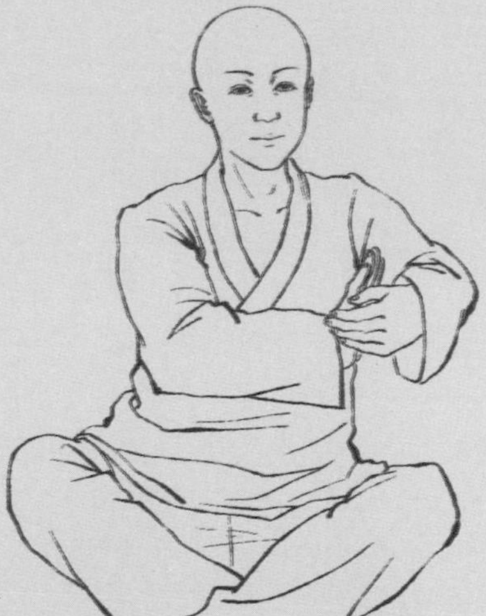

我在當醫生的時候，住院的心血管病人特別多，很多人都聽說我這邊的療效好。其實除了用藥外，我比別的醫生多的地方就是這種「呵」字養心法。

❸「呼」口氣讓您有個好脾胃

經常用呼字口型呼氣對人的脾胃非常好，做法是：

動作 ❶兩腿自然盤坐，雙手在腹前十指交叉，吸氣，雙手上抬至胸前時，翻掌向前頂推出去，同時用「呼」字口型呼氣。

❷手推至極點時，氣呼盡；翻掌落下時吸氣。此為一次，每天做六次。

❸然後，雙掌重疊（男子左手在內，女子右手在內），從ⓐ上脘穴處用力下推到ⓑ下脘穴。反覆推六次。雙手姿勢不變，依然相互重疊，在胃部左拉右推。

❹左拉：雙手放在左肋下ⓒ章門穴附近，右手（男子為左手）四個手指著力從左肋下拉（男子動作為推）到右側章門穴。

❺右推：用右掌根（男子用左手手指）著力，從右章門推（男子動作為拉）到左章門，直至腸鳴音出現為止。左右推拉時均用呼字口型呼氣，在左右肋部轉掌時吸氣。

❻最後，雙掌重疊放在ⓓ中脘穴上按逆時針方向按摩三十六次，再按順時針方向按摩三十六次，此為平補平瀉。

上脘和下脘兩個穴位都很好找，我們從腹部往上摸，會摸到兩塊骨頭，這就是肋骨，順著這兩塊骨頭往上，會發現它們有一個交點。這兩塊骨頭就像一個向下的「人」字，交點這個地方就叫劍突，從劍突的位置到肚臍是八寸，中間一半的位置，也就是四寸的地方就是中脘。從中脘向上一寸就是上脘，向下與肚臍的正中間，也就是肚臍向上二寸就是下脘（本書取穴皆以「同身寸」為準，即以被取穴者拇指指間關節的寬度為一寸，見208頁）。

找章門穴有個有趣的方法，把一隻手向上，手心貼在臉上，下邊肘尖的位置就是章門穴的位置。

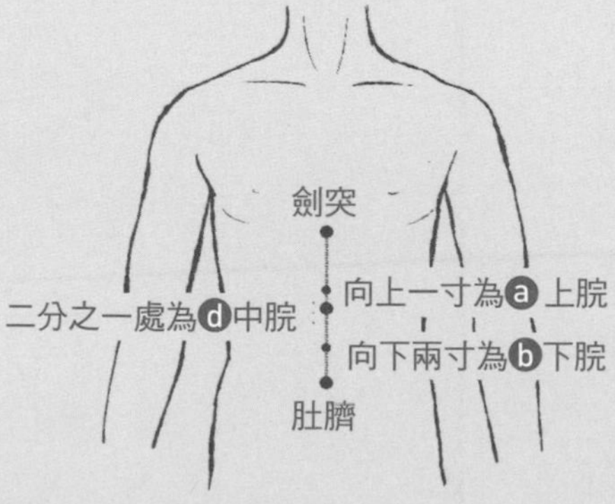

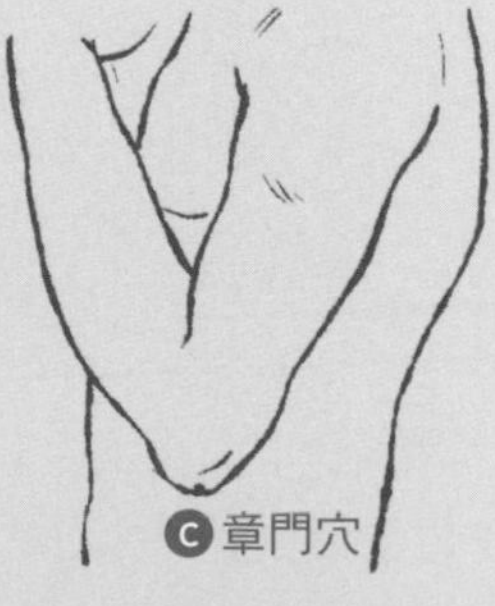

我年輕時，每天光在醫院待的時間就有十六個小時以上，而且隨叫隨到，吃飯也不規律。後來胃就出問題了，經常消化不良。後來我在做六字訣時，重點把「呼」字訣加強到每天十八次，不到一個月，胃就好了。

❹常念「呬」字訣清肺熱

動作 ❶雙腿自然盤坐，兩臂在胸前十字交叉，右手放在左肩上，中指點在ⓐ左肩井穴上；左手放在右肩上，中指點在右肩井穴上。

❷先吸足氣，用「呬」（讀作ㄒㄧˋ）字口型呼氣。邊呼氣邊向左扭腰轉腹，轉到極點，氣也正好呼盡。呼氣的時候用力按肩井穴，再用同樣的方法向右轉，此為一次。這個方法很多人做上幾次以後，會感覺鼻尖和上唇發熱。用這個方法清肺熱效果特別好。

肩井穴很好找，從你的乳頭正上方往上直到肩頂，你用手指一壓，會發現一個小坑，這個小坑一按有點疼，就是肩井穴了。

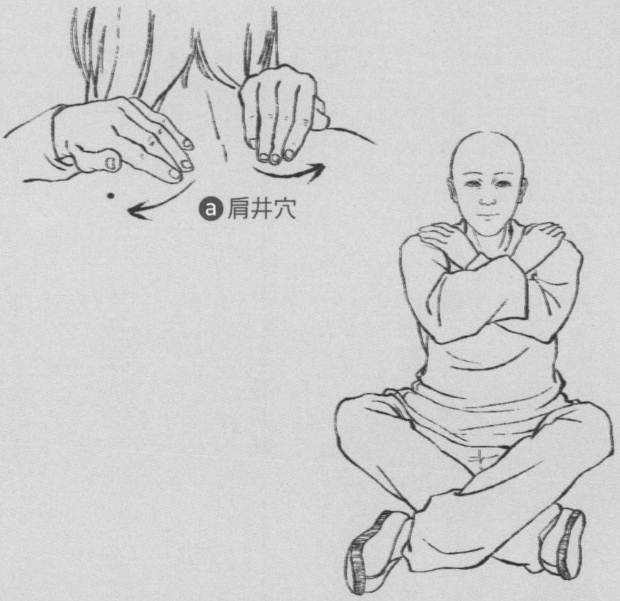

我有一個學生。每次要感冒的時候，總是鼻子發乾，嗓子疼。我就把呬字訣教給了她，讓她堅持練習。她練了約五分鐘，身體已經微微出汗了。我說，晚上再練一次，你就不會再感冒了。果然，她這種「老習慣」沒有出現，後來也沒有感冒。

很多人這時候會問，調整呼吸就能清肺熱嗎？其實不是這樣的，這個方法除了用呬字口型呼氣外，還配上了按揉肩井穴，因為肩井穴本身就有祛風清熱的作用。

❺常念「吹」（狀如吹燭）字訣，讓你精力充沛

我們的五臟裡藏著五個「神仙」，也就是中醫說的五神。心、肝、脾、肺、腎分別對應著神、魂、意、魄、志。其中，腎藏志。志是什麼？就是志向、意志力啊。另外，腎藏精，生（腦）髓。可以說，腎與人的智力、意志力密切相關。

人到中年以後，腎臟功能開始衰退，人的記憶力也隨之減退，這是很正常的。另外，由於腎主志，隨著人體腎氣減退，人的意志力也在減退。有些人在書桌前坐一會兒就煩，表面上看是跟煩躁有關，實質上是意志力的問題。只要把腎氣養好了，意志力就堅強了，記憶力也會變好。

在六字訣裡「吹」字訣就是養腎氣的無上妙法。具體做法很簡單：

動作 ❶坐在床上兩腿平放伸直，吸足氣，彎腰向前，伸雙手抓腳，拇指在腳背上對準ⓐ太沖穴，其餘四指在足底，中指對準ⓑ湧泉穴，用力按穴，雙腳前蹬，足尖上翹加以配合。

❷此時閉氣到腰，感覺腰部在發熱，腎臟即受到滋養。閉不住氣時用「吹」字口型呼氣。

❸邊呼氣邊直腰，然後再吸氣彎腰，閉氣搬足，呼氣直腰。如此反覆六次以上。

當然，如果有的人彎腰搬足有困難，可以這樣做：

動作 ❶平躺在床上，手自然放在身體兩側，然後勾足尖，蹬腳跟，吸足氣後閉氣到腰。

❷閉不住時用「吹」字口型呼氣，注意呼氣的時間不要太長，量力而行。如此反覆六次以上。

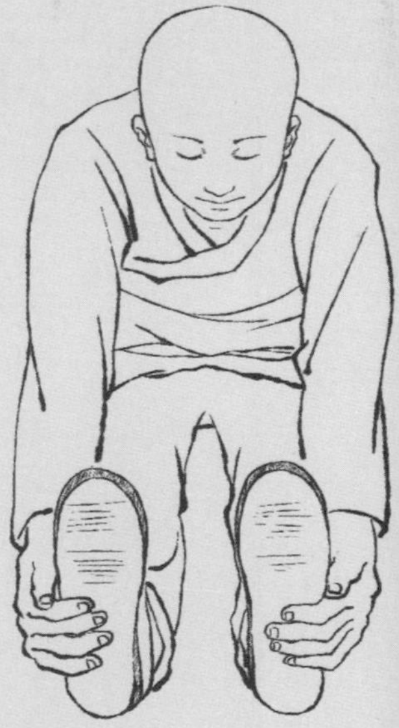

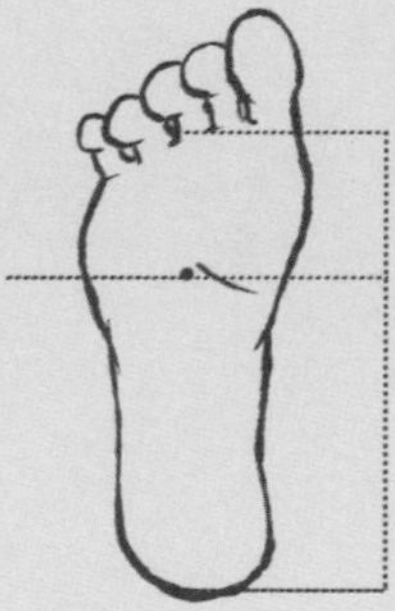

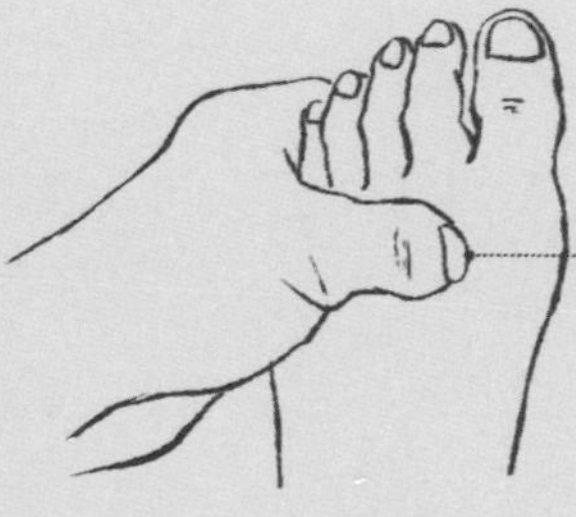

如果你想跑得遠，光想著練跑步是不行的，如果你學會開車，那速度就會加倍。人做事亦如此，把身體養好了，做事才能事半功倍。

❻身體太弱，趕緊跟我笑「嘻嘻」

人的身體裡有一個看不到的臟腑，叫三焦。上焦管著心、肺，中焦管著脾、胃、肝、膽等，下焦管著腎、大腸、小腸、膀胱等。所謂三焦，就是這些器官的水道，也就是高速公路，它們把全身的臟器給連接起來，從上到下通暢無阻。

現在，很多人處於亞健康狀態，年紀輕輕的，這兒不舒服那兒不舒服，記憶力減退、身體遊走性疼痛、頭昏眼花，等等。要想擺脫亞健康，大家可以試試「嘻」字訣。做法很簡單：

動作 ❶取坐位，兩手手心向上，指尖大體相對，置於小腹前，狀如托物，隨吸氣緩緩上移至胸，與ⓐ膻中穴相平。

❷接著用嘻字口型呼氣，同時翻掌至大腿附近。如此反覆六次以上。

❶

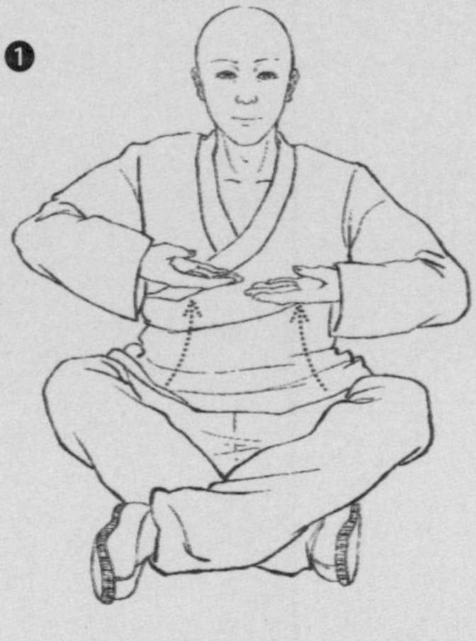

❷

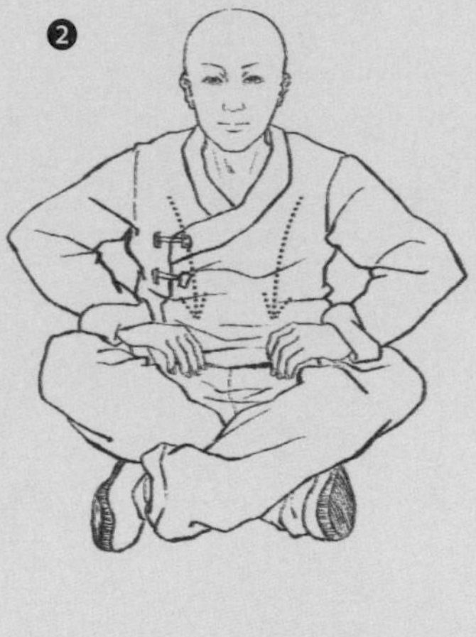

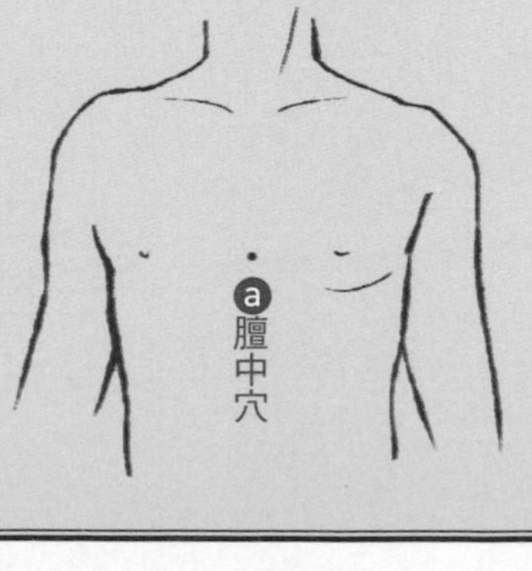

中醫小辭典

三焦：指人體的淋巴循環系統、大網膜、小網膜等。

我自己得大腸癌後，每天堅持做嘻字訣，此後身體一天天恢復，一直到現在，我感覺跟這種鍛鍊有直接關係。

一片好樹林，讓鍛鍊效果加倍

中醫裡常常說到「氣」，可是，氣是什麼呢？氣就是資訊、物質、能量的混合體，其實不僅是「人活一口氣」，萬物皆有氣。有一個詞叫「氣場」，其實就是中醫所說的「氣」的一個方面。樹也有氣場，它的氣場就是它自己的屬性。松樹的屬性是堅韌、挺拔。在松樹林中進行鍛鍊，能使人強筋壯骨。如果您經常感覺腰痠腿疼，或者有關節炎之類的毛病，那不妨到松樹林中進行鍛鍊，得松樹之氣，就能使鍛鍊的效果加倍。

松樹本身還是一種藥材，松針有活血祛風、疏通關節的作用，它對痛風、關節疼痛、跌打損傷等都有緩解作用。**有痛風的朋友，可以摘一些松針熬水泡腳，對緩解痛風有很好的效果。如果患有肩關節周圍炎、頸椎病，也可以煎煮松針，然後外敷。**

柏樹林也有其特別的功效。如果您肺不好，如經常咳嗽，或者有慢性支氣管炎、支氣管哮喘、氣短等，可以到柏樹林中進行鍛鍊。

很多人覺得壓抑時，都喜歡到河邊去走走，看看綠柳伴溪行，心情馬上會愉悅起來，這裡面其實有柳樹的功勞，因為柳樹本身就有清熱鎮痛的功效。

還有一個是楊樹，大家想一下，楊樹為什麼叫「楊」？這裡我給您說一下吧！其實，「楊」字的右半邊和太陽的「陽」是一樣的，所以楊樹本身有溫補的效果。如果您感覺身體比較弱，經常生病，那就可以到楊樹林中進行鍛鍊。

睡好子午覺，輕鬆活到老

這麼多年來我一直有個習慣，就是不管一天中多麼忙碌，都堅持在中午抽出二十分鐘的時間用來打坐，以閉目養神。雖然時間不長，但每次打坐完後我都感覺精神抖擻。上午喋喋不休地講一上午，中午只需休息二十分鐘，下午授課時便思路清晰，精神飽滿。而反觀一直坐著聽教的年輕人，倒是神情疲憊，眼神恍惚，一個個像霜打的茄子。

學生們不解，問我身上是哪兒來的那股勁，我笑笑說自己無非是睡好了子午覺。古人早就有「三寒兩倒七分飽」的養生理念，而這所謂的「兩倒」就是，睡好「子覺」和「午覺」。

古人說的子時就是晚上十一時至凌晨一時，此時陰氣最盛，陽氣衰弱；午時就是上午的十一時至下午的一時，此時陽氣最盛，陰氣衰弱。《黃帝內經》上說「陽

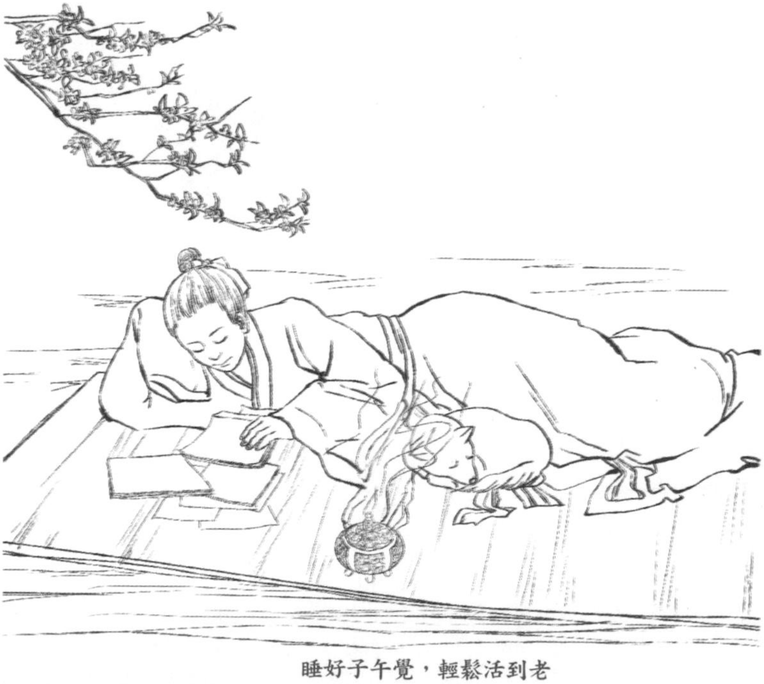

睡好子午覺，輕鬆活到老

氣盡則臥，陰氣盡則寤」，子時一陽生，可以養腎，午時一陰生，可以養心。睡好子覺和午覺既有利於養陰和養陽，又利於心腎相交，讓心火下來，讓腎水上去。心和腎相交的能力越強，人的精神就越好。

大家都知道，一個人每天的平均睡眠時間需要八小時左右。但我給大家說一個奇人，他每天只睡四個小時，卻比睡八個小時以上的人還要精神。這個人就是國學大師南懷瑾。南懷瑾先生平生鍾愛子午覺，每天子時睡兩個小時，午時睡兩個小時。看似「睡眠不足」的他，反而比睡眠充足的人神康體泰，得享高壽。這個例子從側面反映出睡好子午覺的重要性，其實在人們八個小時的睡眠中起主要作用的只有子時和午時這四個小時，其餘時間作用不大。

這麼多年了，我除了晚上按時入睡，每日都堅持午時打坐，什麼也不想，就閉目打坐，同時舌抵上顎，吞嚥口津，並觀想口津下濟於腎。如果太累，消耗的精神靠打坐補不回來，我也會睡個午覺，起來後就特別有精神。

另外，禪醫中還有個睡覺法門，簡單易行，功效卓著，大家可以試試。具體方法為：觀想此身如無物，或如糖入於水，先溶化大腳趾，然後是其他腳趾，接著是腳、小腿、大腿逐漸溶化，最後全身化為烏有，自然睡著。

現代的人們身心俱疲，可又忙得顧不上睡什麼子午覺。精神不好，身體就不好，於是乎，一個個徘徊在亞健康的灰色地帶，給生活和工作都帶來不好的影響。

我勸大家一定要用好子時和午時這兩個時辰，用子時養腎，用午時養心，只要心腎交濟，水火互根，什麼保健品也不用吃，就能輕鬆活到九十九。

保持陰陽平衡，才能身體健康

何為陰陽？陰陽就是古人總結出來的自然觀，天為陽，地為陰，陰陽交感互藏，陰中有陽，陽中有陰，天氣下降，氣流於地；地氣上升，氣騰於天。正是陰陽的平衡才造就了我們生活的世界。另外，日月、晝夜、寒暑都是陰陽平衡的表現。

如果地球的陰陽不平衡，就會造成天災；如果身體的陰陽不平衡，我們就會生病。陰陽平衡的人生命力強、心理承受力強，具體而言就是能吃，能睡，氣色好，心情愉快，精神飽滿，應急能力強，適應力強，耐力強，抗病能力強。而有些人動不動身體就出毛病，頻繁往醫院跑，就是因為身體陰陽不平衡。

下面就說說陰陽二氣。

先說陽氣，何為陽氣？行於外表的、向上的、亢盛的、增強的、輕清的是陽氣。這些誰能給你？——太陽。所以說得通俗一點，要想得陽氣，你得見太陽。白天了，你得出去活動活動，天天待在屋子裡當然陽氣少。陽氣不足就會導致人體的某一個臟器功能偏衰、減退。表現出產熱不足、手腳發涼、少氣、乏力、疲倦、脈搏很弱等。

這時候就要採陽，晴天的時候，到向陽的地方，讓陽氣充分地營養身體。早上日出的時候，面向太陽做深呼吸，陽氣可以從鼻孔、毛孔進入人體。中午十一點到一點，可睡覺養陽，靜臥或靜坐十五至三十分鐘，最好是能夠半躺或者平躺下去。**天冷的時候多曬曬太陽，這些都可以有效地補充人體的陽氣，讓人更健康。另外，還可以多吃些溫陽的食物，比如韭菜、核桃仁等。**另外，很多調料都有溫陽的作用，比如薑、茴香等，所以，如果感覺身體裡陽氣不足，可以在做菜的時候多加些調料。

而當人久病傷陰，或者勞累過度後，也會導致陰氣虛弱，從而造成陽氣相對偏盛，也就是所謂的陰虛則火旺，這時人體可能會出現一些「上火」的症狀。

此時，可以在夜晚時分，吃過晚飯，面對著月光，在戶外散步，這個養陰效果非常好。也可以經常在山林、河畔、湖邊等地方遊玩。這樣不僅能夠養陰，還可以改善心情，特別適合陰氣不足的人。滋陰的食物也很多，銀耳、百合、梨，等等。

只要維護了陰陽的平衡，就能健康長壽，如果陰陽任何一方偏弱或偏強，你都不會有好的身體，切記切記。

該發洩時就發洩

人生不如意十之八九，如果你能拿得起放得下，保持良好的心態則最好。可當糟糕的事發生在自己身上時，大部分人還是不能欣然面對，憤怒、低落、失魂落魄都是常有的事，這個時候如果一直憋悶著，身體就會吃不消。

那該怎麼辦呢？——發洩。如果能夠將自己負面的情緒發洩出去，未嘗不是一個好的選擇。為什麼提倡大家有不好的情緒時要發洩呢？因為人的心理和生理總是相互聯繫、相互作用的，心理失調會影響人的生理健康。

例如，一個人如果長期處於高度緊張或抑鬱狀態下，由於體內荷爾蒙分泌、肌肉緊張度等的變化，會導致免疫系統難以處於最佳工作狀態，這時人的抵抗力就會下降，疾病也會乘虛而入。這也正是為什麼那些情緒不好的人容易患感染性疾病，為什麼心情長期處於緊張狀態的人容易患癌症的主要原因。

但是要注意，我說的發洩不是讓你出去找個地方喝得爛醉如泥，也不是找個人大幹一架，這樣只會讓你傷上加傷。要想通過發洩減壓，一定要選擇正確的發洩方式。

比如出去走走就很好，叫上幾個人出去爬爬山、游游泳，面對著幽靜的山谷大叫幾聲，把自己想說的話說出去，你就會感覺無比輕鬆，對生活的壓力、糟糕的往事很快就會釋然。又如找到你最親近、最信任且最能理解你的人談話，這也是很好的發洩方式。談話時要盡情傾訴，也可以大聲訴說，一番言語後，你會覺得世界瞬間清新了許多。

另外，我們還可以通過做運動的方式來緩解壓力，比如說跑步、打球、捶擊物品等，將消極情緒疏洩出來，正所謂「將物出氣」。疏洩時，一定要想到這是在「出氣」，所以要全力投入，捶擊的物品可以是枕頭、橡皮人等不會損壞的非貴重物品，但要注意別傷了自己。

總之，發洩的原理是讓壓抑著的情緒得到排解，恢復心理上的平衡，讓心理保持健康。心理健康了，陰霾掃除了，心情自然舒暢。同時，好的心情也會讓我們的身體得到福報，健健康康的比什麼都好。

少林閉氣功

閉氣功在武俠小說裡經常提到，其實沒那麼神，能一運功就心脈停跳什麼的。它其實就是一種補瀉的功法。做法也非常簡單，就是吸後閉氣或者呼後閉氣。

吸後閉氣：如果您感覺身體虛弱的話，可以試試吸後閉氣，道理很簡單，延長了吸氣的過程，可以興奮交感神經，提高身體的反應能力，人就像多補充了能量一樣，當然就會感覺精神健旺、體力增強。我們平時看少林寺一些練硬氣功的僧人，練習閉氣功是必不可少的。

呼後閉氣：相當於延長了呼氣的過程，可以興奮副交感神經，使身體趨於安穩，利於清瀉。

如果您整天感覺心裡煩躁不安、焦慮等，那就可以試試呼後閉氣。如果感覺身體沒勁兒，沒精神等，那就可以試試吸後閉氣。

下面我就跟大家說說閉氣功的鍛鍊方法，閉氣功的姿勢有很多種，大家學一種就可以了，最常見的就是盤坐式。

盤坐的方式也很多，大家用自然盤就可以了。做法是兩腿交叉，腳心向後盤坐（女子左腿彎曲，左腳跟對準會陰穴，右腳貼著左小腿。男子右腳跟對準會陰穴，左腳貼著右小腿），兩手疊放於腿上。吸氣的時候都是腹式呼吸，做完以後，搓掌，擦面，全身拍打放鬆。

常懷慈悲心，多行慈悲事

前些日子看了一則新聞，說公車上一位老大爺因為和一位年輕小夥子爭座位而大打出手，結果老人突發心臟病逝世，小夥子也面臨著民事訴訟。因為讓座一件小事，而使兩個人遭遇了莫大的災難，這真是非常不值得。假如這兩個人都心懷慈悲，雙方多一些理解互讓，或許悲劇就不會發生。

佛說：「萬億神通，百千三昧，若離慈悲，總歸魔業。」可見，慈悲是佛道之根本，是智慧之妙用。菩薩修諸萬行，拔眾生痛苦，給眾生快樂，皆是從慈悲心出發，以慈悲心為前提。很多時候，自己懷慈悲心，行慈悲事，幫助的不是別人而是自己。佛家講因果，人們所遭受的疾病、痛苦、磨難都是自己業障生的果。

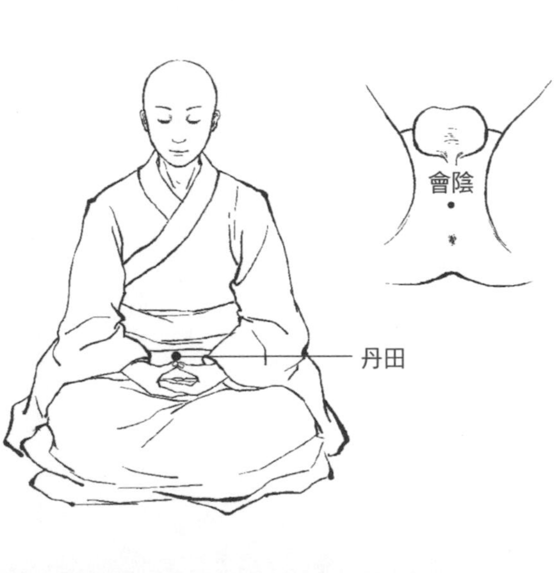

業障何來？——皆因背離慈悲。

在生活中，有些人看到別人得樂，心中便嫉妒萬分；看到別人受苦，心中就幸災樂禍。正所謂「起心動念，無不是業」。善業得三善道的果報，惡業得三惡道的苦報。為什麼有的人健康百歲，有的人疾病纏身，這皆源於自己身、口、意所造作之業。

古人云：「奉勸人行方便事，得饒人處且饒人。」為人常懷慈悲心，行慈悲事，其實並非只是幫助他人。因為因果輪迴終會回歸自己，到那時你就會發現，原來自己所行的善業皆是在幫助自己。

心存正念，百邪難犯

長期以來，人們都對意念力抱著一種神祕的態度。既相信它的存在，又不知這一神祕的力量來自何處。到底這種神祕的力量來自哪裡呢？

答案只有一個，那就是人類自身。意念力是由人的能量場通過大腦所發出。人是陰陽兩種物質的組合，而物質是有能量的，在思維過程中也伴隨著一種能量的釋放，這種能量就叫「意念力」。

其實，意念力對我們的身體很有好處，常做念力訓練，也是一種養生之道。比如做很簡單的呼吸運動，心無雜念，放鬆身體，深深地吸上一口氣，然後想像著氣血的迴圈，呼出氣的時候，再想著它的回流。

事實上，這個過程一直在發生，只是當我們用意念力配合的時候，就會產生更好的效果，在不知不覺中強健了我們的身心。高血壓、腦中風等疾病確實很厲害，但只要能堅持用意念力來配合相應的運動，就會事半功倍。

我有一位朋友患高血壓多年，有一次他來聽我的課，在那節課中我講到了念力能夠降壓，回來後，他找到我，問我是不是在糊弄大家，念力是不是真的有效。我對他的話很無奈，但還是告訴了他念力的效用，這是做過臨床試驗的，絕對行之有效。

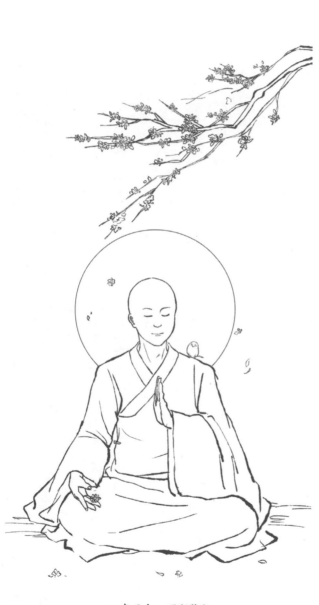

後來，他的血壓慢慢地降了，雖然還沒到正常的範圍之內，但低了很多。他找到我興奮地說：「看來念力還真是有效啊。」

不僅是這麼一個呼吸運動有效，我們的很多運動都可以配合意念力來做，比如穴位按摩、功能恢復鍛鍊。一邊按摩著穴位，一邊想像著是通過哪個經絡產生效果；鍛鍊的時候，就想著這個動作是在強健哪個部位或哪個臟器。心行合一，就會更有效。

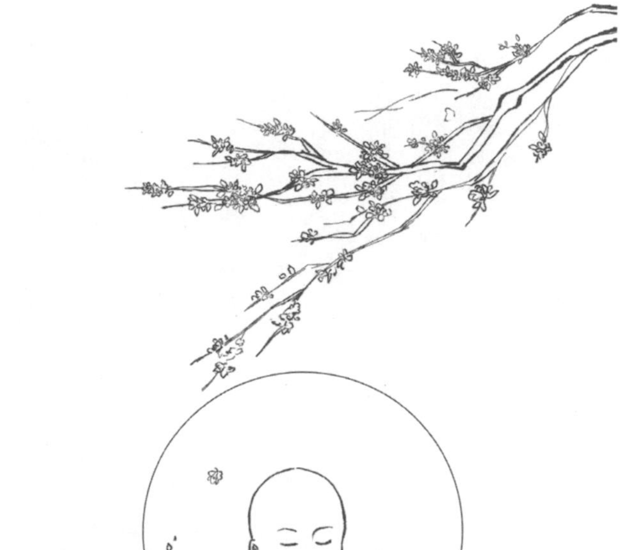

心存正念，百邪難犯

意念力是一個很強大的能量場，而減少欲望，保持心態的平和，多做善事就能增強這一能量場。可以說，德行是人體能量場的源泉。修煉人煉什麼？就是修煉人的心性和德行。人的意念越專一，這個力量就越大。這也就是人們常說「心誠則靈」的道理。

由於人每產生一念，無不取決於心，而心是產生欲望的器官，所以，人所具備的這一能量場可以說是由心來控制的，心的欲求越多，此能量場也就越分散，對外產生的作用力也就越小，同時用於保護自身的力也就越弱。反之，如果心的欲求越少，此能量場的凝聚力就越強，對外產生的能量也就越大，而用於保護自身的能量也就越大。

所以說，人在無私無欲、清淨淡泊的情況下，能量場是最強的，抵禦外來侵害的能量也最強，而這也是佛門禪宗所說的「禪」的境界，人在這個時候發出的意念往往有不可思議的效果。大家都想強健體魄，不妨試試這個方法。

吃苦也是修行

苦行僧們行腳乞食，露宿野外，身體遭受著百般磨難，可你問他們苦不苦，他們肯定會搖頭說不。佛教講「渡苦」，沒有苦，何來渡？對於佛家人來說，苦也是一種修行，只有自身感受痛苦，才能體會眾生的痛苦。

有一位居士天天念佛，卻患了胰腺癌。親戚朋友笑話他，說他天天吃齋念佛，怎麼還得病了呢？佛祖怎麼不保佑他呢？他笑笑說這是劫報，是佛祖在考驗他，人只有受種種劫報，方能成就佛道。後來他做了手術，傷口很痛，他就念《地藏經》，且沒有表現出一絲痛苦之色，也沒有一絲抱怨，這很了不起。現在他都快八十歲的人了，每月還抽時間上山燒香，身體比年輕人還要強百倍。

疾病會給人帶來疼痛，這些疼痛還會削弱人的意志。很多人患了病，就覺得自己遇見了天大的坎，過不去了，甚至哭爹喊娘。我得癌症的時候，也曾認為這是過不去的劫，後來堅持苦修，也沒事了。

所以，我常勸那些因病而祈福的香客，試著接受疾病所帶來的痛苦，不經歷風雨怎麼見彩虹？我們只不過是一粒塵埃，雨雪雹霜、風雷霧電都是上天給我們的考驗，我們應從中得到領悟，獲取力量。

活好當下，你就是菩薩

我已經記不清什麼時候會背《佛教戒律》的，反正自我記事起就會了，想想應該是自己很小的時候，少林寺的老師教我的。

《佛教戒律》裡說：「修行念佛多如牛毛，往生極樂少如牛角。戒律者，如同國之法律。民不守之，則社稷亂矣，而修行者，不守戒，則道不成，宗教崩廢不堪矣。國法乃依行而論處，戒律者，乃心行皆論，較之嚴謹。今之佛子，持戒者少矣，皆行研經論求禪定智慧，廢弛戒學於旁而不研守，每多犯戒而不知，此乃捨本逐末，不能悟道，反得地獄果報，悔之晚矣，實為愚昧之行。」

是啊，為什麼學佛的人千千萬萬，但成佛的人屈指可數？對這句話我直到自己得了癌症以後，才有了更深的認識。我怎麼才能成佛？你又怎麼才能成為一個幸福健康的人？

答案只有一個：**活好當下！**每一天都要「畏因」，不去多吃那一口飯，不罵任何一個人，不恨任何一個人，把微笑當成你走遍世界的護照，自然每天都心情舒暢，五臟六腑運轉正常，疾病怎會找到你？人怎能不長壽？

紅塵紛擾，一笑置之

《楞嚴經》中有句話，叫「攝心為戒，因戒而生定，由定而生慧，名為三無漏學」。什麼叫無漏？又是哪三無漏呢？**漏就是煩惱、分別、執著**，心中去掉此三者即為無漏。

你看現在這社會多浮躁啊！每天都有很多名利引誘著你，每天都有很多陷阱等著你。我有很多病人，本來血壓、血糖控制得好好的，偶爾聽說個遊方郎中，趕緊跑過去求治，結果錢被騙了，病也沒治好，人還落得個心病。

所以，你要能守住這個心，榮辱不動。什麼叫榮辱不動？誰說我好，我也笑笑，念一句阿彌陀佛；誰罵我一聲，我也笑笑，念一句阿彌陀佛。否則，人家說你好，你就高興得不得了，說你不好，你就氣得不得了，這就是在為別人而活。心亂則氣散，當然會百病纏身，痛苦不堪。

那怎麼樣才能不心亂呢？當然是「攝心」了。現在的人貪欲太多，什麼都想有，有十萬還想要一百萬，有一百萬還想二百萬；有樓房住，還想住別墅，天天心亂如麻，這怎麼能行呢？佛經上說：「持戒者，自可斷妄念，無妄念自可生定，而可參禪思慮，久而可現般若智慧，研學經綸，自得無漏。」這就是在告訴我們——不要想那麼多。生病了，你就去笑一笑，不要天天想著病情，笑一笑，心裡沒病了，身體上的病也就好得快了。

助人者人自助

王先生有手腳冰涼的毛病，一到冬天，蓋再厚的被子也暖不熱被窩。他找到我求治，我告訴他兩個方法：其一，每天晚上臨睡前用溫水泡腳三十分鐘；其二，每天晚上臨睡前活動三十分鐘，讓自己微微出汗。兩者任選其一均可。

一週後，王先生回來說：「師父，我現在睡覺晚上被窩熱乎乎的，再也沒有暖不熱被窩的煩惱了。」我問他：「你知道其中的原因了嗎？」

他說：「知道了，溫水泡腳三十分鐘，感覺渾身都熱乎乎的，鑽到被窩裡，先把被窩暖熱了，被窩再暖著自己，所以夜裡再不會出現被窩不熱的問題了。活動三十分鐘也是這個道理。」

其實不僅是健康，人生亦如此，多幫助別人，先把別人暖熱了，等你有困難的時候，別人自然就來幫助你了。

治病關鍵還得靠自己

我常常問大家，得了病怎麼辦呢？「吃藥唄！」這是大部分人立刻想到的對策。可是，藥物真的有那麼神奇嗎？真的是「藥到病除」嗎？其實，藥物確實有用，但只能起到一部分作用，關鍵還得靠自己。

我曾診治過不少病人，有些患者，我一走進他的病房，他的精神立馬就好多了，氣也不喘了，渾身也有勁了。我在他們身邊的時候，他們的狀態都很不錯，可當我離開的時候，前腳剛踏出門，他們就又覺得不舒服了。

這是為什麼呢？我其實沒做什麼，只是因為當我在場與否時，他們的心態不同而已。我去了，他們心裡有依靠了，認為有醫術高超的人在身邊候著，自己的病一定能治好，心裡有著落了，抵抗力也就增強了，自然精神狀態也就好了。可我一走，他們心裡又開始犯嘀咕了：「這沒了名醫，自己到底行不行啊？」這樣一想，心勁兒沒了，病魔就會捲土重來，甚至更為強大。

在生活中，我們只要留心就會發現，因為思想壓力過大、心情長期鬱悶而罹患不治之症的大有人在。常言道：人生不如意事十有八九。一個人老想不開心的事情，就會經常鬱悶、生氣，這樣會導致臟腑氣機失調，生病是遲早的事。

有些人病得很重，聽醫生說自己壽命不長了，於是感到很痛苦，開始皈依佛門，做一個虔誠的佛教徒。他們虔誠地學佛，一心念佛求生淨土。沒想到時間一長，反而感到健康多了，到醫院一檢查，病情居然大為好轉，有的居然痊癒了，這種情況很多。

可能有人會問：「念佛真的能治病嗎？有什麼道理呀？」其實，這主要是因為通過念佛可以使我們心思純淨、心態積極，抵抗力自然增強。

再給大家說個國外的故事：

一位年逾六旬的美國老人六年前被診斷為胃癌晚期，據醫師說他最長還能活半年。於是，他給自己做了個別致的骨灰罈，然後帶著骨灰罈在老伴的陪伴下去旅行。他囑咐老伴，要是他死在旅途中，就把他就地火化，把骨灰罈帶回家就行了。三個多月過去了，他們幾乎遊遍了全國各大知名景區，老人心情愉快，精神放鬆，食欲大增。六個月過去了，老人的身體反而更強壯了，死神離他也越來越遠了。

這說明，保持樂觀的心態對疾病的康復是至關重要的，如果懂得調節心態，再用一點醫藥做輔助，則治病事半功倍。

往事不可追，錯過方覺遲

常有人向我抱怨說自己不快樂，生活沒意思。這些人中不乏一些不愁吃、不愁穿，生活體面的「成功人士」，也有一些是年輕人，有的甚至產生過輕生的念頭。

記得有一次，有位三十多歲的八〇後找到我，說自己壓力太大了，整天都不開心。我問他家裡是農村的還是城市的，他說以前是農村的，畢業後就留在城市裡了。我又問他現在有錢還是小時候有錢，他說小時候在農村家裡窮得叮噹響。我接著追問：「你覺得你的童年快樂嗎？」他想了想說：「小時候雖然家裡特別窮，但是現在回想起來，那時候也有很多好玩的東西，比如到河裡摸魚，爬樹捉蟬等。」

我說：「對呀！其實人什麼時候最快樂？就是今天，就是現在。但是很多人總是年輕的時候覺得自己童年很快樂，中年的時候覺得青年很快樂，老年一身病的時候又覺得中年很快樂。不知道把握當下，只會不斷地錯過。所以，千萬不要等到明天才去回味今天的快樂！」

此人聽完連連感嘆：「師父，您說得太有道理了。」

有句俗話叫：「窮人有窮人的苦惱，富人有富人的苦惱。」而我卻經常跟人說：「窮人有窮人的快樂，富人有富人的快樂。」快樂是不分階層和國界的，每個人原本就有快樂，只是我們缺乏發現的眼睛。

佛經裡有個故事：

從前有一個有錢人，每天鬱鬱寡歡，不知道什麼才是快樂，於是他背了一袋子金幣準備外出尋找快樂，並說如果誰能告訴他找到快樂的方法，他就把金幣送給誰，但所有人的答案都無法讓他得到快樂。

後來，有人告訴他山上的寺院裡有一位高僧，不妨去請教一番。有錢人來到山上，把他的苦惱向高僧訴說一番，可高僧一直打坐，並沒有理會他，結果他一個人說來說去竟然累得睡著了。等他醒來的時候發現僧人和自己的金幣都沒了，有錢人難過得哭了起來，心想快樂沒找到，還把一袋金幣弄丟了。他很不甘心，開始四處尋找僧人，最後實在是累得不行了，又回到了寺院裡，發現高僧和金幣依舊在原地，有錢人瞬間喜悦得手舞足蹈。

此時，高僧才睜開眼說：「您原本就很快樂，為什麼還要苦苦尋找呢？」

人們之所以體會不到快樂，是不懂得珍惜自己所擁有的東西。我們的妻子、朋友、子女，這些固有的東西不就是我們快樂的源泉嗎？但我們卻視而不見，無病呻吟，認為生活索然無味，拋棄自己擁有的快樂。佛陀常說：失去了就不會再來。所以，只有懂得珍惜自己當下的擁有，才會讀懂人生，才會明白人性的真正需求、生命的真實意義，才能使生活充滿歡樂、充滿陽光。

閒來數數花瓣，悶氣自然消散

很多人覺得現在醫院人滿為患，其實一九六〇年代我剛到醫院上班的時候也是這樣，那時候人們雖然生病相對少一些，但是醫院和醫生也少，所以情況跟現在差不多，醫生一上班就忙得腳不沾地。

有一天，我也忙得焦頭爛額的，正感覺到頭暈眼花、煩躁無比。於是，我就拿了一杯水，站在窗前看窗外的綠樹，想調節一下。

在陽台上我擺放著一盆月季花，整盆的花全開了，有十幾朵，開得又大又鮮。當時我就去仔細欣賞這盆花，可能是童心未泯吧，我開始數起了花瓣和花層。讓人意想不到的是，我居然入迷了，一直到別人叫了好幾聲，我才回過神來。但是當回過神來以後，我驚訝地發現自己已經不焦躁了。

我覺得這個方法很好，所以在此後的日子裡，每當工作繁忙的時候，我就忙裡抽閒去數花瓣。天長日久，到後來，我已經不用看花，只要閉上眼睛，腦海裡馬上就會浮現出一朵朵月季花，自己好像置身在月季花的海洋裡，頓時心曠神怡。

此後，我就很少急躁過。數花瓣這個方法，我在醫院上班的時候，經常用到。後來國家改革開放了，生活條件好了，家家都買了電視。有一次我在看電視劇時看到一個場景，一位媽媽帶著自己幾歲的孩子數星星，孩子嘴裡說著：「一、二、三、四……，哎呀哎呀，又數混了，再來再來。」我突然感悟到，這其實跟我數花瓣不是一個道理嗎？

——當一個人心底的童心被喚起的時候，他當然就會開心，自然平心靜氣。

明月松間照，煩惱順水流

我在醫院上班的時候，每天工作的時間平均都在十六個小時以上，而且還要經常搶救病人，但是我從沒有感覺到疲勞過。這其實跟我獨特的緩解疲勞方法有很大的關係。

我小時候入少林寺，老師教我四句詩，其實是唐朝詩人王維《山居秋暝》的前四句：

空山新雨後，天氣晚來秋。
明月松間照，清泉石上流。

老師說，當練功、讀經書或者幹體力活感到累的時候，就可以找個安靜的地方坐下來，然後慢慢地背詩憶景，想像自己置身於剛下過雨的山林裡：一陣新雨過後，青山翠谷越發顯得靜幽，夜幕降臨，涼風習習，更令人感到秋意濃厚；皎皎明月從松隙間灑下清光，清清泉水在山石間淙淙流淌。

當然，您也可以像一個古代的書生一般，拿上一本書，然後閉上眼睛，搖頭晃腦地把詩背出來。當然，背詩主要是憶景，要充分發揮自己的想像力，時間一久，只要一想到這首詩，您就會馬上感覺自己置身於剛下過雨的山林裡，呼吸著清新的空氣，煩惱和疲勞一掃而光。

我有個同事，他當上醫生以後是單位和家庭雙雙「起火」，他說：「在單位，我每天都要面對很多張陌生的面孔，天天還要查房，晚上還要準備論文升等什麼的，都快忙死了。在家裡，太太說我整天不著家，跟個大爺似的，天天回家吃完飯就寫論文，還經常值夜班，我已經被折騰得身心疲憊。」

我當時就把這個小竅門告訴了他，沒想到這人悟性極高，一下子就學會了。他後來又把這個方法教給了很多病人和醫生。再次見到我的時候，他說：「我哪怕再煩的時候，只要一閉上眼睛想像這四句詩，馬上就會感到渾身清爽，煩惱什麼的也一掃而光。」

自我暗示治癌症

我是在一九九六年被查出已到大腸癌晚期而住院的，到現在已經二十年了，我不但沒死，反而身體越來越好。雖然現在年齡大了，人在慢慢變老，但是我的精氣神仍然不亞於年輕人。做為一名國內外知名的醫生，國內很多頂尖醫生都是我的朋友。記得在我剛生病住院的時候，很多在醫療界有名的醫生來看我，一則是看望我，二則是給我看病。我也是過後才知道，很多朋友看了我的檢查結果後，都認為我熬不過這個坎兒。

所以，後來有很多人問我：「你是怎麼挺過來的？」

我說：「我有千軍萬馬你信嗎？」

他們聽了都很不解。其實，我的千軍萬馬就是自我暗示。每天，我練完八段錦、逍遙步過後，就開始坐在床上（剛開始是躺在床上）閉上眼睛，吸氣，閉氣，然後開始自我暗示：自己全身的白血球、吞噬細胞、全身各大免疫系統都整裝待發，只等大腦這個總司令的命令。然後我的大腦一聲令下：「開始！」它們就開始向病灶部的癌細胞進發，有的用刀，有的用槍，將這些癌細胞一個個殺死，然後再想像自己呼一口氣，將癌細胞的屍體由湧泉穴排到地下。就這樣，一次次地進攻，一層層地滅殺。

雖然從表面上看，我沒有進行運動，但是每做一次，我都會感覺全身熱氣沸騰，甚至會出一身細汗。同時，我的精神、病情也在一天天好轉。

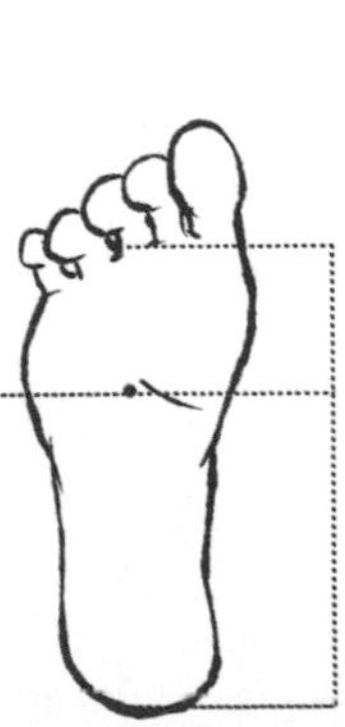

其實，癌症最害怕的就是人體的免疫系統，我上面這個方法，雖然只是一種暗示療法，但是它調動了身體的陽氣，讓免疫系統充分發揮作用，所以效果不可小視。我見過很多患上癌症後康復的人，都跟成功地調動了身體的陽氣有關。

如果您或您的親人不幸得了癌症，您一定要讓他看看這篇文章，您可以用上面的自我暗示療法，當然也可以找一種自己喜歡的事，當你全身的免疫系統都被調動起來的時候，你的生命力就會變得異常頑強，小小的癌細胞又能算得了什麼呢？

第三篇

重點整理

◆ **少林功夫的真諦：**練習運用「丹田之氣」。每天堅持做，可以讓人元氣充足，益壽延年。（76頁）

◆ **少林寺四季養生六字訣：**噓、呵、呼、呬、吹、嘻。透過呼吸來自我鍛鍊和療癒疾病，同樣地，只要堅持練習，就能身強體健。（83頁）

◆ **睡好子午覺，輕鬆活到老：**每天中午抽出二十分鐘，不管是用來午休或打坐，都能有效帶動下半天的精神與活力。

◆ **少林閉氣功：**練習簡單的閉氣呼吸法，就能改善身體虛弱，去除內心煩躁。（96頁）

◆ **心存正念，百邪難犯：**意念力對我們的身體很有好處，常做念力訓練，也是一種養生之道。

◆ **治病關鍵還得靠自己：**因為壓力過大、長期鬱悶而罹患不治之症的大有人在。一個人老想不開心的事情，就會經常鬱悶、生氣，這樣會導致臟腑氣機失調，生病是遲早的事。懂得調節心態，再用一點醫藥做輔助，則治病事半功倍。

第四篇 禪醫的處世智慧

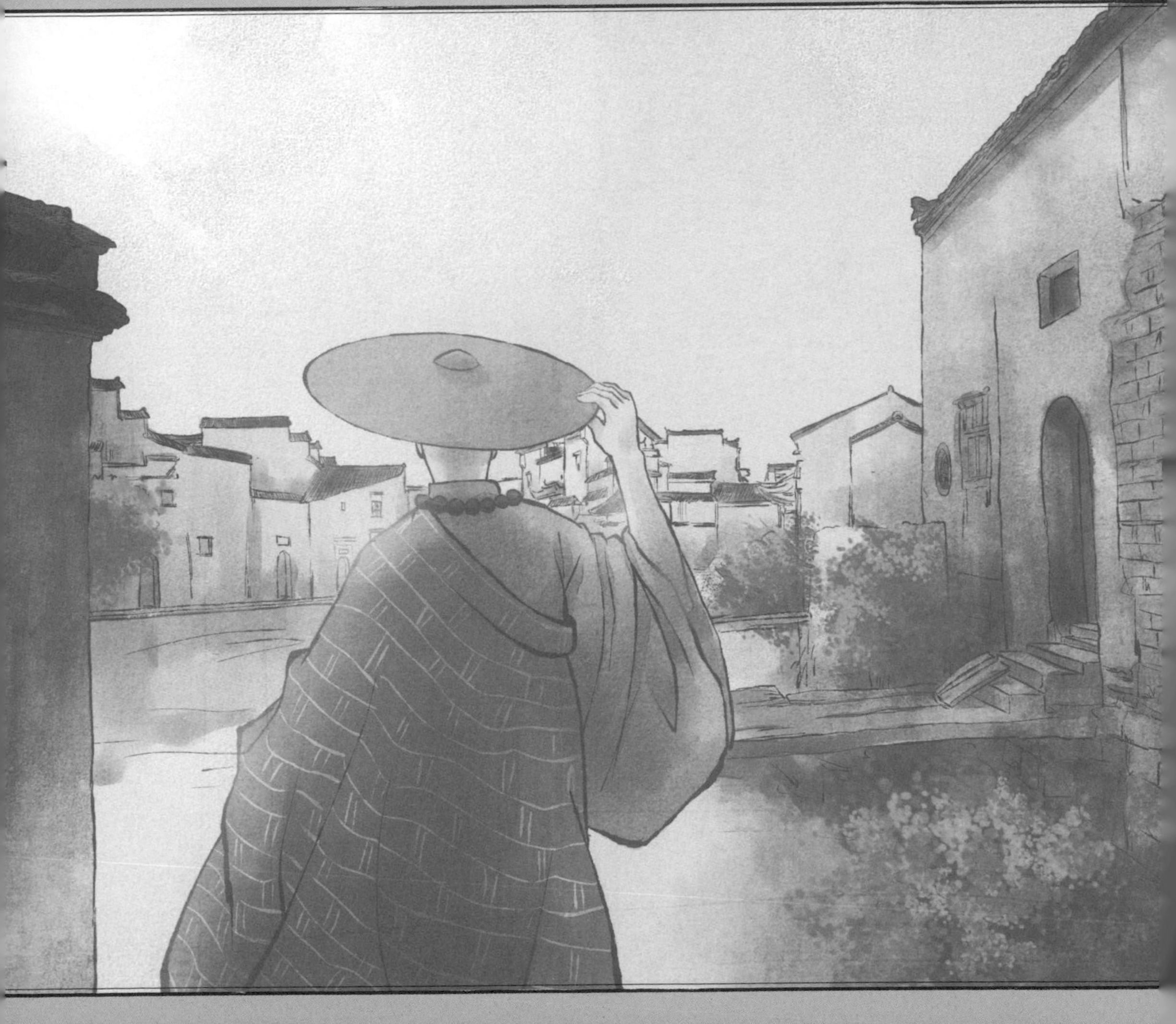

幸福會幫助你戰勝疾病

我能夠抗癌成功，一個最大的原因就是感受到了幸福。雖然那時候整天飽受癌症的折磨，但是每天白天，我在太陽下修行，都會感到很幸福，這是因為日光菩薩在給我光明和溫暖。每天晚上，當月光灑到我住處的時候，我也會感覺到很幸福，這是因為月光菩薩在安撫我的心神。當我感覺自己快要堅持不下去的時候，我又能感覺到達摩祖師來給我加油，我彷彿看到了達摩祖師在石洞裡面壁九年的情景。

當身體稍有點勁兒了，我就每天自己種地，做飯。後來，我還寫了一首詩，可能不是很好，但是我覺得很自然：

寅時洗漱做齋餐，菜豆青椒果品鮮。
羽扇扇風滋火勢，煙薰火燎菜烹煎。
房前農活休閒幹，殿角鈴聲悅耳邊。
道場同遵六和敬，月餘光景瞬息間。

後來，我做什麼事都感覺到幸福，無論是鍛鍊、打坐、做飯，癌症真的就好了。我還見過一個癌症患者，他也自癒了。那個人原本每天有工作，但是患了癌症以後，沒法工作了。可是他閒不住，覺得天天待在家裡不舒服，就自己想了個辦法——掃地。他每天都把社區裡的地掃一遍。剛開始家人不同意，可是又一想，他也沒多少日子的活頭了，就由他吧。沒想到，老頭越掃越精神，後來人也好了，到現在也活了十多年。

所以，**如果微笑是通往世界的名片，那麼幸福就是戰勝病魔的靈丹**。雖然現在大家都匆匆忙忙的，但當你有一點空閒的時候，不妨想一想那些讓你幸福的事。我相信，多想一些這樣的事，諸如失眠、焦慮、抑鬱等亞健康問題就會自癒，甚至一些更嚴重的疾病也可能消失。

夠吃就好，夠用就行

我是從苦日子過來的，在我十三歲的時候，少林寺遭到破壞，僧人被遣散還俗。我當時沒有能力自己生活，就獨身到鄭州尋找父母。由於當僧人時經常要外出托缽乞食，所以我也沒覺得有多苦。當時我身上沒有一分錢，真如那句成語所說：身無分文。但是一想到馬上就要見到遠方的父母了，自己也是非常開心。那時候可不像現在，交通這麼發達，從少林寺到鄭州，翻山越嶺，要走好幾百里路。而且又沒有地圖，有時候還會走很多冤枉路。剛開始的時候，我還又蹦又跳地，歡歡喜喜往前走，但是很快就累了。餓的時候，我就跟村裡的鄉親們要個饃，要口湯，渴的時候就捧著河水喝幾口。晚上都是在柴堆旁、糞堆旁或者土坑裡過夜。

到現在，我仍然對這種苦行僧的經歷記憶猶新，所以仍然保持著節儉的生活，平時吃完飯，都要把碗裡倒點熱水再涮一下，生怕碗裡有個米粒菜渣。

二〇〇五年的時候，我去香港，我的徒子徒孫們知道我抗癌成功，但受了不少罪，於是安排我吃飯。吃飯的地方非常豪華，當時是早晨七點，我跟他們說，吃頓早飯何必到這種高檔的地方來呢？但是他們執意要我去，大家都是一番熱情，我也不好拒絕。

沒想到，早飯擺得跟滿漢全席似的，一桌子菜都已經摞了三層了，還在往上上菜。我跟他們說，別上了，夠吃了。但這些孩子不聽我的，還接著上菜。一直到桌子上實在放不下了，才停下來。

當時我是又喜又氣，這幫孩子們是有孝心，但是也不能這樣浪費呀。於是，我就慢慢坐著吃，邊吃邊跟他們聊天，從七點吃到九點，他們有點急了，但是我也不說離席，他們也不敢開口。

我也不急，反正我坐禪坐幾天都沒事，何況是坐著吃飯呢？

就這樣，我從早晨七點一下子坐到晚上八點多。一桌十幾個人，終於把桌子上的飯吃完了，我才跟他們說，回去吧！

從這件事以後，我身邊再也沒有人浪費糧食了。有一次，幾個富豪來寺院裡，我們一起吃飯。桌子上的菜還剩下約三分之一，我的小徒提醒大家：「一定要把飯吃完，師父不喜歡浪費的。」剛開始他們沒在意，後來發現我一直不起身，才明白了，同樣硬是把盤子裡的菜都吃光了才離席。

其中有一個富豪後來送來了二十萬塊錢，他跟我說：「師父，跟您吃那頓飯，說實在話，時間真是漫長，但是在吃飯過程中我想到了很多事，想到了自己當初拚命掙錢的初衷是為了家庭幸福，後來太有錢了反而不幸福了，整天就胡吃海喝亂花錢，看見什麼好買什麼，什麼貴買什麼。吃完那頓飯後，我看見桌子上每個盤子都是光光的，我才想明白，掙的錢，應該花在該花的地方。自己其實花不了多少，飯，夠吃就行，錢，夠用就行。」

後來，這個富豪成了寺院的常客，他的父母、妻子後來也來了，見到我就問：「師父，您跟他說了什麼，他現在跟變了個人似的，以前是一年到頭見不著幾次面，現在卻非常顧家，只要沒什麼特別的事要出去辦，就在家裡陪我們，現在我們感覺家裡非常溫暖。」

當然，他給的錢我一分沒動。無論是有錢人捐得多的，還是沒錢人捐得少的，我都沒動過。我已經捐助了三十二所希望小學，並且都投入了使用。一個人就一張嘴，能吃多少？家再大，你睡的地方就一丈見方。何必執著那麼多，追求那麼多呢？

苦是你的緣

很多人見到我的時候，會說：「師父，我心裡難受！」有一次有位女士見到我又是這樣，我就問她：「你的心在哪兒？」她指了指自己的胸口。我搖了搖頭，說：「那只是個器官，大家都認為胸前能夠搏動的肉團是心，其實，能夠使這個肉團心搏動的，那才是你的心。你之所以痛苦，是因為被假象所迷惑了。我們的腳趾頭或者手指頭被劃破了，你會感覺很疼，很難受。在哪兒難受？——心裡。可是手腳被劃破，心裡難受什麼呢？因為我們的四肢百骸、五臟六腑是一個整體。當你的手受傷後，心裡馬上會冒出很多念頭。這種接二連三的念頭不斷產生，就成了痛苦。」

其實，「受苦是在了苦，享福是在消福。」當你受苦的時候，你正處於消除痛苦的過程中。這時候你要明白：「哦，我是在找尋自己的真心。」

如果你沒有找到，你就會一直處在痛苦當中。如果你明悟了，痛苦很快就會消失。生病更是如此，疾病本身造成的痛苦並不嚴重，只是加上了你的想法才加劇的。比如，有些人生病的時候，會抱怨自己出身不好，有些人會抱怨自己命運多舛，有些人會抱怨自己掙錢太少，等等。正是這些亂七八糟的想法，加重了你的痛苦。

那位女士又說：「師父，我看那身邊的誰誰誰，人家過得怎麼就那麼好？我怎麼就過不了那日子？」

我聽了這話，指了一下我前面的桌子，問她：「這個實木桌子好不好？」

她點了點頭，說：「非常好。」

我搖了搖頭：「你覺得好，可我覺得它的命運太不好了。」

我接著告訴她：「你說這桌子好，可當它還是小樹苗的時候，就有人拿著斧子去砍它的樹杈，每年都要砍，這樣它才能長直，長高，長粗；成材後，它還得受斧鋸之苦，才能成為傢俱，為人們所用；成為傢俱後，它整天還得承受各種重物壓迫，你說它幸福嗎？可它要是不經受這些苦楚，又怎能成為有用之物？」

大家看到了，樹木尚且如此，何況是人？所以，不要因為受苦而覺得心裡難受，因為「苦是你的緣」，沒有這些緣，就沒有你。人來到世上是要幹嘛的？是要品嘗人間百般滋味的。人到世間走上一遭多難啊！不嘗嘗酸、苦、甘、辛、鹹這人生五味，不覺得遺憾嗎？

明白了你的真心，明白了苦是你的緣，你就了解了生命，再往下活，那就分分秒秒都是快樂。可能有人會問：「煩惱都到哪兒去了？」因為煩惱都被你識破了，自然而然就消失了。

慢慢慢慢地修煉，學會善待所有人

八〇年代的時候，不知道誰發明了一個詞，叫「鬱悶」，後來類似的詞出現了很多，一直到現在，演變成一些很時髦的網路語，如「壓力山大」、「杯具」（悲劇），等等。

看來煩惱的人真多啊！為什麼會有那麼多煩惱？因為大家沒有認識到生命的真諦，才會把自己折磨得死去活來。很多大老闆、企業家都來找我傾訴，因為每天找我的人很多，有的人在等的時候，就在我邊上罵罵咧咧，或者把陪同自己來的司機、祕書、下屬罵得狗血噴頭。而這就是典型的「我執」！認為我怎麼樣都對，別人都是錯誤的，自己比別人都強，比別人都好，把自己放在一個太高的位置，覺得單位裡沒自己就不行。這樣豈不是自尋煩惱？

還有很重要的一點，這種人往往看問題的高度不夠，自以為與眾不同。大家要明白一個道理：地球上所有的人和你都是同呼吸共命運的，哪怕你有天大的本事，也不可能把空氣隔開。沒有那些下屬，哪兒有你這老總？那些下屬是幫你成就事業的，你怎麼能不尊重他？

所以，不要去執著、去分別，去把自己和別人放在對立面，而要視身邊的所有人都如親人。別人就是你的鏡子，你對他們好，他們自然對你好，你自然就幸福。就像《心經》裡說的：「觀自在菩薩行深般若波羅蜜多時……。」什麼叫「行深」？那就是要慢慢慢慢慢地磨煉自己，要對誰都好，這樣才能明心見性。

我的徒弟很多，有的見到我，說：「師父你怎麼把我忘了呢？」我說：「你來了，我很開心；你走了，我無掛無礙，亦很開心。」——**有分別心時，來了是得，去了是失；無分別心時，得失亦無。**

念一句阿彌陀佛，消一個妄念

阿彌陀佛是誰啊？就是我們的自性、生命的本原。

但是，很多人不知道為什麼要念「阿彌陀佛」，甚至反其道而行之。我經常見到有些人去上香的時候說：「阿彌陀佛，保佑我今年發大財，」或者「保佑孩子上大學……」之類的話。其實，真正每念一句阿彌陀佛，是要你消除一個妄念，消除一個分別和執著。

佛常說極樂世界、淨土。極樂世界是哪兒？淨土又是哪兒？就是心無牽掛，每天的生活要隨緣，這就是結善緣。來就來了，走就走了，別天天牽腸掛肚。老公、兒子、女兒、孫子、孫女，各有各的福報，天天牽腸掛肚，心不清淨，喊破喉嚨也枉然！

還有的人，這也想要，那也想要。我們老祖宗留下個成語叫「心猿意馬」，就是說有些人心像山林裡的猴子一樣在林中攀上躥下，意識像頭野馬一樣狂奔亂走，拴不住也定不住。而中醫有五臟藏

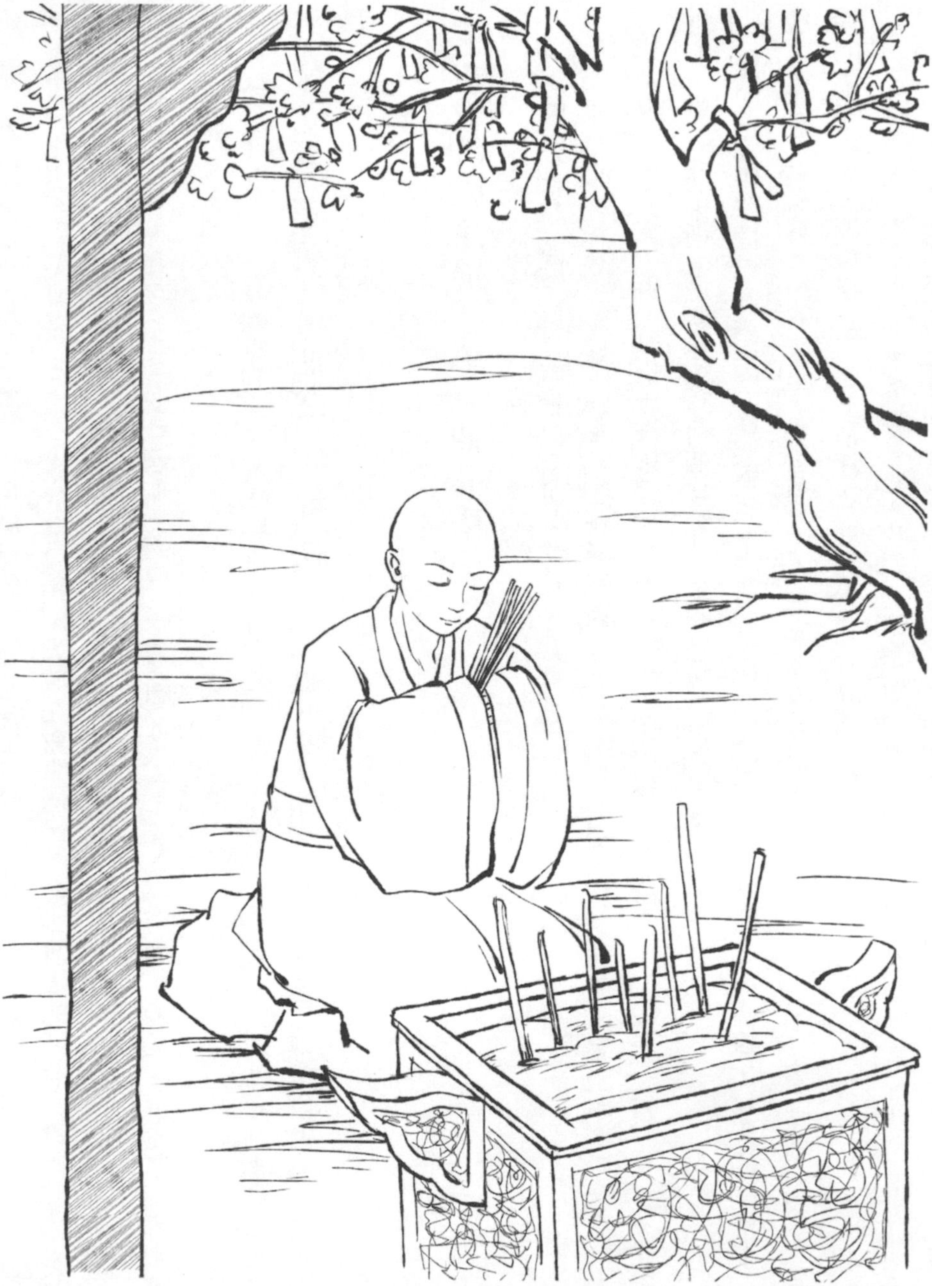

念一句阿彌陀佛，消一個妄念

「五神」之說，五神為「神、魄、魂、意、志」，分別與五臟有內在聯繫，各有所主，分別是心主神，肺主魄，肝主魂，脾主意，腎主志。試想，你天天心猿意馬，你的心臟能健康嗎？你的脾臟能健康嗎？時間久了，你能不生病嗎？

所以，你念一句阿彌陀佛，就要消一個妄念，慢慢慢慢地降服自己的心。孩子要考試，你要是說：「考吧，考成什麼樣都是爸爸媽媽的好孩子。」孩子肯定考得不差。你要是說：「孩子，一定要考上重點大學啊！」那會給孩子多大壓力啊?!你自己背座山，再給孩子壓一座山，全家人都背著山，能過得好嗎？

收心轉意，活在當下

六祖有首詩：

佛法在世間，不離世間覺。
離世覓菩提，恰如求兔角。

佛法在哪兒？你找的方向不對，就像找兔子的角一樣，能找到嗎？

同樣，我佛還有首詩：

終日尋春不見春，芒鞋踏破嶺頭雲。
歸來偶把梅花嗅，春在枝頭已十分。

大家天天在外面，忙忙碌碌，終日尋春，光想外頭好，就去外面找。哪怕穿破草鞋，踏遍千山，遍尋高人，也沒有找到。可當你把心收回，真正坐下來，聞一聞香氣沁脾的梅花，才恍然大悟——原來春天就在自己眼前。

做人亦如是。我曾經點撥過一個中年人，他和他的老爹一起來找我，我問他想要什麼，他說想把生意再做大一些。

我問：「你十年前一年掙多少錢？」他說也就三四萬塊錢。我問他夠花嗎？他搖了搖頭，說不夠。

我又問：「你現在一年掙多少錢？」他說：「百十萬吧。」我問他夠花嗎？他想了想，說不夠。

我轉頭問他的父親：「你兒子現在一年百十萬，錢夠不夠花？」他父親說夠了。

這個人看著我說：「不得給自己留點啊？孩子將來要出國，不得留點？怎麼能夠花呢？」

我說，你現在過的生活，就是你將來羨慕的生活，你信不信？你現在感覺自己缺錢，將來還會感覺自己缺錢。你覺得缺錢，不是因為錢不夠，而是因為你的心裡還想要。你現在天天在外面掙錢，天天不回家，孩子也不管，他將來學習能好？你要是在家的時間多一點，陪孩子的時間多一點，他的學習自然就上去了，將來上學還用你操心？

這個人聽了豁然開朗。

我為什麼能開導他？因為我自己想明白了。我原來為什麼會得癌症？因為出去跑得太多了，精神消耗太大了。什麼都想要，結果是狗熊掰玉米，到頭來什麼也落不著。後來，我天天打坐，心清淨了，精氣神就足了，病自然就好了。打坐久了，就起來鍛鍊。打坐是收心養氣，鍛鍊是行氣活血，一靜一動，氣血流暢，病怎麼能不好呢？

最大的利己是利他

從前，寺院裡有個從小就入寺的和尚，幾十年過去了都沒有成佛，隨著年齡的增大，他非常著急。他覺得這肯定是因為自己佛經讀得太少，道行不夠的緣故。於是就放下自己手中的工作，潛心念經誦佛。有時候，別的僧人需要幫助，他也推託沒有時間。可是，雖然他夜以繼日，但怎麼都無法開悟。

直到有一天，他因不得已的事情外出，在路上遇到一條狗，這條狗身上長了一個大瘡，躺在路邊一動不動，都快要死了。

和尚看到這條狗太可憐了，就趴在狗身上吸那個毒瘡。把毒給吸出來以後，他非常開心，因為他做了一件善事。在享受這個過程的時候，他開悟了：幫助別人，自己快樂，何必非得執著成佛呢？回寺以後，他開始主動去幫助別人，閒的時候就念經，天天過得非常開心，對佛經裡以前他無法理解的部分也豁然開朗。他憑此解脫了很多人的痛苦，終於成了遠近聞名的大智慧者，別人都尊稱他為「佛」。

他通過自己的經歷明白了，幫助別人就是成就自己，最大的利己其實就是利他。

煩惱如同「先有雞還是先有蛋」

有個居士曾問我：「師父，我兒子大學畢業，也不知道能不能找著工作？」

我當時就反問：「你說是先有雞還是先有蛋？」

他就站在我面前想，想了約有幾分鐘，說自己回答不上來。

我笑了，說：「是蛋生了雞，還是雞生了蛋？能生和所生，難道不是一樣的嗎？佛說，一念不覺無明生，無明生三細，三細生六粗。如果無第一念分別心，即所謂的美醜、貴賤、得失等，就不會因分別而生愛，因愛而執取。既無執取又何來殺、盜、淫等惡業？」

見他若有所悟，我接著說：「你既不是科學家，也不是哲學家。無論是先有雞還是先有蛋，都不是你能解決的問題，何必為此而苦惱呢？

「孩子能不能找著工作，你擔心。孩子找到工作了，你又擔心工作好不好？工作好了，又擔心將來能不能找個好媳婦。這跟先有雞還是先有蛋一樣，往前想無根無萍，往後想無窮無盡，何必執於此念呢？

「所以，煩惱如同『先有雞還是先有蛋』一樣，不想即無。」

這位居士聽聞，豁然大悟，從此再也沒有因此而煩惱。

過分獨立就是孤立

每個月的初一及十五，我都會坐在寺裡，開導眾生。其中，有很多人會說：「師父，我這幾年混得特別失敗，身邊的朋友都有房有車了，我還什麼都沒有，平常也不敢跟爸媽聯繫，害怕他們擔心。」

現在，這樣的年輕人非常多，有的幾個月甚至幾年都不回家一趟。這就造成很多家長感覺很孤獨。

其實，我們有上進心是好的，但是，如果過分獨立那就不好了。人，何之為人？我們看「人」字，一撇一捺，兩個相互支撐為人。人是萬物最尊、最貴，貴在何處？我們有靈巧的手能夠製造，我們有聰慧的大腦能夠思考。雞鴨狗貓為什麼不能稱為「人」，因為牠們不具備上述兩條，而做人就應當相互支撐。

再說說「我」。

我，何之為我？大家看「我」字，中間劃分開，一個禾苗的禾，一個戈壁灘的戈，禾苗放在戈壁灘上能生存嗎？這也是在告訴我們，人若想在這個地球上生存，人與人之間就應該相互支撐，相互鼓勵。

所以，我們平時獨立本沒有錯，但是永遠不要忘記，相互支撐才為人，相互依靠才是我。當兒女的，平時多給父母打打電話，多回家看看父母，別覺得沒用，它的作用是巨大的，力量是無形的，它會讓你焦慮的心平靜下來，讓你緊繃的精神放鬆下來。最最重要的是，它會讓你有一種安全感、歸屬感，讓你能感受到生命的力量。對你的人生、工作也有無形的幫助。

把每天都當成最後一天來過

有次我去外地講佛學課，課後一個年輕小夥子找我請教：「師父，我感覺非常空虛，整天都不知道該幹什麼？」

這樣的問題我碰到得太多了，我問他：「如果今天是你在世上的最後一天你會做什麼？」

小夥子不假思索地說：「那要幹的事當然太多了。去旅遊，看看大海，回家看看爸媽，去交個女朋友……」

我看了他一眼，沒接他的話。這個小夥子馬上就明白了，他說：「師父，您真厲害。」不是我厲害，而是很多人缺乏目標。有些人覺得做人很難，其實，只要你把自己想做的事列出來，去做就成了。

普賢菩薩偈曰：

是日已過，命亦隨減。
如少水魚，斯有何樂？

讀罷此偈，或許你的心中會不寒而慄，人的生命就像是逐漸乾涸的水流中的魚一樣，在呼吸之間漸漸流逝，眾生還有什麼快樂可言呢？

所以，普賢菩薩的下一句偈語是：

當勤精進，如救頭燃。
但念無常，慎勿放逸。

這句話是教導我們，既然已認識到生命有限，我們就應當如救眉毛上的火一樣緊迫地修行，時時這樣觀修無常，切不可懶散放逸。

藏地有一位大師，他在覺摩喀喇山洞窟中修行時，岩洞入口處荊棘叢生。每次進出洞口時都掛住衣襟。開始他打算將它們除掉，但轉念又想，也許我等不到出洞，今天就死在洞中，還是抓緊時間修行要緊。當他出洞時又想，不知出了這個洞口，還能不能再進洞……大師成功的訣竅就在於，他明白拔出自身的生死之根，比剷除洞口的荊棘更為緊迫！

佈施如雨，惜福如金

人這一生，不管有多少物質財富，都應保持一種中華民族流傳了幾千年的傳統美德，那就是——勤儉節約。

唐宋八大家之一的蘇軾二十一歲中進士，前後共做了四十年的官，做官期間他總是注意節儉，常常精打細算過日子。有一次，蘇軾被貶到黃州，由於薪俸減少了許多，他窮得過不下去，後來在朋友的幫助下，弄到一塊地，便自己耕種起來。

為了不亂花一文錢，他還實行計畫開支：先把所有的錢計算出來，然後平均分成十二份，每月用一份；每份中又平均分成三十小份，每天只用一小份。錢全部分好後，按份掛在房梁上，每天清晨取下一包，做為全天的生活開支。拿到一小份錢後，他還要仔細權衡，能不買的東西堅決不買，只准剩餘，不准超支。積攢下來的錢，蘇軾把它們存在一個竹筒裡，以備意外之需。

正是有了勤儉節約的良好習慣，才為他日後的成就打下了基礎。一代大文豪尚能如此，我們為什麼不能呢？

現在的很多人，有了一點錢便迷失了自己，整天大魚大肉，花天酒地，到最後的結果是什麼呢？無非是得到一個多病的身體、一個聲名掃地的悲劇。你富了，是好事，但不能樂極生悲，不妨將節省下來的錢用於周濟他人，多做善事。

若你有的是衣服，那就可以把新的、好的捐助給他人，這樣就是在積累你的福報。舊衣服穿得越久，自己越有感情，洗的次數越多，它就越軟，穿著越舒服。只有心情愉悅，你才能擁有一個好身體。同時，你幫助別人，把好的留給別人，他們也會對你感恩戴德，好心必有好報，早晚而已。

上面只是舉個例子，在其他日常生活中我們也要學會節約，而不能揮霍浪費。人在做，佛在看，當你浪費一滴水、一粒米而不自知，或是遇貧不恤，見死不救之時，都是在削弱你的福報。「莫以善小而不為，莫以惡小而為之。」否則，你的福報就像一杯沙漏，將隨著時光的流逝漸漸歸零。

勤儉不可分，興敗皆由人

很多人都會有這麼一個問題：我整天這麼節儉，為什麼還是兩手空空，積累不了財富？在此，我要告訴你：「即使黃金隨潮水流來，你也要提早把它撈起來。」若你不動手去撈，自然一無所獲，所以財富總會落在勤勞人的手裡。

其實，「儉」和「勤」是相輔相成、密不可分的，只知道儉而不知道勤，你必然貧窮；只做到勤而不注重儉，你終將一無所有。

從前，人們喜歡在門前掛「勤儉」的牌匾。有一年，有個老人快要死了，他為了讓他的兒子記住勤儉節約的美德，於是把「勤儉」兩個字分開了。「勤」給了大兒子，「儉」給了二兒子。

事後，大兒子雖知道勤懇工作，但不知道節儉；二兒子只知道節儉，而不知道勤懇工作。結果，他們都過著貧窮的生活。於是，兩兄弟便決定把「勤儉」兩字合在一起，從此他們既勤又儉，終於過上了富裕的生活。

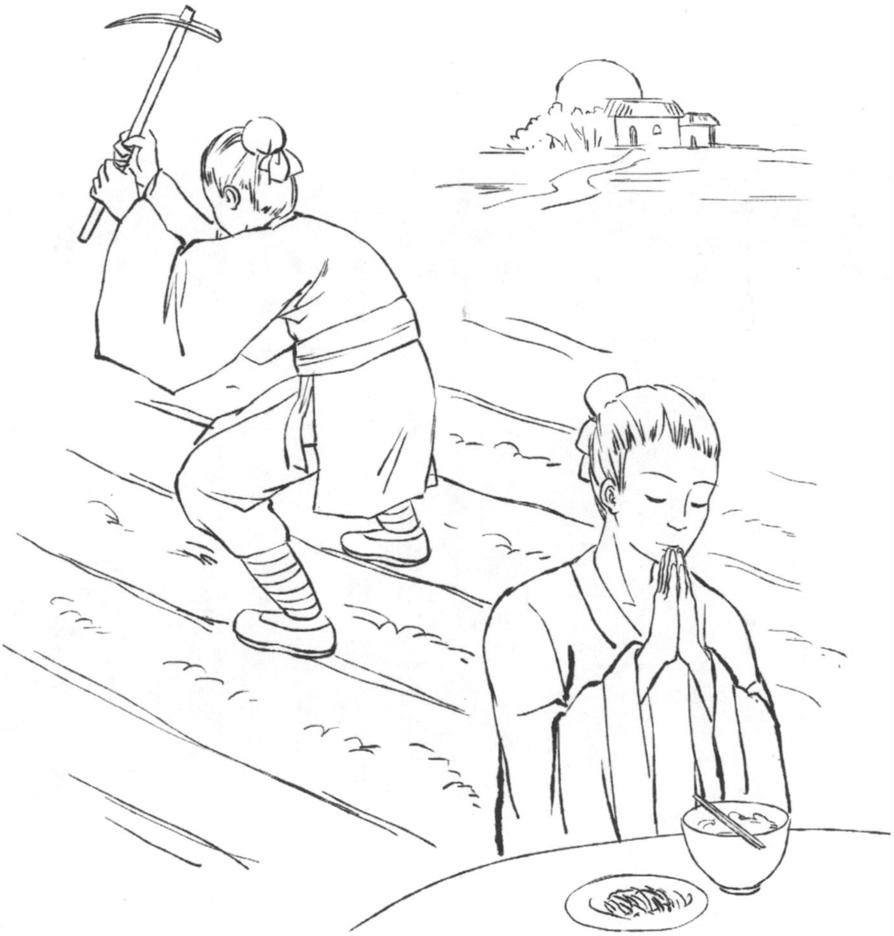

勤儉不可分，興敗皆由人

就像故事中說的那樣，在我們的現實生活中，單舉著一個字的牌子過活的人很多，他們多半過得也不好。有的人生意做大了，有錢了，就不知道天高地厚了，不是什麼好用買什麼，而是什麼價高買什麼，而家人呢，只知道花錢，也不勸著。最終錢敗完了，家庭重歸貧窮，往日富貴，猶如恍然一夢。

有的人則相反，雖然節儉，但是太懶，仗著父母給他留了一些積蓄，就整天守著那些錢過日子，這樣做就是有節省的意識又能怎樣？最終只能是坐吃山空。

我們佛家有句話：「勤善生富樂，懶惡招貧苦。」「勤儉」是我們必不可少的美德，我們在推崇的時候，也要準確理解它的含義，不能只是一味掛在嘴上，而心裡對它卻沒有深刻的認識。

你們看寺院裡的人，他們掃地很勤快，這是勤，掃過後把掃把頭朝上一放，毛也不會損壞，這是儉。有勤有儉，寺廟裡當然整整齊齊、乾乾淨淨，人們的身體倍兒棒，香火也旺。人的一生，做任何事都要既勤又儉，這不僅是為了自己更好地生活，更是在惜福。

心平氣和運自順

為人處世，當知修心養性之道，養到心平氣和，則事無不成。這也是養生的訣竅。中醫認為怒傷肝，肝一有火，就會傷心，所以，碰到任何事都要淡然，發怒最終是在拿別人的錯誤來懲罰自己。

要時刻保持心平氣和，才是成功之道。我說的這個成功，不僅表現在能夠擁有一個健康的身體，還表現在你的人生道路上。一個人，如果心不平，則別人和你一接觸，就會對你產生疏離之感；如果你氣不和，大家也不願親近你。

一般人在順境裡容易心平氣和，但一遇到逆境，就很難平心靜氣了。所以，能保持心平氣和於危急之時尤為可貴。大將在前方指揮，能夠心平氣和，則能理智清明，安然篤定；商人在商場上，當利害攸關的時刻，若能心平氣和，處之泰然，則必有所得；現在的青年學子，每遇考試，若能心平氣和，就會有好的成績；人民公僕辦事，如果心平氣和，則能獲得人民的尊重，減少糾紛。

「願將佛手雙垂下，磨得人心一樣平。」這是一幅經典的對聯，說的就是大家要有一顆平常心，做任何事都要心平氣和。一個人有多大的道德、學問、能力，很難論斷，但心平氣和，則是必要的修養。你可以看到，佛教大師見人之時都會雙手合十，然後念一句「阿彌陀佛」，這就是心平氣和的一種體現，將雙掌合十，是無爭鬥之意，別人見了自然也會靜下心來與你交流。

我給大家講一個故事，你們一聽就明白了。

劉銘傳曾為清廷派駐台灣的總督。起初，當李鴻章將他推薦給曾國藩時，還一起推薦了另外兩個書生。曾國藩為了測驗他們三人，便故意約他們在某個時間到曾府去面談。可是到了約定的時刻，曾國藩卻故意不出面，讓他們在客廳中等候，暗中卻仔細觀察他們的態度。只見其他兩位都顯得很不耐煩似的，不停地抱怨，只有劉銘傳一個人安安靜靜、心平氣和地欣賞牆上的字畫。很明顯，這三個人誰會被錄用？當然是劉銘傳了。

總而言之，心平氣和是一個人成功必備的氣質。因為，我們無論做任何事，首先要有一個健康的身體，動不動就發怒，終會讓你疾病纏身，而沒有了健康的身體，說什麼都是枉然。況且，心平氣和地為人處世，會讓別人覺得你這個人可交，你的人生之路也會平坦許多。

你為什麼會在籠子裡？

有些老年人來找我，說她們在家裡不自由，跟兒媳處得不好，總是吵架鬥嘴。也有些年輕人來找我，說單位不好，束縛了他們的理想。其實一切病根兒皆在心，心自由才能身自在。

每每及此，我都會給他們講一個關於佛陀的故事。佛陀渡人有一大好處，那就是故事多，津津有味地聽完，讓人如夢初醒。

有句佛教用語叫「西來意」，其完整表述應為「祖師西來意旨」，意為「菩提達摩從西天來到東土的宗旨」。話說達摩祖師初到東土時，在路上遇到一戶人家，房梁上掛著一個鳥籠，籠子裡關著一隻非常漂亮的小鳥，小鳥看到達摩祖師到來，就嘰嘰喳喳地叫個不停。祖師一聽，發現小鳥說的是：「西來意，西來意，請你教我出籠計。」達摩祖師答曰：「出籠計，出籠計，兩腿長伸兩眼閉，便是你的出籠計！」那鳥兒一聽也就懂了。過了一會兒，養鳥的主人來了，小鳥於是伸直兩條腿，閉起雙目，躺在籠中裝死。主人一看，喲，自己心愛的鳥兒怎麼突然死了呢？忙把籠子打開，小鳥看見機會來了，一展翅就飛走了，從而得到了自由。

這個故事是老師父講給我聽的，記得那時候我才十歲左右，當時很多師兄都在聽，大家聽得津津有味。師父講完了，就問大家，通過祖師的故事，學到了什麼？大家都說，遇事不要計較，要會裝糊塗。老師既沒說對也沒說錯。

這知識裝在腦子裡其實就像喝一杯水一樣，你渴的時候喝和不渴的時候喝，有不同的滋味。剛開始的時候我也覺得這個故事是說人要難得糊塗。但是後來我發現不是，佛陀是在教我們要積極地去應對，以此改變周圍的環境，從而轉變自己的命運。

在工作中，有些人總感覺自己鬱鬱不得志，所以總是天天抱怨，就像被關在籠子裡的鳥一樣，不能翱翔青雲之上，一展鴻圖之志。其實，你現在所過的生活就是你將來想過的生活。你可以改變心態，努力工作，在你所在的圈子裡贏得口碑，到時候自然就有好的單位來挖走你，你就能衝破牢籠。

寬恕他人就是善待自己

佛經中有這麼一句話：「佛印的心寬遍法界，即心即佛。」這句話是在告誡僧眾要懂得寬恕，這樣才能具有佛心，修得佛果。關於寬恕，有位作家也說過：「當你的一隻腳踏在紫羅蘭的花瓣上時，它卻將香味留在了那隻腳上。」

確實如此，當你寬恕別人的時候，也就是在善待自己。因為你已經放下了責怪和怨恨的包袱，無論是朋友還是仇人，你都能夠報以甜美的微笑。禪中常講究緣分，在眾生當中，兩個人能夠相遇、相識，那便是緣分。如果你因為整天想著如何去報復對方而心事重重，內心極端壓抑，那受傷害的還是自己，遲早疾病叢生。

古話說：「知錯能改，善莫大焉。」對於別人的過失，如果你選擇了仇恨，那麼你將在黑暗中了此一生；而若你選擇寬恕，你的人生就會充滿陽光。既然如此，面對他人犯下的錯誤，你為什麼不能選擇寬恕呢？

《優婆塞戒經》說：「仇人和親人同樣受苦的時候，應先救仇人。別人來辱罵自己，自己心中反而要產生憐憫之情。」事實上，如果你能做到寬容，就是在為自己修行，為自己積福。

古時有位老禪師，一天晚上在禪院裡散步，看見牆角邊有一張椅子，便知有位出家人違犯寺規翻牆出去了。老禪師走到牆邊，移開椅子，就地而蹲。少頃，果真有一小和尚翻過牆，在黑暗中踩著老禪師的背脊跳進了院子。

師父並沒有厲聲責備他，只是以平靜的語調說：「夜深天涼，快去多穿一件衣服。」老禪師寬容了他的弟子，因為他知道，寬容是一種無聲的教育。自此，那位小和尚非常遵守寺規，再也不翻牆出去了。師父只是寬容了他的一個過錯，換來的卻是小和尚對自己的尊敬，對佛祖的尊敬。

以前我還聽過一個故事：

在美國一個市場裡，有個中國婦人的生意特別好，因此引起了其他攤販的嫉妒，大家常有意無意地把垃圾掃到她的攤位前。這個中國婦人只是寬厚地笑笑，不予計較，反而把垃圾都清掃到自己的角落。

旁邊賣菜的墨西哥婦人觀察了她好幾天，忍不住問道：「大家都把垃圾掃到你這裡來，你為什麼不生氣？」中國婦人笑著說：「在我們國家，過年的時候，都會把垃圾往家裡掃，垃圾越多就代表來年會賺越多的錢。現在每天都有人送錢到我這裡，我怎麼捨得拒絕呢？你看我的生意不是越來越好嗎？」從此以後，那些垃圾就不再出現了。

這位中國婦人用智慧寬恕了別人，也為自己創造了一個融洽的人際環境。俗話說，和氣生財，自然而然她的生意越做越好。如果她不採取這種方式，而是針鋒相對，又會怎樣呢？結果可想而知。

當你犯錯的時候，都渴望得到別人的諒解，得到別人的支持。同樣的，別人有過失時，他們也

抱著同樣的心情。如果我們不寬恕別人的過錯，那麼佛祖也不會饒恕我們的過錯，所以，打開你寬容的窗戶吧！那時你會發現，當你對別人表示寬容的時候，你也會得到同樣的回報，而你的朋友也會越來越多。

做人一定要學會感恩

唐朝的龍潭禪師，他少年未出家時很貧窮，靠賣餅為生，無處棲身，所以道悟禪師就把寺廟旁的小屋子借給他住。為了表示謝意，他每天送十個餅給道悟禪師，而道悟總是回贈一個給龍潭，並祝福他說：「這是給你的，祝你子孫繁昌！」

他實在不解，有一天問起，道悟卻說：「你送來的，我送給你有什麼不對？」龍潭聽後，從此開悟出家，後來成為一代宗師。

取之於人要回報於人，得之於社會要回饋社會，要我好你也好，我贏你也贏，這才是偉大的祝福，也是生活的至理。

在我病最重的時候，幾乎奄奄一息，體重只剩下三十九公斤，白血球每毫升不到一千八百個。我回到佛光寺的時候，很多老菩薩們（就是學佛的女尼）為我祈求菩薩。我能活到今天，多虧她們給我精神上的力量，就是這些菩薩，給了我生命，因此我要感恩社會。

我是一名佛門弟子，也是一名醫生，懂得一些醫術，現在我之所以在此樂此不疲地給大家講一些養生保健的東西（當然也有不少我對病魔的親身感受），是因為我知道感恩，我的第二次生命是大家給我的，所以我要用它來回饋社會。

感恩，是人間最美好的情感之一。在佛教裡還有一個詞叫「迴向」，就是要把自己最美好的東西送給其他生命。現在有很多人的情況比我要好，有的人有很多物質財富，有的人有很健康的身體，但他們往往不知道「迴向」。

要知道，世界上任何事情的成就都是很多人付出的結果，哪怕吃一碗飯、喝一杯水都是如此。你吃的飯，離不開農民的辛勤播種，你喝的水，少不了工人的辛苦勞動。即便你事業很成功，有無數財富，但也是眾多員工勞動的結果。所以，請記得感恩。

佛陀說：「要為利益眾生而成就自己。」誰為眾生著想，誰就能最後成佛；若只為自己著想，最終只能墮落。要說誰在付出當中成就了自己，佛陀就是最好的例子。他一直把他所得到的一切回饋給所有的眾生，所以最後他成佛了，而很多人還在不斷輪迴……

這就像我們手中有一杯水，只要我們把這杯水倒入大海，它就可以跟大海結合在一起。這樣，

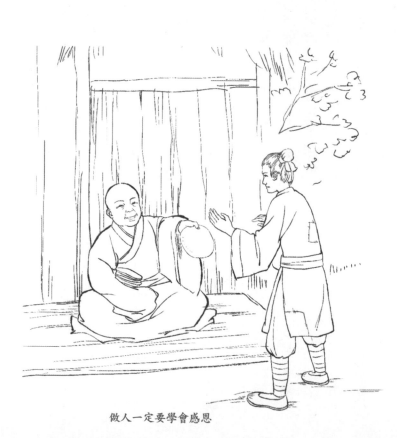

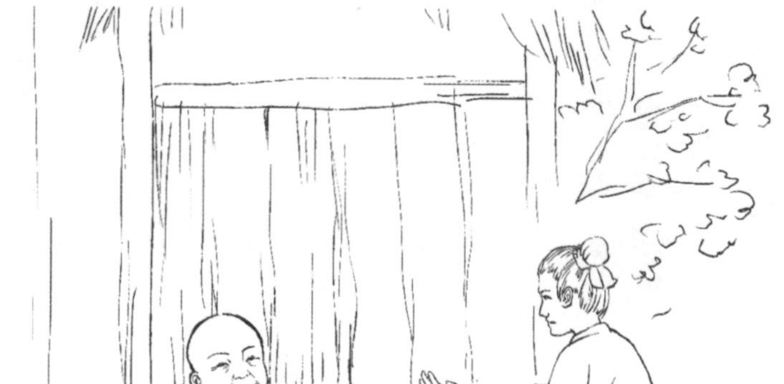

做人一定要學會感恩

我們就可以自豪地對別人說：「大海裡有我的一杯水，如果我再有一杯，我還會倒入，只要大海在，這杯水就會永遠存在。」這裡的「大海」就是社會，而我們向大海中倒水，就是在感恩！

不要有那麼多的欲望

人最基本的欲望無非就是財、色、名、食、睡。我覺得一定的欲望是需要的，也是合理的，畢竟我們都是凡夫。比如，如果你沒有吃飯的欲望，那你就會得厭食症了，長時間不吃飯就會導致身體虛弱；如果你沒有睡覺的欲望，那你就是患了失眠症，長此以往，身體的各項機能也會紊亂。

再比如，我們想要成佛，可想要成佛的這種心理，也是一種欲望，如果連一點點成佛的欲望都沒有，那你肯定成不了佛。一個人生了病，就一定要有盡快康復的欲望，如果心如死灰，必定難以康復。總之，適當的欲望是可取的。

但是，我們不能有過多的欲望，因為欲望一多就成了貪念。美食在眼前，想吃就吃一些，但不要過量，否則胃消化不了，反而成了壞事；而睡覺過多，也會越睡越睏，導致精神委靡不振，從而影響我們的事業。

同樣，大家要想生活得好，固然少不了物質基礎，因為物質基礎決定上層建築。這就需要我們有掙錢的欲望，它會促使我們努力工作，進而獲得社會回報。

但要注意，千萬不能有過多的貪念，因為貪欲太強就會促使人們通過非法的手段來牟取利益。欺詐、搶劫、盜竊等問題就會頻發。大家試想一下，通過這樣的方式取得不義之財就是在造作惡業，也就種下了惡因，到時候必然吞下惡果。哪怕現在你拿到了一百萬，可到時候就是一千萬也挽回不了。

即便你的金錢是自己費盡心機，通過正當管道獲取的，可又有多大意義呢？要知道，真正得到金錢、地位的人大部分反而更不快樂，更不幸福。那麼，為什麼要去浪費這個時間和精力呢？

曾有一位教師跟我訴說他的苦惱。他說：「師父啊，我以前的同學，現在有的年薪幾十萬，甚至上百萬，有的還做了官。相比之下，我就是個窮教書匠，我是不是很沒出息啊？」我問他：「你喜歡當老師嗎？」他點了點頭。我又問他：「你吃得好睡得香嗎？」他又說是的，我說：「那你還不幸福嗎？」他無言以對。

其實，欲望越大，煩惱、痛苦和不安就越多，風光都是表面的。富貴之人往往每天都被工作、人際關係、家庭等各方面的壓力緊緊拴住，甚至大部分的人整天都被這些東西纏得痛苦不堪，到頭來，身心都受到巨大的摧殘。大家細細想想，是不是有點不值？

總之，人都有各種追求，且大多數人永不滿足，不知疲倦，成則喜，敗則餒，最終只會把自己搞得身心俱疲，在無盡的欲望中耗盡自己的生命，這又何苦呢？

《佛遺教三經》中有這麼一句話：

知多欲為苦，生死疲勞，從貪欲起，少欲無為，身心自在。

什麼意思呢？就是說人的欲望越大，苦惱也就越多；人的生死輪迴、疲勞不堪，都是由貪欲而起；人如果能做到將欲望降到最低限度，與世無爭，就能做到輕鬆自在，身心健康。

聰明的人，懂得控制自己的欲望，滿足了正常的需求後，就不要再讓無盡的貪欲左右人生。吃飽穿暖之後，不妨想一想，自己終日忙忙碌碌為生活，不知錯過了多少世間的美景！既如此，不妨放一放，靜一靜，享受一下此時此刻的美好。

第四篇

重點整理

◆ **幸福會幫助你戰勝疾病：**微笑是通往世界的名片，幸福就是戰勝病魔的靈丹。雖然現在大家都匆匆忙忙的，但當有一點空閒的時候，不妨想一想那些讓你幸福的事。

◆ **苦是你的緣：**「受苦是在了苦，享福是在消福。」當你受苦的時候，你正處於消除痛苦的過程中。如果你明悟了，痛苦很快就會消失。生病更是如此，疾病本身造成的痛苦並不嚴重，只是加上了你的想法才加劇的。正是這些亂七八糟的想法，加重了你的痛苦。

◆ **勤儉不可分，興敗皆由人：**佛家有句話：「勤善生富樂，懶惡招貧苦。」人的一生，做任何事都要既勤又儉，這不僅是為了自己更好地生活，更是在惜福。

◆ **寬恕他人就是善待自己：**因為你已經放下了責怪和怨恨的包袱，無論是朋友還是仇人，你都能夠報以甜美的微笑。如果你因為整天想著如何去報復對方而心事重重，內心極端壓抑，那受傷害的還是自己，遲早疾病叢生。

◆ **不要有那麼多的欲望：**如果能做到將欲望降到最低限度，與世無爭，就能做到輕鬆自在，身心健康。

第五篇

禪醫的人生智慧

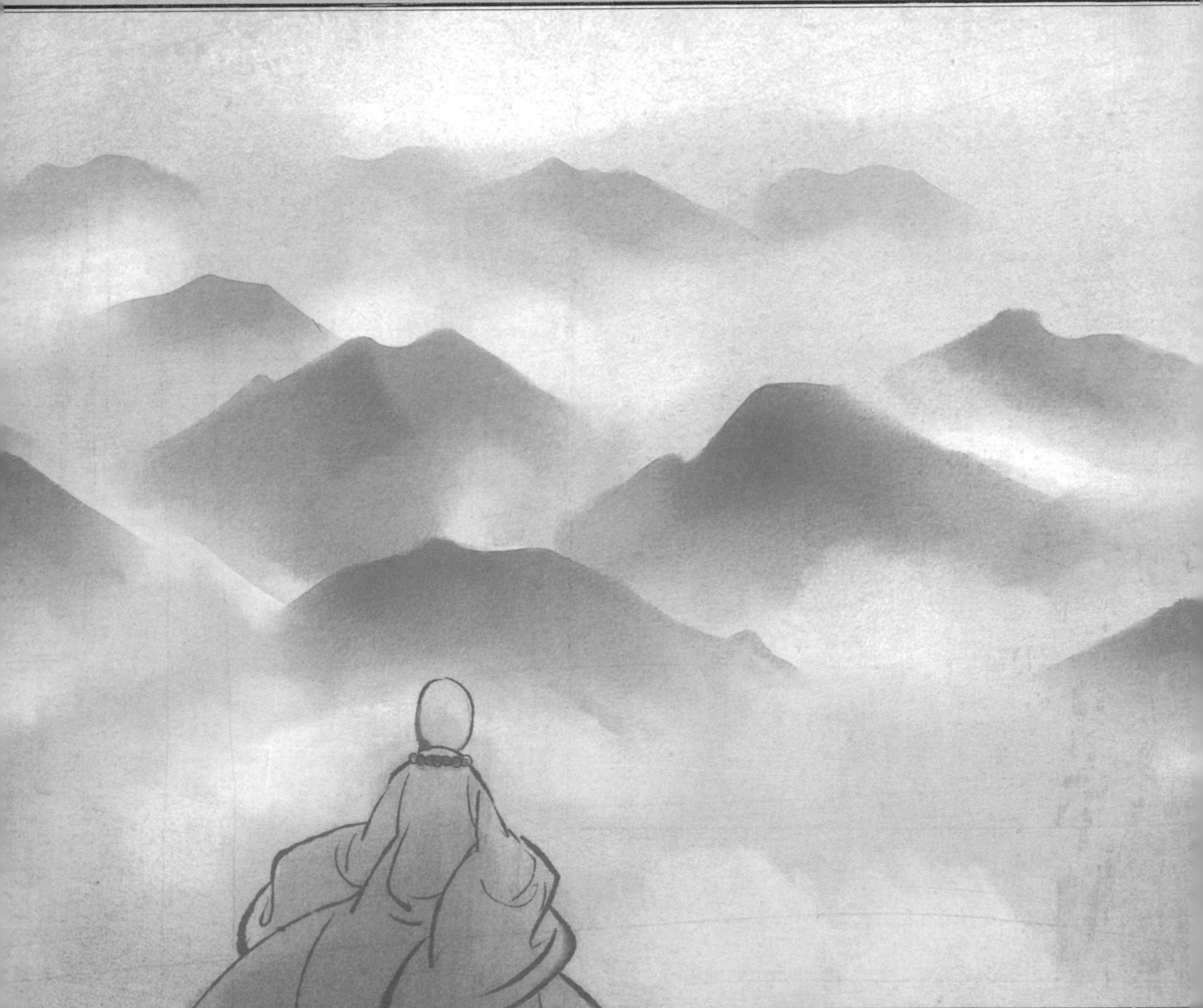

人能將心比心，世間再無紛爭

大千世界，芸芸眾生。人與人之間，難免會發生許多誤會和矛盾，你爭一句，他吵一句，都認為自己是對的，自己想的有道理，別人說的都是錯的。而事實上別人有別人的立場，從他的角度來講，可能他所做的是合理的，就這樣，大家都據理力爭，自然矛盾不斷。其實，人與人之間的很多矛盾，無非是「自己」和「別人」之別，如果大家都能將心比心，換位思考，許多誤會都會迎刃而解。

佛說，別人是你最好的鏡子。你怎樣對待別人，別人就怎麼對待你。你不為別人著想，別人就不會為你著想；你替別人著想，別人也會替你著想。正所謂，退一步，風平浪靜，只要學會換位思考，人生將從此煥然一新！看了下面這則小故事，你就會明白了。

印度的聖雄甘地生前有一次外出，在火車將要啟動的時候，他急匆匆地踏上車門，不小心一隻腳被車門夾了一下，鞋子掉在了車門外。火車啟動後，他沒有猶豫，隨即將另一隻鞋脫下來，也扔出窗外。一些乘客不解地問他為什麼要把另一隻鞋也丟掉，甘地說：「如果一個窮人正好從鐵路旁經過，他就可以得到一雙鞋，而不是一隻鞋。」

本來丟了一隻鞋是讓人生氣的，如果甘地不懂換位思考，穿著另一隻鞋坐到座位上，一直想著這個事，不僅影響自己的心情，還會遭到眾人的嘲笑。他將另一隻鞋扔出窗外的一瞬間，也就是他換位思考的那一刻，於是他的心情也好起來了，因為至少他能想到一位窮人撿到鞋時的開心，他不僅做了一件好事，還能得到眾人的贊許。

我們做任何事情之前都要先進行一下換位思考，唯有通過換位思考才能找到對方的需求，才能更好地理解別人，幫助別人。這樣做不但可以給自己減輕煩惱和痛苦，而且可以給對方減少麻煩，最終是大家都很快樂，既如此，我們何樂而不為呢？

正如蘇東坡所說：「橫看成嶺側成峰，遠近高低各不同，不識廬山真面目，只緣身在此山中。」如果對萬事都能學會換個角度去看，學會換位思考，那麼生活中就會多一些理解，就會減少許多不必要的煩惱，增添不少快樂，笑意將永遠在我們臉上蕩漾，我們的生活將充滿陽光，身心也會健健康康。

放下心頭的負擔

說到壓力，可能很多人都有訴不完的苦。窮人有窮人的壓力，他們整天得為了溫飽而奔波；富人有富人的壓力，他們一天到晚操心著怎麼賺更多的錢。可能你只能體會到自己的壓力，看到別人都是幸福美滿的，其實，別人也有別人的壓力，大家都一樣，沒有壓力是不可能的。

有的人活得快樂，過得好；有的人活得憂愁，過得差。這是什麼原因呢？關鍵在於是否懂得放下心頭的負擔，輕裝上陣。要知道，即使有無數的壓力縈繞在身旁，只要學會釋放，那麼你的人生就會截然不同。**只有放得下，你才能走得更遠，肩負著重擔，你永遠飛不高。**

如果生命是一場遙遠的旅行，你是願意輕裝上陣，盡情地欣賞沿途的風景，還是背上沉重的包袱，低頭前行？也許包袱裡的物資不會讓你挨餓受凍，可低頭的你永遠在錯過風景。若沒有了快樂，豈非白來人間走了一遭？

還是給大家講個故事吧：

一位到山下辦事的禪師，在路上行走時看到一位老太太在一個角落裡小聲哭泣。於是禪師走過去問道：「老人家，什麼事情讓你哭得這麼傷心啊？」這位老太太說：「哎，禪師你有所不知啊，我這一輩子，有兩個女兒，她們現在都已經嫁人了。可是一個嫁給了賣傘的，一個嫁給了買鞋的。晴天的時候，我就擔心其中一個女兒的傘賣不出去；雨天的時候，我就擔心另一個女兒的鞋賣不出去。我一想到這裡就傷心難受啊！」

禪師說：「原來是這樣啊，你不妨想一下，下雨了，你一個女兒的傘肯定好賣了！天晴了，你另一個女兒的鞋一定好賣了！如果你這樣想，不管是晴天還是雨天，是不是都是件令人高興的事啊？」聽了禪師的話，老太太覺得很有道理，從此她再也不哭了，無論是晴天還是雨天都很開心。

故事中的老太太之所以不開心，就是因為思想包袱過重，只有當包袱卸下之後，她的人生才是美好的。

李娜大家都認識，她是網球巨星，在法網奪冠之後，卻陷入了長期的低谷。在接受採訪時，李娜說：「法網奪冠後的那

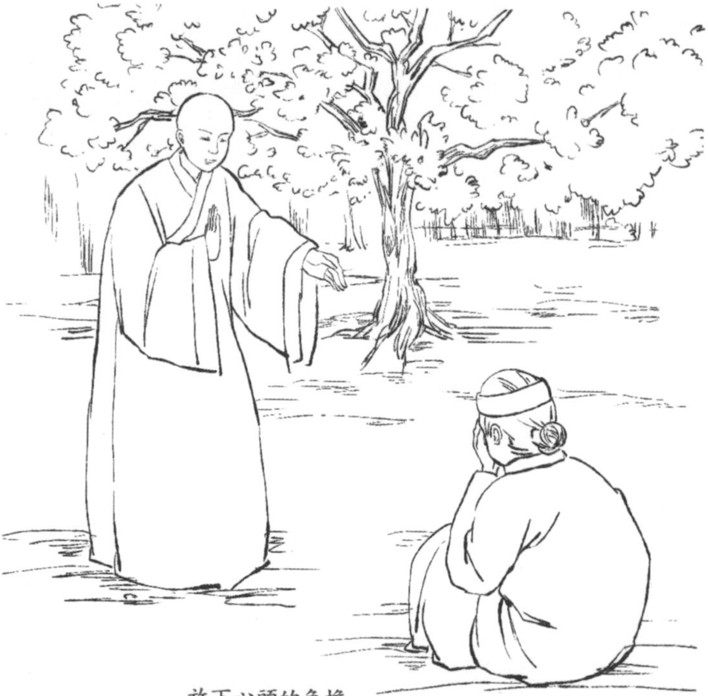

放下心頭的負擔

段日子，我內心總有兩個李娜在打架。」的確，面對這莫大的榮譽、外界的期望、商業的贊助，李娜承受了巨大的壓力，甚至被壓得喘不過氣來。後來，她逐漸擺脫了這種「想贏怕輸」的念頭，以一顆簡單的心上陣，才重新名列前茅。

日月如梭，斗轉星移，人生之路艱難而又漫長，你可以選擇戴上枷鎖，蹣跚而行，亦可以輕裝上陣，昂首闊步。既然如此，何不輕裝上陣，自由自在？事實上，在你放下心頭的擔子之後，常會事事如意。

莊子是最懂得輕裝上陣的，他不為世俗的名利所擾，不為國家的命運而憂，更不為生活的羈絆所累。他的心靈達到了絕對的自由，正如那翩翩飛舞的蝴蝶，又如那盤旋九天的大鵬。試問，若非莊子懂得輕裝上陣，不帶一絲牽絆，他又如何能達到常人無法企及的境界，留下「鼓盆而歌」的愛情，收穫「君子之交淡如水」的友誼？前人的步伐或許已經漸行漸遠，但輕裝上陣的理念卻在哲人們的心中深深紮根，薪火相傳。

總而言之，人生路漫漫，肩上的壓力會隨著時間的推移慢慢累積，若不懂得卸下擔子，早晚有一天你會徹底崩潰，身體、事業、家庭同樣分崩離析。只有放下心理負擔，輕裝上陣，才能迎接自己美麗的人生。

真心助人豈圖報？

人生苦短，世事無常。這一路上，朋友、親人的幫忙不可或缺，那些真心幫助我們的人都是我們人生道路上的貴人。在這裡，要突出強調「真心」二字，因為只有真心的幫助，才是好的，那些有所企圖的「拉一把」，只是變相的交易，毫無功德可言。

所以說，我們幫助人要發自內心，不能遇到對自己有用處的人就幫，而看到對自己沒好處的人就甩手走人。事實上，只要你用心去幫助他人，早晚有一天會直接或間接地回報到你身上。

濟公大家都認識，別看他瘋瘋癲癲的，卻是一位樂善好施的得道高僧，而且還懂得不少醫術，愛打抱不平，救人之難。也正因為如此，他備受人民的愛戴。

大家也看過不少電影，在電影中，往往是真心幫助人、對他人好的人，最終結局也是完美的；而那些懷著邪惡心理施予幫助的人，多無善終。而電影正是現實的縮影，在我們的生活中，如果你的援助不是發自內心的，那自然難有好的結果。

在我們的一生中，有什麼比無私助人更能積累福報的？——沒有！大慈菩薩說得好：「你在這一生當中能幫助兩個人，就會讓自己修行更精進；你能夠幫助十幾個人，你的福德將無量無邊。」

真心的幫助，是不求回報，不求利益，盡自己最大的努力去幫助對方。這個時候，你無心索取，卻是在積累自己的福報。因果輪迴，當你危急之時，也會得到別人真心的幫助。

關於此，有這麼一則小故事：

一隻小螞蟻在河邊喝水，不小心掉了下去。牠用盡全身力氣想靠近岸邊，但沒過一會兒就游不動了，只在原地打轉。小螞蟻近乎絕望地掙扎著，這時，在河邊覓食的一隻大鳥看見了這一幕，牠同情地看著這隻小螞蟻，然後銜起一根小樹枝扔到小螞蟻旁邊，小螞蟻掙扎著爬上了樹枝，終於脫險，回到岸上。

當小螞蟻在河邊的草地上曬乾身上的水時，牠聽到了一個人的腳步聲。原來一個獵人輕輕地走過來，手裡端著槍，正準備射殺那隻大鳥，小螞蟻迅速地爬上獵人的腳趾，鑽進他的褲管，就在獵人扣動扳機的瞬間，小螞蟻狠狠地咬了他一口。只聽「哎呀」一聲，獵人的子彈打偏了。槍聲把大鳥驚起，牠急忙振翅飛遠了。結果是，螞蟻和大鳥互相救了一命。

大鳥幫助小螞蟻的時候，是真心無私的，並沒想過索取什麼，也不圖小螞蟻有什麼相贈，只是「路見不平拔刀相助」，而最終牠也得到了小螞蟻的幫助，逃過一劫。

總而言之，不要想著怎樣對自己有利就怎樣做，而要學會貢獻你誠摯的愛，學會真心幫助他人，這樣你也會贏得他人的真心。

一定要多讀好書

我閒暇之時，會研讀海內外的各種書籍，每一本書都會讓我有所收穫。即便同一本書，讀第二遍也會另有感悟，反覆研讀之後，你會發現更加深奧的道理。比如《般若波羅蜜多心經》，它所蘊涵的學問很深，即便你已經讀過多遍，可能還是領悟得不夠深。

所以，我們一定要多讀書，多學習。不要因為一點成果就沾沾自喜。讀書如此，社會實踐也如此。隨著年齡的增長，我們的閱歷也越來越豐富，但要記得學無止境，只有不斷積累，才能使你變得越來越強大。

好的知識是渡河的船師、陌生路上的嚮導、危險地帶的護送者。我們雖在人生路上積聚了福德和智慧資糧，但若無知識的護送，就容易被煩惱、妄念之賊乘虛而入。知識可以啟發人內在的智慧，進而引導凡夫通往佛地。

大家知道，越是老的中醫，他的診室中的病人越多，為什麼呢？因為他們給病人以依賴感、安全感。他們滿頭白髮，一看就是從醫幾十年的專家，經驗肯定比年輕的醫生多，換做是你，我想也會優先找老中醫的。這正是他們不停學習的結果，當然這個學習並不單指學習書本知識，還可以是工作經驗等。

另外，現在的社會發展很快，知識每時每刻都在更新，如果固守自己學問上的一畝三分地，早晚會被社會淘汰掉，只有在不斷的學習中，與時代同步，與社會需要同步，才能讓自己立於不敗之地。例如，現在有很多老年人參加大學教育，學書法、作畫等，生活過得有滋有味，這樣的人生才是充實的、有價值的。

魯迅先生在逝世前的一小時還筆耕不輟；華人首富李嘉誠雖然十四歲就輟學，但他沒有停止學習的腳步，博學多聞鑄就了他的成功，據他所說，別人是在學習，而他則是在搶學問。

總而言之，我們一定要多讀書，活到老，學到老，把讀書當作人生的修養過程，這樣才能充實自己的精神世界，跟上社會的腳步，發揮自己最大的人生價值。

禍福無常，來去隨緣

自從我的癌症好轉以後，我覺得自己很幸福，因為我學會了不再計較過去的得失。推己及人，我知道，對大家來說，生活中肯定少不了一些糟糕的事情。失去之後，人們總是傷心不已，質問世界為什麼這麼不公平？這種事情為什麼偏偏發生在自己身上？可是，世界不會回答你，如果一件事這樣，兩件事這樣，事事這樣，你終將鬱鬱寡歡，難以自拔。

其實，「有」有何歡？因為一切都會過去；「無」有何苦？人生本來一場空。有無之間便是人生，而決定苦樂的不過是得失之後的心態。緣來不拒，境去不留，看淡了得失，才有閒心品嘗幸福。人人都有失去的時候，這時把失去看得太重的人，還會失去更多；而不計較得失的人，常常會在未來獲得更多。

塞翁失馬的故事可能大家都聽說過：

戰國時期有一個名叫塞翁的老人，養了很多馬。有一天，馬少了一隻，鄰居們都來勸他別傷心，可他卻一笑置之，認為這也許是好事。大家都認為他不過是自我安慰而已，可過了沒幾天，丟的馬不僅自己回家，還帶回了一匹駿馬。大家都很高興，爭相前來祝賀，可是塞翁卻顯得很平靜，認為這不一定是好事。果不其然，不久後塞翁的兒子就在騎馬時不小心摔斷了腿。大家爭相勸慰，塞翁卻說：「雖然我兒子的腿摔斷了，說不定能因此保住性命，這或許是他的福氣呢。」眾人皆不以為然，可時隔不久，匈奴兵大舉入侵，青年人皆被應徵入伍，後來幾乎都戰死了，唯獨塞翁的兒子因為摔斷了腿，不能當兵，卻因此保全了性命。

這則故事是在告訴我們禍福相倚的道理。好事來了，不要太高興，須防樂極生悲；壞事發生了，就不要再去計較，忘記得失，欣然接受，沒準會否極泰來。

我記得小時候，每次走路時如果摔倒了，流血了，外婆都會跑過來把我扶起，然後敲打，抱怨讓我摔倒的石頭。其實，大可不必如此，因為摔打可以讓我們的身體變得更加結實，心性變得更加堅韌，而這些，都是我們未來獲得成功的「本錢」。

要知道，生活向來不是完美的，隨著年齡的增長，工作和社會的重壓會讓我們變得心浮氣躁，抱怨不斷。為此，我們常常感嘆命運多舛，生活多艱，付出太多，而得到太少。但是，不斷的抱怨終將侵蝕我們的身心，讓快樂漸行漸遠，健康也會慢慢離去。相反，放平心態，不計得失，我們才能無悔今生，喜悅平安。

海納百川，有容乃大

在我們的生活中，不乏很多「獨行俠」，他們做事「事必躬親」，不與別人交流，也不聽別人的意見，當遇到困難時，往往是「打碎牙齒和血吞」。其實，大可不必如此。只要放下面子，與朋友合作，聽從他人的良言，勇敢地接受別人的幫助，能讓你少走很多彎路。

對這一點我深有體會。以前，在研讀佛經的時候，我有很多地方理解不了，即使費盡心思還是不能得到真解。這時，我總會去找師兄弟們交流，大家你一個看法，他一個看法，很快就能參透其中的深意了。

由此可見，只有能夠聆聽別人意見的人，才能成為集大成者。尤其是在當今這個競爭激烈的社會裡，就算你是一個「天才」，只靠自己的力量也是有限的，而彙集多數人的智慧往往是制勝的關鍵。

在《三國演義》中，有一個「關公大意失荊州」的故事。而關羽之所以會失荊州，雖然不排除有「大意」的原因，但他剛愎自用這個致命的性格弱點恐怕才是關鍵，這個弱點不僅使「一代武聖」失去了荊州，而且搭上了身家性命。

相反，諸葛亮卻非常懂得聽取部下的意見，所以，在整個三國時代，論才智，沒有比他強的，正因如此，才使蜀國在他的領導下，能與魏、吳兩國鼎足而立。

其實，我們修佛，說到底修的是心，因為我們每個人的心智都是一個獨立的個體，就像一塊磁石，可以幫助你吸納財富、威望等，但如果大家懂得集思廣益，與別人交流合作，那麼一塊塊磁石聚集在一起，就可以形成一個強大的磁場，效果不可估量。

因為，對於同一件事情，每個人的思維都是不一樣的，你能想到這個好處，他能想到那個壞處，經過分析討論後，一定能總結出一個最合理的方案。所以說，「三個臭皮匠，頂個諸葛亮」。即便別人不如你聰明，沒有你博學，但也能夠提供少量的建議，助你前行。

總之，集思廣益是人類最了不起的能耐，是社會進步的發動機。它不但可創造奇蹟，開闢前所未有的新天地，還能激發人類的最大潛能。只要大家團結起來，人人貢獻自己的聰明才智，我們的未來定會更加美好！

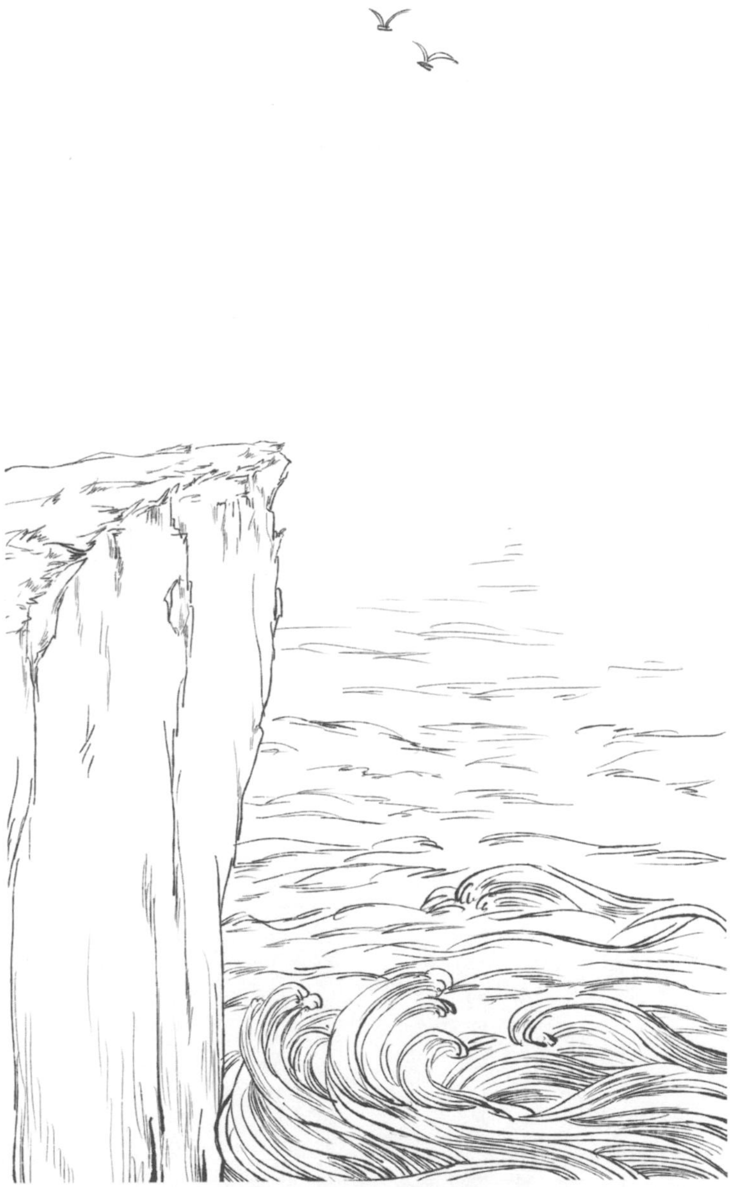

海納百川，有容乃大

淡泊明志，寧靜致遠

我重讀了《大藏經》之後，才終於明白自己為什麼會得病——全是由於自己的名利心、得失心過重所致。經過一番修行之後，我才知道：人生無常，光陰如梭，名利得失到頭來全是過眼雲煙。燃燈法師說：如果我們破除一切執著塵勞，丟掉身外亂性的貪婪和物欲，找回自己，就一定能獲得身心的自然安寧，幸福的生活也會隨之而來。也就是說，一生只知道追逐名利，而不知道享受的人心最苦累，可惜世上的大多數人，為了各種欲望拚命馳逐，只餘下少許時間來追尋生命的意義！

給大家講個故事：

有位年輕人，為求得「淡泊」的祕訣，不惜跨越千山萬水，來到智慧老人居住的城堡。見到老人後，年輕人即刻說明來意。老人叫年輕人拿起一個盛滿油的湯勺，然後到城堡中各處走動，並囑咐他絕不能漏掉一滴油。

年輕人回來後，老人一看，果然一滴油都沒有漏掉，但是當問他都看到了什麼時，年輕人說：「只顧看手中的勺了，其他的什麼也沒看到。」於是老人叫他再走一遍，這次要留意城堡內的一草一木。

年輕人這次回來後，對城堡內的一草一木說得很詳細，可是再看勺中的油卻是一滴不剩。這時老人對他說：「世事紛繁，猶如城中草木，身心性命，猶如手中之油。有些人避居深山，遠離紅塵，以求清淨淡泊，卻不知離塵不染非真清淨，若遇外界誘惑，隨時可能流於世俗。就像你第一次走動時，心無旁騖，所以滴油不灑，第二次走動時一旦分心他顧，卻是滴油不剩。所以說，沉溺名利固然愚迷，遠離紅塵亦非大道。唯有歷盡繁華，看遍世界，但心無執念，不為外物所動，方為真淡泊、真清淨，也只有這樣才能真正拿好你手上的『一勺油』！」

這是一個深具人生哲理的故事。一勺油價值雖小，卻是掌握在我們手中的東西，如健康、家庭、朋友、親情、事業，等等。所以，我們在做任何事情時，都不能讓自己陷入盲目而瘋狂的物欲之中，但也不能過於極端，消極避世，否則必將迷失自我，錯過人生最美好的風景。

總之，淡泊是一種生活態度，如瑟瑟秋風中的蒲公英，不張揚、不苛求，天涯海角，隨遇而安，這並不是消極的等待，也不是聽從命運的擺佈，而是尋求一種生命的平衡。學會淡泊，可以使你真正享受人生的絢麗，讓你的心遠離喧囂，更加空靈、純美。

放低自己才能登上頂峰

一頭獅子正躺在大樹下休息，牠看見一隻螞蟻正在急匆匆地趕路，於是奇怪地問：「小傢伙，你這是往哪裡去呀？」螞蟻說：「我要到山那邊的大草原去，那裡可美了！」獅子一聽就來了興趣，對螞蟻說：「你給我帶路，我來背你，我們一起去吧？」看螞蟻面有難色，獅子說：「我跑得可比你快多了！」螞蟻說：「獅子先生，不是我不帶你去，而是你根本到不了大草原。」獅子生氣了：「這個世界上還有我去不了的地方？不就是山的那邊嗎，你慢慢爬吧，我自己去了。」

獅子跑到了一座懸崖前，只見懸崖寬數十丈，深不見底，懸崖的對面就是美麗的大草原。獅子猶豫了半天也不敢拿性命開玩笑，牠既不願跳過懸崖，也不願從旁邊的山谷中繞過去，只好垂頭喪氣地回去了。

幾天後，螞蟻也來到了懸崖邊，牠順著山谷爬到了谷底，又沿著地面從山坡爬了上去，終於來到了心儀已久的大草原。

從故事中可以看出：獅子是百獸之王，實力很強，但不願放下自己高傲的身段，所以最終只能望著美麗的草原而嘆氣。螞蟻看似渺小，但牠把自己放得低低的，從山谷中繞行，最後才能獲得成功。

現在的很多人也是如此，自以為多讀了幾年書，事業有了小成，就認為很了不起了，傲慢之心油然而生。千金小姐不願意和保母同桌吃飯，博士不願意當基層業務員，高階主管不願意主動去找下級職員，知識分子不願意去做體力工作。他們認為，如果那樣做，就有損他們的身分。而事實上，這種「身段」只會讓他們的路越走越窄，甚至無路可走。

海納百川，方成汪洋之勢，這是因為它地勢最低。身在職場，**如果你想登上成功的頂峰，就必須學會放下身段，放低自己**，即便取得了顯著的成績，依然能夠以平常心與別人交往，看到別人的長處，承認自己的不足，這樣你才能為自己積蓄更多的正能量。

歷史上劉備「三顧茅廬」的故事，至今廣為流傳。劉備能夠放下身段，放低姿態，求賢若渴，才能使諸葛亮深受感動，且出山擔任劉備的軍師。

一粒砂，浮在空中，只是一粒塵埃，而臥在土裡，便是土壤。塵埃與土壤，本是同源，但高度不同，卻有著截然不同的價值。古話說：「滿招損，謙受益。」我們若把自己舉得過高，只會高處不勝寒；若把自己放低，放低，再放低，必能兼收並蓄，壯大自己，成就一番事業。

我為人人，人人為我

大家也許有這樣的經驗，每當公車客滿時，大家都會爭先恐後地往上擠，這時還沒擠上去的人會叫喊著說：「再往前擠一擠吧！拜託拜託，再擠一擠我就能上去！」而一旦擠上公車之後，站在擁擠的車廂裡，看著車門外絡繹不絕的擠車人潮，立即又會大喊：「不要再上來了，真的擠不下了，再擠下去車子就要爆了！」

為什麼同樣一個場景，同一個人，可是車裡車外的心態卻完全不一樣呢？這是因為一般人唯求利己，缺少利他之心。

曾有這樣一個故事：

一個小女孩問媽媽：「為什麼我們在屋子裡走動，總像怕踩到地雷似的，要那樣小心謹慎？」媽媽笑了笑，說：「我們樓下不是也住著一戶人家嗎？」

女兒雖然明白媽媽的意思，但仍覺得在自己家裡，本來就應該隨心所欲，輕鬆一點才是。於是，媽媽擺出一副認真的表情，接著說：「我們家的地板是樓下林爺爺家的天棚，我們走路聲音太大了，老人家受不了的！」

女孩噘著小嘴，說：「那為什麼我們樓上那家不這麼想，他們總把聲音弄得很響？」媽媽說：「因為樓上有個三歲的小弟弟，他要長大，蹦呀跳呀的需要運動嘛！」

小女孩一聽，嘴噘得更高了：「那活該我們家受委屈，吃大虧囉？」媽媽摸摸孩子的頭，笑容中帶著堅定：「孩子，能為別人著想，這是人生第一等功夫呀！」

確實如此，這位媽媽的修養很高，因為她懂得「替別人著想」這句話雖然只有區區幾個字，但是要真正實施起來卻並非易事。因為，替自己著想容易，而替別人著想卻需要具有慈悲的關愛之心才行。

其實，你為他人著想的同時，也是在幫助自己，佛語有云：「眾生一體，損人即損己，利人即利己也。」你替別人著想，是在積累自己的福報，早晚會輪迴到你身上。

在生活中，有很多小事，都會體現出你是否有利他之心。比如，馬路上有一塊石頭，你看到後會不會隨手將它拿到一邊，免得行人受傷；當進出玻璃彈簧門時，在推門之後，你會不會看看後面是否有人跟進，如有則擋一擋門，免得後來人被撞；當坐電梯時，若發現有人趕過來，你會不會按住開門鍵，等等後上的人……

這些都是舉手之勞，費不了你多少力氣，你也損失不了什麼東西。可能換來的只是別人的一個微笑、一句道謝，但你的心裡會覺得暖暖的，瞬間充實了不少。沒準下次受到幫助的就會是你，因為愛心會傳遞，你種下了善因終會有善果。

如果你一味自私自利，身邊就是有再多的朋友，相信你也會覺得寂寞，為什麼呢？因為你的心靈空虛，而過度的自私會讓你不自覺地排斥他人，所以你的世界永遠是單調而蒼白的，你永遠是一個孤獨寂寞的人。

相反，若你能為別人著想，說明你心裡充滿愛，能把很多人放在心裡，願意和他們分享快樂，願意關心照顧別人。到時候，別人也會真心地關心你，幫助你。這樣一來，你還會寂寞嗎？你的內心還會空虛嗎？

謝謝那些批評你的人

人無完人，每個人都有缺點，包括我自己。我為什麼會得病？為什麼病情惡化得那麼快？說到底，就是因為過於急躁，得失心過重，也正是因為這個缺點，讓我徘徊在死亡的邊緣。

後來，幾位很熟識的老菩薩，當著我的面指出了這個缺點，他們說：「你本來已經病了，還癡想著你的名利，病情不惡化才怪呢！你還是好好靜下心來調養身體吧！」

聽了這些話，我躺在床上想了很久，想通了之後，我便放下了一切雜念，開始養病。現在我尚在人間，就是得益於這幾位老菩薩發自肺腑的批評指正。若換作一般人，他們只會說你的好話，而不會指出你的缺點，因為他們怕說了你的壞話會得罪你。

《道德經》曰：「信言不美，美言不信。」意思是真實的言詞不華美，華美的言詞不真實。大多數情況下，人們都愛聽美言，別人說你聰明，你就很高興，說你漂亮，你就很開心。而一旦有人說些批評你的實話，你就受不了了。

事實上，批評並非壞事，我們應當感謝別人指出我們的缺點，因為這樣才能讓我們不斷完善。所以，當別人批評你的時候，你應坦然接受，不要心存偏激和怨恨。因為只有在別人的批評中，你才能真正地看清和了解自己。

同時，在一定程度上來說，別人認為你值得批評，才會冒著得罪你的後果去指正你。如果你是那種提不起來的「阿斗」，別人才不會在乎你的好壞。

給大家說個故事你們就明白了：

有一天墨子痛責他的弟子耕柱子，耕柱子很難過，覺得自己很委屈，抱怨說：「為什麼我犯的

錯誤最少，卻總是受到你這麼嚴厲的批評呢？」

墨子聽後問道：「駕著一匹馬和一頭山羊拉的車上山，如果是你，你會用鞭子抽打馬還是羊？」耕柱子馬上回答：「我當然是要打馬了。」

墨子接著問：「你為什麼去打馬而不是打羊？」耕柱子回答：「馬兒力大跑得快啊，打羊打了也是白打。」

墨子最後鄭重說道：「我之所以這麼嚴格要求你，正是因為你像馬兒一樣，值得我批評啊！」

西方有句諺語說得好：「恭維是蓋著鮮花的深淵，批評是防止你跌倒的枴杖。」**來自生活中的讚美可能是假的，你可聽可不聽，而批評你的話一定要聽，並要感謝批評你的人，因為批評多數是真的。**

總之，我們要時刻牢記：「良藥苦口利於病，忠言逆耳利於行。」能夠虛心接受別人的批評是一種優點。正如孔子所說：聞過則喜，有則改之，無則加勉。對於別人的批評，無論好或不好，我們都應該感謝，因為那是促使我們成長的動力。

覆水難收，何必憂愁

我在得知自己患了癌症之後，曾經有將近一個月的時間，心情十分低落，思緒雜亂。總是想著自己很快就要與世長辭，不知道我走了之後，還有沒有人會記得我呢？總之，就是接受不了這個現實。

那些天，這樣的念頭一直縈繞在我的腦中，持續了一段時間後，我發現自己更加虛弱了，甚至連說話的力氣都沒有了。意識到這樣下去不行，在一番痛定思痛之後，我看開了，既然事已至此，何不在最後的這些時日過得輕鬆些。在接受了患癌這個事實之後，我的精氣神慢慢地又變好了，由此可見情緒對身體的影響力之大，這是我的切身體會。

下面這個故事跟我的經歷很像，雖有點長，但很有借鑑意義：

有一個人在森林中漫遊的時候，突然遇見了一隻飢餓的老虎。只見老虎大吼一聲就撲了上來，他立刻用生平最大的力氣和最快的速度逃開，但是老虎緊追不捨，最後將他逼到了斷崖邊上。他站在懸崖邊上想：「與其被老虎捉到，活活被咬死，還不如跳下懸崖，說不定還有一線生機。」

於是他縱身跳下懸崖，且非常幸運地卡在一棵長在斷崖邊的梅樹上。正在慶幸的時候，他突然聽到從斷崖深處傳來了巨大的吼聲，往崖底望去，原來有一隻凶猛的獅子正抬頭看著他。獅子的聲音使他心顫，但他轉念一想：「獅子與老虎是相同的猛獸，被哪個吃掉，都是一樣的，何必著急呢？」

當他剛放下心，又聽見了一陣聲音，仔細一看，只見一黑一白的兩隻老鼠，正用力地咬著梅樹的樹幹。他先是一陣驚慌，但立刻又放下心來，他想：「被老鼠咬斷樹幹而跌死，總比被獅子咬死好，還是順其自然吧。」

當情緒平復下來後，他感到肚子有點餓，看到樹上的梅子長得正好，就採了一些吃起來。梅子甘甜可口，他覺得一輩子從沒吃過那麼好吃的梅子。飽餐一頓之後，他想著：「既然遲早都要死，不如在死前好好睡上一覺吧！」於是，他找到一個三角形的樹杈，在樹上沉沉睡去。

睡醒之後，他發現黑、白老鼠都不見了，老虎、獅子也不見了。他順著樹枝，小心翼翼地攀上懸崖，終於脫離險境。原來，就在他睡著的時候，飢餓的老虎按捺不住，終於大吼一聲，跳下懸

崖。黑、白老鼠聽到老虎的吼聲，驚慌逃走了。而跳下懸崖的老虎與崖下的獅子展開了激烈的打鬥，雙雙負傷逃走了。

在我們的生活中，難免遇到一些坎坷，讓我們的身心備受折磨。疾病只是一方面，工作、家庭中的難事也很多。它們就像飢餓的老虎，一直追趕著我們，又像凶猛的獅子，一直在懸崖下面等待著我們。這時，你所能做的，就是順其自然，可能當你接受現實之後，迎接你的卻是意想不到的驚喜。換句話說，在不能改變的事情面前，嘗試接受與適應是一種智慧的表現，它可以讓我們的人生閃耀出燦爛的光芒。如果你想過得精采絢麗，就要懂得在需要堅持的時候鼓起勇氣，在需要接受的時候毅然接受。

佛說：**只有面對現實，你才能超越現實**。其實，有時候欣然接受那些無法改變的事情，比起一味地計較，會讓你得到的更多。而不能接受現實的人，他的心也不可能隨緣而安，終將陷於無盡的糾結之中。

要知道世界不會為你而改變，唯一的方法就是接受現實，改變自己！

尺有所短，寸有所長

我皈依佛門這麼多年，有不少人找我訴說過自己的難處，其中有很多都是因為工作上的不順。每次講完課之後，他們就會圍著我，讓我給他們做心靈輔導。經過一番長期的總結後，我發現，在這些人中，由於自己的「缺點」而不能勝任工作的不乏其人。看到別人工作做得好，他們就會想「是不是自己太笨了」，長此以往，只會越來越跟不上節奏。

事實上，不是他們太笨，而是他們不適合這方面的工作。如果換個適合的崗位，他們就能遠遠地把其他人甩在身後。這就像「烏龜在地上是跑不過兔子的，可在水中，烏龜永遠比兔子游得快。」

我記得曾有一幅著名的畫，標題是：別想教會驢唱歌。這幅畫畫的是一個音樂家一邊彈著鋼琴，一邊在起勁地教一頭驢唱歌。畫中的寓意是十分深刻的：雖然驢幹起活來任勞任怨，但如果教驢唱歌，只是枉費力氣。其實人也和驢一樣，各有長短，要實現人生的價值就要懂得揚長避短。

給大家說段我的經歷吧：

劉小姐是一位從大學商學院畢業不久的高材生，她躊躇滿志地進入某家私人公司做公關，然而，由於她的性格過於敏感，也不願跟別人交流，幾年工作下來，很多員工都對她有意見，這導致她整天都活在痛苦之中。

有次我講課結束後，她找到我將自己的情況說了一遍，我對她說了一句話：「劉居士，你性格這麼敏感，對小細節又這樣敏銳，何不考個證，改行做會計或者審計工作呢？」她聽了覺得很有道理，後來真的成了一名會計工作者，而且做得很好。這是前段時間，她又一次找我交流時，我所得知的。

總之，凡事都有兩面，一個人的缺點，反過來就是他的優點。有句話說得好：「世上沒有天生的庸才，只有放錯位置的人才。」只要你懂得把自己放在正確的位置，善用自己的長處，你就可以活得如魚得水。

佛曰：不要等到有人讚賞你時才相信自己，每個人都有自己的優點和長處。等到別人讚賞之時，恐怕已經太遲了，因為生命屬於你只有一次。所以說，儘早找到適合自己的、能發揮自己長處的工作，才是實現人生價值的關鍵。

為人者終為己

我平時常常聽到各種各樣的抱怨。這人說「老闆讓我幹這個幹那個，累死了」，那人說「主管什麼事都派給我，忙死了」，以至於做事時，都是馬馬虎虎，像完成任務似的。這樣一來，往往勞而無功，還得受到批評。這時候，很多人都會抱怨。但是，你知道嗎？你做的每件事都是為自己而做，都是為自己消業，為自己積福。

給大家說個故事，你們就明白了：

有個老木匠即將退休，老闆捨不得他，不想讓他走，就告訴他讓他再建一座房子再走。老木匠雖嘴上答應，但心裡想自己都要退休了，幹嘛還得聽你的，在蓋房時，自然心已不在工作上，用的是差料，出的是粗活。然而，當房子建好時，老闆說這就是送給他的退休禮物。老木匠聽後既羞愧又後悔，他沒想到建的竟是自己的房子，但已經晚了。

其實，做其他事何嘗不是如此？你所做的任何事，最終都是讓自己受益。比如主管給你多派活兒，讓你幹得比別人多，其實也是在鍛鍊你，等到你磨煉得差不多了，定會讓你擔當重任。你平時做好事，幫人幫到底，看似自己吃了虧，但到最後，福報還是會輪迴到你身上。所以說，做任何事，都要想著這是在為自己而做，要做就要做到最好，只有這樣，你為自己所積的德才會越來越多。

我們寺中的僧人，平時事也不多，但他們都在盡心盡力地去做，哪怕掃個地，擦個桌子都是一絲不苟。為什麼呢？因為他們都懂得這樣做是在為自己成佛做準備。

在家庭中，有的人會說：「家裡所有的活兒都要我一個人幹，他們什麼也不做，憑什麼啊？」

其實，這是沒有智慧的表現，因為這是給你創造機會讓你消業積福。你的身體雖受了點苦，但換來的是家庭的和睦。你想啊，你多幹活兒，家人都會看在眼裡，你做得認真，家人更會記在心裡，這樣矛盾自然就少了，一家人其樂融融，事事順心，你也是最大的受益者。家庭如此，工作亦如此。這些事都是在讓你增長智慧，增長福德，昇華自己，沒有什麼壞事，都是好事。

總之，人這一生，會遇到許許多多的事，更要做許許多多的事。有的事簡單，有的事複雜；有的事細小，有的事巨大。其中有一大部分看似在為別人做，其實歸根到柢是為自己而做，所以我們一定要認真對待，做到最好，要知道，你的辛苦是不會白費的。

害人者終害己

現在的社會充滿了競爭，而有些人面對激烈的競爭，選擇了錯誤的行為方式，最終受害的還是自己。看到別人比自己好，就想方設法去搞破壞，看到別人比自己跑得快，就試圖去絆倒他。事實上，你做這些都是在浪費時間，別人過得會越來越好，跑得會越來越快，你們之間的距離會越拉越大。

為什麼這麼說呢？因為，你絆倒別人後，別人會從中吸取教訓，積累經驗，爭取在未來做得更好。可能他們還會對你的所作所為心存感激，因為這樣磨煉了他們的心智，增強了他們的能力。況且，你費盡心思地絆倒別人，只會耽誤自己，虛擲光陰，你將因此落後於別人，最終絆倒的只是你自己。

雖說我們學佛之人都淡泊名利，但無形之中還是存在一些競爭的，比如現在的佛家寺院也有不少，但我們都希望光大自己的寺院，那怎麼辦呢？總不能去敗壞人家的聲譽，所以我們能做的就是經常交流，相互切磋，然後大家共同提升。

前段時間，我在書上看到這麼一則故事：

在一次宴會上，一名作家與一位女士對坐，他出於禮貌說了一聲：「您真漂亮！」可那位女士卻不領情，高傲地說：「可惜我無法同樣來讚美您！」沒料到作家溫婉平和地說：「那沒關係，您可以像我一樣，說一句謊話就行了。」那位女士聽到後羞愧地低下了頭。

這個故事很有道理，若你總想著去攻擊別人，那麼受傷的總會是你，這就是所謂的搬起石頭砸自己的腳。所以說，不管大家學佛不學佛，不論你從事何種職業，都要切記：**成功不是靠絆倒他人得來的，提升自己才是關鍵！**

善於傾聽的人最有實力

我發現，有很多人有這樣的情況：自己說話的時候，都希望別人能夠聽得進去，而別人講話的時候，自己則是左耳朵進右耳朵出，完全聽不進去。可以說這是眾人的通病，而也正是這個通病，會讓你的人生道路蜿蜒曲折。

如果你足夠細心就會發現，不論是現實中的得道高僧，還是電視中的佛祖、菩薩，他們在跟別人交談的時候，話都很少。任憑別人如何長篇大論，他們只是一句「阿彌陀佛，善哉善哉」。是他們不善言辭嗎？當然不是，他們都是滿腹經綸，講起道理來，可令頑石點頭。他們之所以話少，是因為把時間都用來傾聽別人訴說了，而這也正是他們能夠取得大成就的關鍵原因。

我曾聽一個居士講過一個故事：

曾經有個小國到中國來，進貢了三個一模一樣的金人，把皇帝高興壞了。可是這小國不厚道，同時出了一道題目：這三個金人哪個最有價值？皇帝想了許多辦法，如請來珠寶匠檢查，秤重量，看做工，都是一模一樣的。怎麼辦呢？使者還等著回去彙報呢。泱泱大國，不會連這點小事都辦不到吧？

最後，有一位老大臣說他有辦法。於是，皇帝將使者請到大殿，只見老臣胸有成足地拿著三根稻草分別插入三個金人。插入第一個金人耳朵裡的稻草從另一邊耳朵出來了；插入第二個金人嘴裡的稻草從金人的嘴巴裡直接掉出來；而插入第三個金人嘴裡的稻草進去後直接掉進了金人的肚子，什麼響動也沒有。據此，老臣說：第三個金人最有價值！

毋庸置疑，答案正確。其實，這個故事中的第三個金人，就如生活中那些善於傾聽的人，能夠反覆琢磨聽到的資訊，從中總結出更多的經驗，讓自己受益。

善於傾聽的人，才能知己知彼，審時度勢，從而少犯錯誤，少走彎路。在生活中，傾聽能使我們的誤會變得更少；在工作中，傾聽會使團隊變得更有效率，氣氛更加融洽。

總而言之，最有實力的人，未必是最能說的人，但肯定是最善於聽的人。佛祖給我們兩隻耳朵、一張嘴巴，就是讓我們多聽少說。可見，善於傾聽，你才能離成功越來越近。

滿招損，謙受益

一隻四處漂泊的老鼠在佛塔頂上安了家，牠覺得佛塔裡的生活實在是幸福極了，牠既可以在各層之間隨意穿越，又可以享受到豐富的供品，甚至還享有別人所無法想像的特權。那些不為人知的佛經祕典，牠可以隨意咀嚼；人們不敢正視的佛像，牠可以自由休閒，興起之時，甚至還可以在佛像頭上留些排泄物。

每當善男信女們燒香叩頭的時候，看著那令人陶醉的煙氣慢慢升起，這隻老鼠總是猛抽著鼻子，心中暗笑：「可笑的人類，膝蓋竟然這樣柔軟，說跪就跪下了！」

有一天，一隻餓極了的野貓闖了進來，牠一把將老鼠抓住就要吃掉。「你不能吃我！你應該向我跪拜！我代表著佛！」這位高貴的俘虜抗議道。「人們向你跪拜，只是因為你所占的位置，而不是因為你！」野貓說罷，就把老鼠吃了。

這個故事可能你也聽過，但你是否認真地思考過，放在自己身上對照過，我想大部分人是沒有的，而且說不定你就正在做著「老鼠」那樣的事。

現在有很多人，看到別人很尊重他，就洋洋得意，認為自己精英無比、高高在上，殊不知那是因為別人有求於他。不知這些人有沒有想過，當他們失勢之時別人又會怎樣。

曾國藩大家都認識，其家族綿延至今一百九十餘年，共出有名望的人才二百四十餘人，沒有出一個紈褲子弟。為什麼呢？全在「勤、孝、儉、仁、恆、謙」六個字，他要求子女「不要有半點官氣，不許坐轎，不許喚人添茶，不許斥罵僕傭，不許輕慢鄰居，不許仗勢欺人。」這些正是曾氏家族興旺之因。

所以說，大家不要心高氣傲。在職場中，別人找你辦事，對你以禮相待，你就應當還之以禮，這樣，當你需要幫忙時，別人也不會為難你。如果你仗著自己有那麼一點權勢或者長處，就不把別人當人看，縱然一時威風，終將越走越窄。

佛說：「我不入地獄，誰入地獄？」我們也應有這種心態，在得意之時，要懂得謙卑，切不可驕奢，否則你的人生就會如「佛塔上的老鼠」一般。

做人做事切莫淺嘗輒止

在古代，書籍特別少，而且多以文言文為主，特別難懂，尤其是佛學著作。但是，很多學佛之人經過刻苦研讀後，都會有很大收穫。現在，人們的福報很大，不僅有書籍，還有電視、網路、光碟，等等，比過去的條件不知道優越了多少倍，但是，學佛有大成就的人卻少多了。

這是為什麼呢？因為現代人空有物質條件，而不知道珍惜，偶有修行之心，但不能堅持，進三步，退兩步，到頭來自然是一場空。

就拿健康來說，很多人喜歡大魚大肉，吃飯無酒不歡，時間一長，身體就受不了了，各種疾病也來了，於是只得聽從醫生的建議，清淡飲食，戒菸限酒。一天，兩天……十天，半月，或許可以堅持，身體也開始慢慢恢復了，然後就把醫生的話忘一邊了，又開始酒肉無忌，這樣自然是前功盡棄。

——想一想，你是不是這樣？

事實上，堅持也是一種修煉，不能堅持下去的人注定一事無成。

釋迦牟尼佛認為，一個人的吉凶禍福、成敗榮辱，皆取決於自己努力與否；天堂地獄，皆由己造；若想離苦得樂，只有腳踏實地地去修心養性。

大家都知道司馬光砸缸的故事，也知道他是一代大文豪，可卻少有人知司馬光小時候是個貪玩貪睡的孩子，為此他沒少受先生的責罰和同伴的嘲笑，但後來在先生的諄諄教誨下，他決心改掉貪睡的壞毛病。

為了早早起床，他在睡覺前喝了滿滿一肚子水，結果早上沒有被憋醒，卻尿了床，於是他就用圓木頭做了一個「警枕」，早上一翻身，頭滑落在床板上，自然驚醒。從此他天天早早地起床讀書，長期堅持不懈，終於完成了《資治通鑑》，成為了一個學識淵博的大文豪。

總而言之，我們要想在自己的領域取得成功，絕不能淺嘗輒止，一定要沉浸下去，幾十年如一日地堅持，如此方可有成。

一念天堂，一念地獄

佛家主張行善，但很多事，從表面看，竟然難分善惡。比如，A國遭遇天災，國內資源匱乏，導致民不聊生，於是國王率軍侵略B國，以救本國百姓；B國人民為保家衛國，只能奮起抵抗。從表面看，雙方都在殺戮，都認為自己在為國為民，試問誰善誰惡？

如果僅從表面看，無法辨別到底誰善誰惡，但是，看事情不可以只看表面，而應看當事人的「起心」。要知道，學佛離不得一個心字。A國遭遇天災並不能做為討伐他國的理由，如果說「遭遇災禍就可以以善的名義去侵略他國」的話，無異於說「強盜為了吃飯去搶劫也是正當的」。所以在這裡，A國為惡而B國為善。

再給大家說個小故事吧：

有一個小沙彌剛學禪不久，總是愛問禪師一些問題。這天，他又來問禪師，他說：「禪師，您曾說學佛的目的就是要普渡眾生，可如果碰到一個壞人，他已經喪失了人性，失去了做人的資格，那還要超渡他嗎？」

禪師沒有直接作答，只是拿起筆來，在紙上反寫了一個「佛」字，然後問小沙彌：「這是什麼？」小沙彌說：「是一個字，只不過寫反了。」「那它是什麼字呢？」禪師緊追不捨。「是一個『佛』字！」小沙彌毫不含糊。

禪師又接著追問：「那反寫的『佛』字算不算佛字？」「不算！」小沙彌堅定地回答。「既然不算，那你為什麼又說它是個佛字？」「算！」小沙彌馬上改口。「既然算是個字，那你為什麼又說它反了呢？」小沙彌愣了一會兒，不知如何作答。

禪師認真地說：「正寫是字，反寫也是字。你說它是佛字，又說那是反寫的，是因為你心裡有真正『佛』字的印象。如果你原來就不認識這個字，即使我寫反了，你也無法分辨出來，如果只教給你反寫的佛字，那麼你遇到正寫的佛字恐怕就要說是寫反了！」小沙彌聽罷沉默了，眨巴著眼睛，似有所悟。

事實上，人和那個「佛」字一樣，看問題的角度不同，站的立場不同，就會對「善惡」有不同的理解。所以，要知道什麼是善，什麼是惡，從表面看是不行的。善惡的關鍵在於我們的起心動念，只要做任何事都懷著一顆善心、誠心，那麼就是對這個世界最好的行善。

正所謂「一善一切善，一花一世界，一樹一菩提」，一朵花開了整個世界都會因之而美麗，一個人善良了天下都會因此而平和——願天下人早日找回那顆內在的至善之心。

總之，我們做任何事之前都要用心想一下，這樣做是否問心無愧，如果人人都能這樣，天下自然太平。大家都吃得香，睡得好，心安理得，悠游自在，自然百病不侵，身體強健。

玉不琢不成器，人不修不成才

一棵樹苗要想長成參天大樹，離不開修修剪剪。一個人要想成功，離不開自我反省、及時改正。因為樹有很多分叉，影響了成長，人有很多壞習慣，阻礙著成功。

說到壞習慣，無非就是佛教中講的貪、嗔、癡，它們造作了無邊無量的罪惡。現在的很多人，一味貪圖享受，妄起貪嗔癡之心，卻不知，自作終須自受。其實，佛陀在兩千五百多年前就毫無保留地給了我們警示，如果我們仍然一意孤行，最終只能自食其果。

那麼，要怎麼做才能改掉自己的壞習慣呢？我認為，大家可以先用筆把自己認為不好的習慣或行為寫下來，然後放到自己身上一一對照，看自己是否有同樣的情況。如果有，請認真想一下自己為什麼會有這些習慣？這些習慣的好處在哪裡？壞處在哪裡？等你想清楚了，你就會發現這些習慣對自己有百害而無一益，只是一種行為慣性而已。這時，你自然就有動力去改正。要是不寫下來，恐怕你很快就忘了。

但要注意，**當一個人的壞習慣很多或過於頑固時，不能操之過急，要一點一點地改，否則可能欲速而不達**。

總之，人的壞習慣有很多種，但沒有一種是有益的；不解決掉，它就永遠都在那裡擺著，永遠都會煩著你，纏著你，成為你的絆腳石，影響你的成長；要想儘快走向成功的光明大道，就得儘快改掉自己的壞習慣。

佛說：「諸惡莫作，眾善奉行。」對待壞習慣也一樣，只要每天改掉一點點，慢慢地，你的人格就會逐漸完善，自覺眾善奉行，自然吉祥如意。

合理分配你的時間

很多人喜歡聽我講課，其中一個很重要的原因，就是因為我能隨時說出很多佛學上的警句。曾經有人跟我說：「師父，聽您講課就像是在聽一段自己喜歡的音樂一樣，什麼都不再去想了，真舒服。」

我得癌症以前就喜歡講課，身體康復後也喜歡講課，但是前後的性質已經不一樣了。得癌症以前，我是個非常有名的醫生，經常滿世界跑，出門車接車送，坐飛機有人提前把票買好。現在回想起來，那時候，我真是被名利沖昏了頭腦。

後來，我生病躺在床上，動不了了，腦子裡就反覆出現以前背誦過的經文。記得有一次，我忽然想起普賢菩薩曾說過的一句話：

是日已過，命亦隨減，如少水魚，斯有何樂？
大眾當勤精進，如救頭燃，但念無常，慎勿放逸。

意思是說：人身難得，中土難生（中土就是中原大地，這句話的深層意思是：做人能夠得到正法很難），這一天已經過去，生命也隨之減少一日。就像逐漸乾涸的水流中的魚一樣，死期將至，還有什麼快樂可言呢？所以我們應當如火已燒到頭上一般，緊迫地精進修行，時時這樣觀修無常，切不可懶散放逸啊！

當時我感觸非常深，一連好幾天，嘴裡都不停地重複這句話。我也明白了，為什麼有人會成功？有人會健康？而我卻躺在病床上？因為在同樣的時光裡，大家對時間的分配不一樣：成功的人將它合理分配，失敗的人拿它來做無用功；健康的人把它用於修身養性，多病的人將其耗費在不良的生活習慣上。

想通了這一點後，我明白了自己現在首要的任務就是修身養性，我開始合理地分配自己的時間，每天堅持鍛鍊、誦經。

後來，隨著身體慢慢好轉，我又把首要任務放在修身和利他之上，在強身修心之餘，再給別人看看病、講講課。就這樣，我的身體越來越好。

所以，我經常在講課的時候跟大家說：「要工作，要顧家，要健康，能兼得嗎？能！只要合理分配自己的時間，不僅能，還能讓你越來越好，越來越成功！」

你認識自己嗎？

有的人天天上寺裡拜佛，卻不知道佛是什麼？總以為佛就是法力無邊，能幫助人實現各種願望的存在。

——其實大錯特錯。

佛只是剖解了人生和宇宙真相的法則。也就是說，佛是在幫助你了解你所處的環境，讓你更加了解自己。

比如說，春夏秋冬，能改變嗎？不能，因為這是自然法則。人從娘胎裡一出來，就一天天地長大，到了中年又開始慢慢衰老，生老病死，悲歡離合，這些都是自然法則，無法抗拒。在自然法則面前，唯有去適應它，我們短暫的人生才能快樂。所以，我們怎麼能對自己和自己所處的環境都一無所知呢？

所以說，我們要認識自己，了解宇宙，這樣才不會困惑，不會煩惱，不會再「處處都是『我』，時時刻刻想著『我』，被『我』字所約束」。從此，才可轉迷成悟，離苦得樂，得大自在。

《六祖壇經》裡有一句話說得好：佛法在世間，不離世間覺。佛是什麼？是我們沒有被迷惑的生命的本原自性，是宇宙的本體。你看陽光，它有分別嗎？會只照耀好人而不照耀壞人嗎？

它沒有分別，而我們的自性也同樣不能有分別！為什麼人會生病？就是因為妄想、執著、分別。人如果天天生氣，遮蓋了自性的光芒，就會導致體內的組織得不到足夠的營養，就像植物得不到陽光，身體能好嗎？所以，學佛不能向外看，而要向內照，時時觀照自己的起心動念，是在找自己的缺點毛病呢？還是在挑別人的缺點毛病呢？

要知道，紅塵紛擾，我們要想出淤泥而不染，就要學會管住自己的心，守住自己的六根八識。對此，佛學裡有首詩很有借鑑意義：

八個兄弟一個胎，五個出去做買賣。
一個伶俐一癡呆，一個在家把賬開。

我給大家解釋一下，所謂「八個兄弟一個胎」，意思是指我們身體裡住著八個兄弟，分別是佛門中所說的「八識」——眼識、耳識、鼻識、舌識、身識、意識、莫那識、阿賴耶識。

前五識是沒有意識的。比如說眼識，我們的眼睛能看到各種各樣的東西，就是眼識的功能。注意，眼睛只能看見，而不會分別；如果你在區別這個是書、那個是筆，這已經是意識在起作用了。意識是第六識，只要前五識中有一識起作用，意識便同時俱起。第七識莫那識（莫那是梵語），也就是我識、我執的意思，就是我心執著的本源。第八識阿賴耶識，是一切善惡種子寄託的所在。

「五個出去做買賣，一個伶俐一癡呆」，是什麼意思呢？就是說：凡是眼、耳、鼻、舌、身這五識所能感受到的，第六識「意識」都能區分好壞。

因為有了第六識，所以我們在眼睛往外看時，看到好的，就想索取，看到不好的，就感到厭惡；耳朵聽到悅耳的就開心，不悅耳的就煩惱；舌頭嘗到香的我們就貪吃貪喝；鼻子聞著香的嘴裡就饞涎欲滴；身上冷暖合宜我們就會感到舒服。

第六識意識就像人去做買賣一樣，光想著把好的占有，壞的拋棄；而第七識莫那識是我執，不區分好壞，你說好我也要，你說不好我也要，所以說「一個伶俐一癡呆」。

所謂「一個在家把賬開」，這個兄弟是誰啊？就是第八識阿賴耶識，也就是我們的自性。

這首詩總的意思是說：人們在生活中會因為形形色色的外界刺激而產生各種意識，從而生起得失好惡之心，並在內心深處種上貪執、分別等惡種，而種瓜得瓜種豆得豆，這些帳目在將來都得人們自己買單。

——既如此，你幹嘛不種上一個善種呢？

大家去寺院的時候都會念「阿彌陀佛」，可你知道嗎？如果你見了所有人，都念阿彌陀佛，罵你的時候你一句「阿彌陀佛」，讚你的時候你還是一句「阿彌陀佛」，就能洗刷內心深處的惡種，改種上善種，並在未來收穫善果。如此修行下去，終能明心見性，自然不會再被外界左右。

不以物喜，不以己悲

大文豪蘇東坡各位都知道吧？就是吟「大江東去，浪淘盡，千古風流人物」的那個詩人。他曾被派遣到江北瓜州任職，居處和他的好朋友佛印禪師所住的金山寺只隔著一條江。有一天，蘇東坡坐禪欣然有得，便作了一首偈子來表達他的境界，並且很得意地派書僮過江把偈子送給禪師，並囑咐書童看看禪師是否有什麼表揚的話？偈子上說：

稽首天中天，毫光照大千。
八風吹不動，端坐紫金蓮。

要說呢，蘇東坡不愧是豪放派的，這偈子寫得真是不錯，汪洋恣肆，豪邁奔放。前兩句「稽首天中天，毫光照大千」是說世間沒有比佛法更高的了，其光芒照耀著大千世界，我對他頂禮膜拜。後兩句是「八風吹不動，端坐紫金蓮。」八風是哪八風呢？稱、譏、毀、譽、利、衰、苦、樂。八風也叫四順四逆，就好像是八種境界風，能夠吹動人的身心。無論別人讚美我還是挖苦我，都不能讓我心動，我就像佛一樣，莊嚴地坐在紫金蓮上。

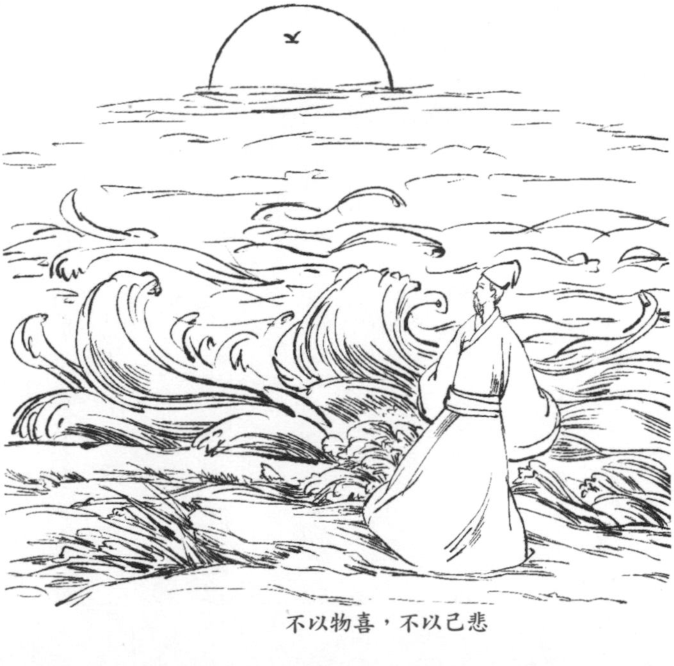

不以物喜，不以己悲

禪師看了以後，拿起筆來，只批了兩個字，便讓書僮帶回去。蘇東坡以為禪師一定會讚嘆自己境界很高，看到書僮拿回的回語後，急忙打開一看，只見上面寫著「放屁」兩字，無名火不禁升起。於是，他便乘船到江對岸去找禪師論理。船快到金山寺時，佛印禪師早已站在江邊等待，蘇東坡一見禪師便怒氣沖沖地說：「禪師，我們是至交道友，你怎麼能罵我呢？」

禪師聽了呵呵大笑地說：「你不是八風吹不動嗎？怎麼讓我一屁就打過江來？」蘇東坡聽後羞愧不已，無言以對。

蘇大學子又在家修煉了一段時間，然後去找老禪師，見到禪師以後，他問：「老禪師，你看我像什麼？」老禪師說：「阿彌陀佛，你像一尊佛啊！」隨即老禪師反問：「你看我像什麼？」蘇東坡說：「我看你像一堆糞。」

言畢蘇東坡非常得意，可算贏了老和尚了。回家以後，他迫不及待地把事情的經過跟蘇小妹說了一遍。蘇小妹一聽，說：「你又輸了。」蘇東坡不解：「我怎麼輸的？」

蘇小妹回答：「因為你心想什麼，你就是什麼。當時你心想的是糞，當然你就是糞了。」

看了上面的故事，大家要明白一個道理，做人不要被別人牽著鼻子走，不要為別人對你的看法所動。如果別人誇你你就高興，別人奉承你你就得意，別人罵你你就記恨，並且伺機報復，這是不行的。做人要憑自己的心活著，不要被各種外境所困擾——大家懂了嗎？

其實，在現實生活中，不如意之事十有八九，如果我們凡事斤斤計較，不能用一種瀟灑豁達的心態淡然處之，恐怕只能在心中留下一個個「疙瘩」，滋生無邊煩惱，進而影響我們的健康，拖累我們的事業。

如果大家在日常生活中細心些，就不難發現，當談論別人的時候，人們往往可以談笑自如，但是當談論自己的時候，能談笑自如的人是非常少的。而這就是心裡有「疙瘩」的表現，證明很多人還是太在乎別人對自己的看法，總擔心別人笑話自己，可憐自己。卻不知，這樣一來，只會徒增煩惱，疾病自然接踵而至。

還有很多人，總是喜歡跟別人過不去，看這人不順眼，看那事不順心，搞得自己氣出一身病，實在可憐可嘆！試問塵世間，誰未做過可笑之事，誰又不是可笑之人？寬厚的佛祖，何時譏笑過芸芸眾生？而我們，何不以悲憫之心善待眾生，接納萬事萬物？

我在醫院當醫師的時候，病房裡病人特別多，有時候我聽到病人痛苦地呻吟，感到心煩，就會說：「有那麼疼嗎？你就不能忍忍？」直到後來我生病了，感同身受之下，想到那時候自己的嘴跟刀子似的，這才後悔不已。正所謂「己所不欲，勿施於人」，後來，在講課中，我經常拿這件事舉例，而現在，我要把它寫出來，警醒大家。

隨著我的身體越來越好，一有空閒，我就給人看病，一有時間就給別人講課，我時刻提醒自己，再也不要犯以前的錯誤了。

很多人做錯了事，生怕別人知道，於是百般遮掩，結果越陷越深，最終無法自拔。歷史上，這樣的例子很多。大家要知道，「知錯能改，善莫大焉」，錯了就是錯了，要勇於承認，不要藏著掖著，更不要害怕別人指責。

只有這樣，我們才能做真正的自己，而不是別人眼中的自己。更進一步，若能做到「不以物喜，不以己悲」，我們的心境就不會因外界的是是非非而起波瀾，如此煩惱自去，健康、快樂也隨之而來。

第五篇

重點整理

◆**放下心頭的負擔：**只有放得下，你才能走得更遠。

◆**放低自己才能登上頂峰：**如果你想登上成功的頂峰，就必須學會放下身段，放低自己，即便取得了顯著的成績，依然能夠以平常心與別人交往，看到別人的長處，承認自己的不足，這樣你才能為自己積蓄更多的正能量。

◆**善於傾聽的人最有實力：**善於傾聽的人，才能知己知彼，審時度勢，從而少犯錯誤，少走彎路。在生活中，傾聽能使我們的誤會變得更少；在工作中，傾聽會使團隊變得更有效率，氣氛更加融洽。

◆**合理分配你的時間：**工作、家庭、健康能兼得嗎？能！只要合理分配自己的時間，不僅能，還能讓你越來越好，越來越成功！

◆**不以物喜，不以己悲：**錯了就是錯了，要勇於承認，不要藏著，更不要害怕別人指責。只有這樣，我們才能做真正的自己，而不是別人眼中的自己。更進一步，若能做到「不以物喜，不以己悲」，我們的心境就不會因外界的是是非非而起波瀾，如此煩惱自去，健康、快樂也隨之而來。

第六篇

禪有三寶佛法僧，我有「三」藥渡眾生

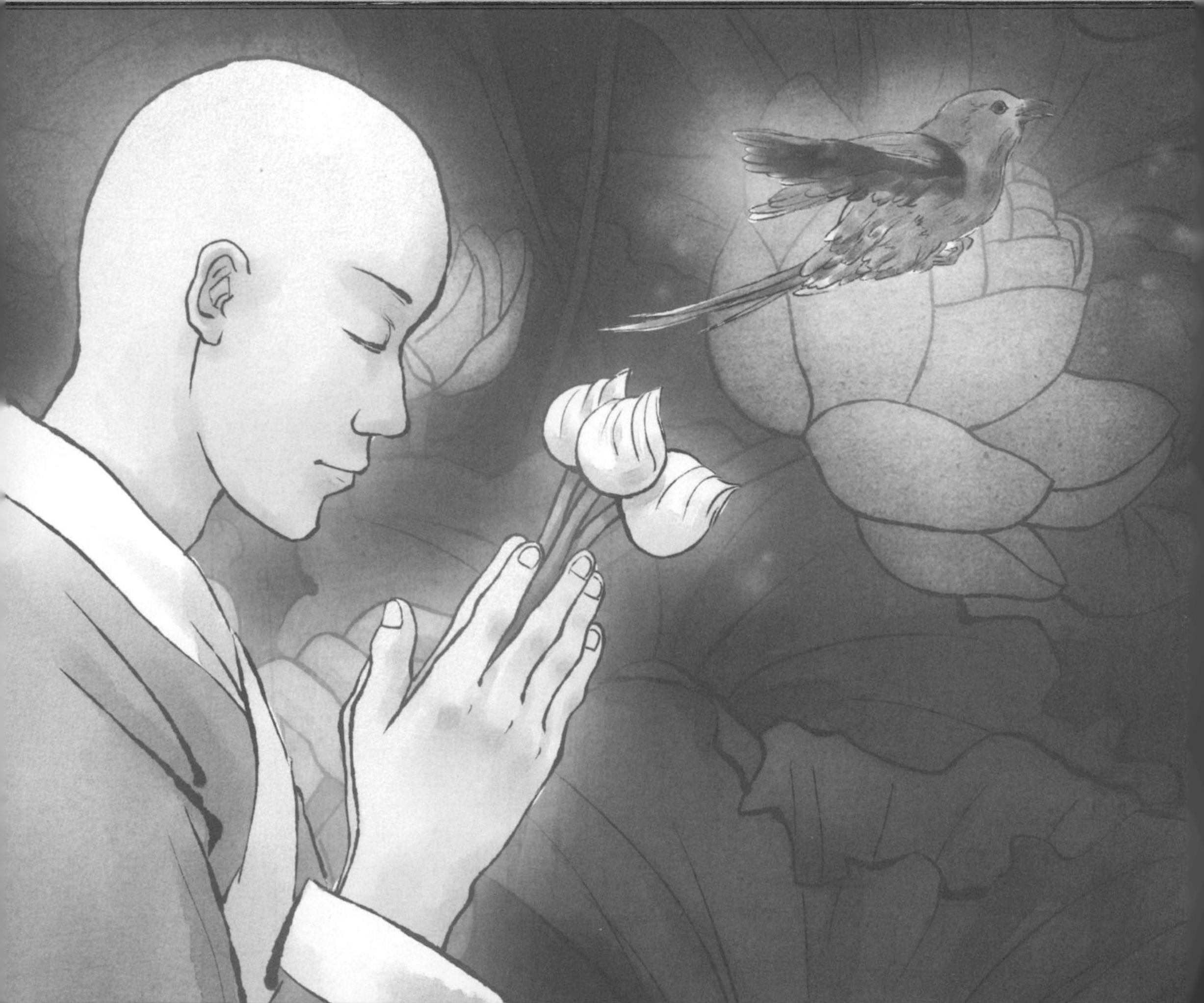

為什麼成功之人精氣神十足？

「精氣神」是生命的原動力，是我們健康的基礎、事業的本錢，對人而言，無比珍貴。試問，你們見過哪位成功人士在人前無精打采、唉聲嘆氣的嗎？——沒有！包括我自己，每次出去講課都是精神飽滿的，我這並不是自誇，只是想說明一件事，精氣神的好壞對人的事業成敗很重要。

你的精氣神好了，外觀自然陽光，充滿了正能量，別人看見心情也好，說起話來，談起事情來，自然也就順利多了。如果你天天跟沒吃飯一樣，委靡不振，讓人看了就不舒服，誰還有心情和你打交道？

另外，我發現，大部分沒有精氣神的人，他們的運氣也不怎麼好，往往處處碰壁。這就應了一句話：「念佛多感應佛，鬼都遠離，走到哪裡都是一片光明正氣；貪念多感應鬼，菩薩護法都遠離，對什麼都懷疑恐懼。」

那麼，怎樣才能時刻保持充足的精氣神呢？首先，最重要的就是在面對別人時，要盡力擺出最好的精神狀態。我在病最重的時候，骨瘦如柴，手無縛雞之力，但是一看到有人來找我，我就立刻強打精神，迎接客人。等人一走，我難受得淚都流出來了，但就是不能在人前示弱，不能把自己的痛苦、煩惱等負面因素帶到別人面前。

事實上，大部分情況下，我們提不起精神，是因為我們的身體出了問題。所以，我們要想精神好，還要從根本上調理自己的身體，腎虧補腎，肺虛強肺，使自己帶著充足的精氣神去待人接物。這樣不僅對我們的身心有益，也是在為美好的明天造橋鋪路。

我小時候學中醫，可不像現在學中醫的學生們，他們對中醫基礎、生理解剖什麼的都要學，而我那時候學的可是純中醫，其中背湯頭歌是必不可少的。不僅要背，還要爛熟於心。跟著師父學中醫時，他隨口問你個方劑，你要是不會，十有八九就要挨戒尺了，而我從小就要強，所以把很多東西都硬記在心裡。

當時倒沒發覺有什麼好處，但是等到自己當了醫師後，一看見病人的症狀，對應的方劑自動就在腦中浮現出來。我才發覺，無形中師父留給了我一筆能讓我終身受益的寶藏。

小時候僅僅是背方劑，到了當醫師以後用得多了，我才慢慢發現，有很多方劑在名字上有很多相似之處。比如說，很多方劑都是以「三」開頭的，如三白膏、三白粉、三黑湯、三黑粥等，顧名思義，這些方子都是由三味藥組成，且顏色比較相近。後來，我就以此進行總結，因為這樣記東西的時候，更好記一些。

數字「三」，在佛教中有著特殊的意義，佛教中將「佛」、「法」、「僧」稱為「三寶」，將「經」、「律」、「論」稱為「三藏」，把領悟佛教真諦稱為「得三昧」，並認為人有三業，業有三報，就連人世間的生死輪迴也處在三種境界之內。

禪醫裡也有很多與「三」有關的方劑。在這一章，我專門把「三」列出來，也是有原因的。首先是簡單實用，這一章裡的方子，大多只有三味藥，事實上，由三味藥組成的中藥方子非常多，這裡我選出來的，都是經過實踐證明有效的。

其次，利於總結歸類。如果把每種方藥比喻成手掌上的細紋，那麼經過總結歸類之後，這些方劑就是一雙手，握起來就能當拳頭用。我相信，大家在看完這一章之後，對這些方子的印象也會異常深刻。

一碗三白飯，俱補精氣神

古人說：天有三寶日、月、星，地有三寶水、火、風，人有三寶精、氣、神。由此可見，「精氣神」三者，是人體生命狀態的關鍵，只要保持精足、氣充、神全，自然祛病延年。若你感覺自己精力不充沛、氣短、乏力，恐怕就要注意了。

前段時間，寺院裡新來了一個義工，家庭條件特別好，她自己說：「在家閒得心慌，出來找點事兒做，給佛祖打打下手，也給家人祈點福。」慢慢接觸多了，我才知道，她只比我大兩歲，但已被高血壓、高血脂纏身，精神狀態非常差，體質也不好，三層樓房都爬不上，整日吃過飯就打瞌睡。用中醫的養生觀點講，就是精、氣、神全無。

於是，我給她講了一個故事：

北宋有一個大文豪叫蘇東坡，一天，蘇東坡與文友劉貢父閒談時，洋洋得意地自誇：「我與弟弟當年在家鄉讀書時，每天都吃『三白飯』，那味道真是鮮美極了，我不相信人間還有比這更好吃的『八珍』！」劉貢父好奇地問：「三白飯是哪三白呀？比八珍還好吃？」蘇東坡賣起關子，請劉貢父猜測。劉猜測了半天都猜不出來，蘇東坡這才笑嘻嘻地說：「一撮鹽、一碟白蘿蔔、一碗飯，這不就是『三白飯』嗎？」劉貢父聽了，恍然大悟，不由拍掌大笑，連連說妙。

過了一些日子，劉貢父派人送請帖給蘇東坡，說是要請蘇東坡吃「皛飯」。蘇東坡搞不清楚「皛飯」是什麼飯，百思不得其解，最後只好對家裡人說：「劉貢父書讀得多，知識淵博，請我吃『皛飯』，一定有出處！我得去見識一下！」等到他去劉貢父家中一看，只見桌上擺著鹽、蘿蔔、米飯三樣，這才恍然大悟，原來是劉貢父把「三白飯」變了個花樣，稱之為「皛飯」，而「皛」字正是由三個「白」組合而成的。此時正當中午，蘇東坡腹中飢餓，明知道上了兄弟的當，也只得狼吞虎嚥地把桌上的飯菜吃得所剩無幾。

可這「虧」是不能白吃的，蘇東坡一邊吃飯一邊就想，怎麼來收拾一下劉貢父，可一直沒有想到好的法子，眼看天色已晚，只得鬱悶地告別劉貢父，走到門口時，蘇東坡靈光一閃，計上心來，回頭笑嘻嘻地對送他的劉貢父說：「請先生明天中午過來吃飯，我家新請了一個廚子，手藝高超，我將以最好吃的『毳飯』款待先生！」劉貢父聽了有些困惑，怕被蘇東坡戲弄，但又不知「毳飯」是什麼飯，可想想蘇東坡確實是個美食家，他這麼說，肯定有好吃的，便答應到蘇東坡家品嘗。

第二天，劉貢父來到蘇東坡家，坐在客廳裡和主人高談闊論起來。不知不覺，過了午餐時間，劉貢父腹中唱起了「空城計」，便要求蘇東坡開飯。蘇東坡說：「等一會兒！還有朋友要來！」又吹了一會兒牛，劉貢父先後催了三次開飯，蘇東坡只是笑笑說：「再等一會兒！」劉貢父這時餓得受不了，直叫起來：「蘇東坡，朋友怎麼還沒有來？我快要餓死了！」這時，蘇東坡才慢悠悠地笑道：「鹽也毛，蘿蔔也毛，飯也毛，這不是『毳飯』又是什麼呀！」

原來，按蘇東坡四川老家方言，「沒」字讀音為「毛」，三樣東西都沒有，所以戲稱為「毳飯」，以此和老朋友開了一個玩笑。等到劉貢父弄清楚「毳飯」的意思後，蘇東坡這才命人備飯款待老友。

這個義工聽了哈哈大笑，笑完了她也明白了，說：「師父，您是不是讓我也天天吃三白飯啊？」

我點了點頭，然後說：「大米性味甘平，有調脾養胃，益精強志的功效，你看漢字『精』旁邊不就是一個『米』字嗎；而白蘿蔔呢，則可以增強機體免疫力，促進消化，幫助胃腸蠕動，促進新陳代謝；食鹽則是飲食中不可缺少的調味品，鹹入腎，激發腎氣，而腎中元氣是維持生命的原動力，所以人吃了鹽才會有勁。」

三藥方 1

三白飯．補精氣神

❶一撮鹽，一碟白蘿蔔，一碗白飯。

❷不用過度拘泥三種食材的比例，按照自己的口味做就可以了。但適量即可，不宜過多。

所以，別小看這一碗食材簡單的三白飯，它可是精、氣、神全補呀。《千金要方》中說：「飲食當令節儉，若貪味傷多，老人脾胃皮薄，多則不消。」因此，人老了，大魚大肉什麼的最好少吃為妙，還是多吃點三白飯吧。做飯的時候，不用過度拘泥三種食材的比例，按照自己的口味做就可以了。

一個月後，她見到我說，她的身體比以前輕了，也比以前更有勁了。三個月以後，她已經跟剛來寺院做義工時判若兩人。

多喝三白粥，清心又除煩

很多人不明白，為什麼出家人整天吃齋飯，沒一點兒油水，可身體素質卻一點兒也不差，反倒是那些整天魚肉不斷的人，反而把身體給吃垮了。我所在的古禪寺，位於始祖山腳下，很多人到寺院裡進完香以後，都會爬一爬始祖山，但是大都會氣喘吁吁，要歇上好幾次才能到達這個不足一千公尺高的山頂，反而是我和寺裡的小師父們，每天都要上上下下好幾趟，照樣面不紅心不跳。我們的體力之所以這麼充沛，其實跟每天三頓不離粥有很大關係。

食粥可以補力氣，關於此，還有個美麗的傳說：

相傳，釋迦牟尼成佛之前，曾遇見一位牧羊女子，女子見佛祖苦行多年，餓得骨瘦如柴，便送他乳糜（梵語中粥的意思）食用。佛祖吃了乳糜後恢復了體力，端坐在菩提樹下入定，終於得道成佛。

曾有位老先生，向我尋求治病的法子。他是一位陰虛火旺體質的人，經常口渴煩躁，小便少且色黃，骨蒸潮熱，心煩少寐，特別是天氣炎熱的時候，他汗出如雨，就跟坐在桑拿房裡一樣。另外，因為他心脾有熱，所以消化系統也不怎麼好，一吃油膩乾燥的食物就消化不良，肚子發脹。

當時我就讓他每天早晨和晚上堅持服用大米熬的粥，因為大米通脾胃，養陰潤燥，除煩渴，利小便。再加上些許利水滲濕的白茯苓和清暑濕的白扁豆，效果非常好。另外，加入白茯苓後，這碗粥不但可以滋陰除煩，調和脾胃，還可以寧心安神，美容養顏。在《神農本草經》中，把茯苓列為上品，認為有「久服安魂養神，不飢延年」的作用。

他堅持一個月後，前來向我表示感謝，說自己身體狀態大大好轉，心情舒暢了許多，不像以前那麼急躁易怒了，消化不良的老毛病也好了，臉上也滋潤了許多。去醫院檢查，發現各項指標都有所改善，對此，連他的主治醫師都很吃驚。

這道粥是我以前在翻閱醫書的時候看到的，因為所用食材的顏色都是白色的，故名「三白粥」。我當時感覺此粥非常不錯，就隨手記了下來，後來我向很多人推薦過，反應都不錯。具體作法如下：

三藥方2

三白粥．清心除煩

❶白茯苓二十克，白扁豆六十克，大米一百克。
❷先用武火煮熟，然後用文火熬四十分鐘，即可食用。

藥王菩薩說：「欲生人天常受樂，應當以粥施眾僧。」所以我在此建議大家，要常吃三白粥，此粥可以使人容光煥發，延年益壽，除飢消渴，非常適合陰虛體質的人食用。米粥是佛祖給眾生的恩賜，希望大家在今後的生活實踐中慢慢體會，懂得珍惜。

常敷三白膏，美容又養顏

愛美之心人皆有之，我也曾經歷過青春少女的歲月，對此深有體會。五年前，寺裡來了一位義工，是位女商人，才四十三歲，不知在塵世因何事受挫，執意要剃度出家。我婉拒了她，因為她的孩子才七歲，她的丈夫更是背著她懇求我，說話的時候連眼淚都流出來了。

但是我不能徹底拒絕她，因為我害怕她再跑到別的地方去，到那時如果找不到人，我的罪過可就大了。於是我採取了一個緩衝的辦法，先讓她在寺院裡當三個月的義工。可能是水土不服，可能是氣候乾燥，也可能是心理原因，她來了才三個月，臉上就長了很多色斑。後來她上早課的時候經常遲到，臉上還用了很多化妝品，我一眼就看出來了。

我是個醫師，一看到人有病就著急。於是，我就到附近的草藥店裡花了幾塊錢，買了六十克白茯苓、三十克白芷、三十克白芨，並讓藥店的人用他們的粉碎機給打成粉末，回來之後放在一個小罐子裡，加點蜂蜜拌勻，然後又加了幾滴牛奶，防止過分黏膩。

做好之後我把藥交給那個女義工，告訴她，每天晚上臨睡前，用清水把臉洗乾淨，用這個藥敷臉三五分鐘後再洗掉，比用化妝品去遮蓋管用。

三藥方 3

三白膏・養顏美容

❶白茯苓六十克，白芷三十克，白芨三十克。

❷磨碎成粉，加適量蜂蜜拌勻，再加幾滴牛奶，敷臉三、五分鐘再清洗。

一個月過去了，這位女義工的心情沒有來的時候那麼壓抑了，偶爾還接接電話。又過了約二十天，她就守不住寺裡的清規了，手機不停地響，一天光電話就要接上幾十次。我覺得是時候找她談談話了，於是，我坐在大雄寶殿的佛像前，派人將其喚至跟前。我微笑著對她說：「你臉上的斑也好得差不多了吧？」她點了點頭。

我又接著說，其實人生就像臉上起斑一樣，遇到問題就得勇敢面對，光用化妝品去遮掩，遮得了一時遮不了一世。有一個問題，就有一個解決的辦法。

這個女商人還是非常聰明的，她說：「師父，我明白了，在寺裡住這三個月，我的心情好多了，很多問題也想明白了。我得回去了，最近想孩子想得厲害，生意上也有很多事得我回去處理。」

我聽了很高興，救人一命勝造七級浮屠啊！她好了，她的家庭就幸福了，她的員工就不會失業了，員工的家庭也就有保障了。救一個人等於造福了幾十個家庭，這是件多大的功德啊！

我們又聊了一些閒話，她忍不住問我那個祛斑的方子，我就告訴她，這叫「三白膏」，茯苓、白芷、白芨這三種藥都有祛斑增白的作用，特別是白茯苓，《紅樓夢》中就曾提到過每天吃碾碎的白茯苓末可以使肌膚水嫩有光澤。

她聽後非常高興，說道：「師父你真厲害，醫病又醫心！」

一勺三白湯，遠離更年期

董女士是我的一個老朋友，以前經常上寺院來上香，做義工，等等，兩年前她跟我告別說，要上蘇州兒子那兒住了。去年春節前她又來寺裡了，友人重逢，我們都非常高興。坐在一起聊天，我就問她到蘇州玩得怎麼樣。

董女士說：「甭提了，過不下去了才回來的。老是跟兒媳婦鬥嘴，還經常渾身發熱、煩躁。這次回老家來待幾天，過完年還過過去。」

我問她：「兒媳婦怎麼了？」

董女士嘟嘟囔囔說了一大堆，又是說人家懶，又說人家心眼小。

我當時一句話也沒接她，等她說完了，我說：「那該你受氣。」

她聽了接受不了，就問：「師父，你這話說得沒道理，憑什麼叫該我受氣？」

我告訴她：「凡事都有因果，你過去欠人家的，現在該還了，受人家一點氣怎麼了？現在你要不還，以後還得受氣。以後你跟你兒媳婦在一起時，就想著你是來給她還債的，就行了。」

「那我要是還不完呢？」她問。

「不可能！人情債，還起來可快了，說完就完了。」我說。

董女士聽完我的話後，說：「那我試試吧，哦，對了，您說我整天心煩、失眠是怎麼回事？」

我知道她這是更年期的徵兆，她跟兒媳婦吵架，十有八九也是因她而起，這樣的情況我見得太多了，脫口而出：「你這是人到中年，氣血不和，虛煩內擾，服一劑三白湯即可。」

三白湯最早出自明代的《醫學入門》，具體如下：

三藥方 4

三白湯．治虛去熱

❶白芍、白朮、白茯苓各五克，甘草二．五克。
❷水煎，每日分三次溫服。

此方可用於治療虛煩發熱。因為人體是一個陰陽平衡的整體，皮膚、筋脈、骨髓等全靠陰津滋養。女人一到更年期就會出現虛煩內熱、夜不能寐、盜汗、失眠的毛病，其根本原因就是氣血失養，臟腑失調。

三白湯中的白芍味酸性涼，可以養血柔肝，斂陰收汗；白朮可以固表止汗；白茯苓可以健脾利濕；三者合用不但可以調和氣血、調理五臟，久服還有美容的效果。很多婦女到了更年期，臉上的皺紋就迅速堆積，皮膚也開始萎黃，如果服用三白湯，不但可以打掃心裡的垃圾，還能打掃皮膚上的垃圾。

我叮囑她，到了蘇州那邊，這個小方子要天天服，早晚兩次也行，熬好後當茶喝也行。

到了來年三月，董女士打電話過來，說：「師父，您說得太好了，我一看到兒媳婦，就想到這是在還過去的債，沒想到我們倆現在關係好多了，另外，我的煩躁、失眠也沒有了。」

上面說的這個董女士，因為有更年期症候群，情緒不穩，容易煩躁，其實家庭的一切不和諧因素皆因她而起。但是，如果我直接說「所有的責任都在你身上」之類的話，她肯定接受不了，所以，我採取了上文所述的辦法，效果確實不錯。

如果您或您的家人、朋友有類似的問題，不妨想想「這都是我過去欠的債」，這樣一來，你們的情緒一定會穩定下來，家庭也會和睦很多。

菩薩賜我三黑粥，兩眼視物似金燈

眼睛是智慧之門、靈魂之窗，人皆憑此明辨物像，增長知識。修道之人靠眼睛研讀佛法，閱歷大千世界。修行的層次高了，不但肉眼光明，心眼也會打開，能參透萬法因緣。所以，眼睛對佛家之人非常重要。菩薩專門賜予了《眼明經》，讓弟子們日日念誦。

朱女士前些日子患了眼疾，看什麼都隔著一層紗，還經常看見有「小星星」在眼前打轉。她來找我求治，我和病魔打交道這麼久了，一聽便知道她這是由於肝腎虧虛、氣血不能上行營養雙目所致。

於是，我就推薦她吃「三黑粥」。所謂三黑粥，其實就是用黑芝麻、黑豆、黑米熬成的，因為三者皆是黑色的，所以熬出來的粥也是黑乎乎的。具體作法如下：

三藥方5

三黑粥・滋肝補腎

❶黑芝麻、黑豆、黑米適量。

❷先將黑芝麻、黑豆炒一下，磨成粉，黑米淘洗乾淨。

❸用中火熬至米熟，然後加入黑芝麻、黑豆，煮至米爛、黑豆粉熟即可食用。

中醫講黑色入腎，肝開竅於目而本於腎。芝麻味甘性平，益陰潤燥。黑豆味甘性溫，有補腎滋陰、補血明目之功效。這份簡單的三黑粥可以通血脈，潤肌膚，滋補肝腎，益氣明目，非常適合因肝腎虧虛而引起視力減退、視物不清的患者食用。

朱女士連著兩個星期，每日早晚都吃三黑粥，眼睛又恢復了光澤，看東西的時候也變得清清楚楚了。所以，大家千萬別小瞧了三黑粥，而且，它另有妙用，健腦聰耳效果也非常好。

我以前有個朋友，六十二歲了，整天健忘，丟三落四的，耳朵還特別不好使，經常鬧笑話。他平時特別喜歡打麻將，但由於聽力不好，還經常感覺耳朵裡有蟬在叫，所以別人打出來的牌他經常聽錯，而且經常打錯牌，所以每次打完麻將他都一肚子氣。後來他喝了一段時間三黑粥，耳鳴的問題沒了，也不再健忘了。

中醫講，肝腎同源，尤其是老年人，上了年紀以後肝腎功能退化，不能保證身體各項功能的正常運轉，這時候最好用三黑粥補一補，更何況這道粥吃起來也是香甜可口。

一碗三黃湯，通便又祛火

有些人動不動就臉上起痘，口舌生瘡，卻不明所以。其實，這都是身體中的「火」在作祟。

姚先生是個菜農，整天外出賣菜，經常來寺裡進香，有時候還送些新鮮的蔬菜。他長得精瘦精瘦的，上週送完菜專門抽出時間找我看病。他說：「我這個人經常便祕，憋著難受不說，嘴裡還有異味，感覺黏膩不爽，而且三天兩頭上火。」他還伸出舌頭讓我看，只見他舌頭上長出來的火癤子又紅又大，說明已經長出來好幾天了，他問我有什麼根治的辦法沒有。

我告訴他：「你這不是什麼大問題，就是身體內火邪太盛了，清清火就可以了。」

但具體怎麼清呢？我用的是三黃瀉心湯，此方來源於《千金翼方》，具體如下：

三藥方6
三黃湯．通便祛火
❶酒大黃、黃連、黃芩各九克。
❷將三者放入茶包，以煮沸的熱水澆淋，如泡茶一般。
❸分三次服用，早中晚各一次。

姚先生按照這個辦法，只吃了兩劑，第二天早上便順利排出了大便，隨後沒幾天，他舌頭上的火癤子不見了，身上也沒有燥熱的感覺了。

三黃瀉心湯之所以去火效果這麼好，跟方中「三黃」的藥性有很大關係。大黃、黃連、黃芩都屬於苦寒之藥，苦能瀉下，寒能降火，大黃還有通便的作用，大便一通，火自然跟著下去了。此方對治療身體內火熱亢盛引起的尿黃便祕、口舌生瘡、目赤腫痛、牙齦腫痛、心煩口渴等症狀非常有效。

心靜自消白斑症

民間有句俗話，叫生兒容易養兒難，有些病亦如此，治表容易，斷根太難。宋先生得了白斑症，臉部和脖子上長出許多大小不一的白色斑塊，不痛不癢但影響美觀。他各地尋醫診治，但病情總是反反覆覆，遷延難癒，這讓他內心十分焦慮。

後來，他多方打聽後找到了我。他一進門便滔滔不絕地講他的病，說他發病前是怎樣，這幾年都去了什麼醫院，吃了哪些藥物，等等。看得出來，他有一肚子苦水，這個病真的把他折磨得夠嗆。

我也不接話，他直到說累了，才問我：「您看我臉上的病是不是很嚴重，能不能治好？」

我裝作不解，說道：「施主，我未曾看見你臉上的病呀？」

他急忙拉低自己的衣領說：「您看看，就是這裡，這些白色的斑塊都是白斑症，師父您怎麼會說看不到呢？」

我問他患處有何感覺。他說不疼也不癢。我笑了笑說：「既然這些斑塊既不疼又不癢，怎麼會是病呢？」

他有些啞口無言，但想了想又說：「它長在臉上，太影響我的形象了，我出門都不敢見人，總感覺別人看我的眼光不一樣。」

我點點頭說：「你看，你自己都說了，你臉上沒病，而是心中有結。西方有科學家發現，人體每平方英寸體表面積平均寄生著三千兩百萬個細菌，據此推算，人體上共寄生著一千億個細菌。由於人體與細菌之間、細菌與細菌之間存在著微妙的關係，而且人體皮膚是一道天然的防線，所以在正常情況下並不表現出病害症狀。健康的成年人每小時可脫落六十萬個壞死表皮細胞，據此推算，每年將喪失重達〇・六八公斤的皮膚。我給你開個方子，你照著抹，然後就想著『我的全身有一千億個細菌在跟我一起戰鬥，每小時皮膚上就有六十萬個不好的細胞脫落。我的病怎麼能不好』？」

徐先生一聽，勁頭馬上被鼓起來了。他說：「師父，聽你這麼一說，我相信我一定能治好白斑症！」

此方來源於《雜病源流犀燭》，名叫「三黃散」。具體如下：

三藥方7

三黃散・治白斑症

❶雄黃、硫黃各十五克，黃丹、天南星、枯礬、密陀僧各九克。
❷用的時候，先把諸藥研成粉，以薑汁擦患處，再用薑片蘸藥擦。
❸塗過藥的地方會漸漸發黑，次日再擦，黑處散去則癒。

一月後，徐先生再次進寺找我，說他的白斑症已經好了。半年以後，他又來找我，高興地說，白斑症再也沒有犯過，他也再沒有想過這事兒。

其實，白斑症並不是很難治癒的疾病，古方中治療此病的方藥也很多，但為什麼到現代卻成了揮之不去的頑固性疾病呢？其實，這跟患者的心理有很大關係。中醫認為，情志內傷、肝氣鬱結是此病的根本病機，但情志上的事情是難以用藥物解決的，特別是有些人，非常在意自己的形象，一旦得了這個病，心情自然是一落千丈，而憂慮、恐懼、悲觀等不良情緒都會影響神經功能，讓此病反覆發作。

佛說：人生在世，如身處荊棘之中，心不動，身不動，不動則不傷；如心動，則身動，傷其身，痛其骨，於是體會到世間諸般痛苦。所以，要想治好白斑症，第一件事便是遠離「放不下」之苦，保持樂觀舒暢的心態。

一壺三紅茶，減肥又降壓

徐先生今年四十歲，因為患高血壓找我看病。他說，自己的收縮壓150 mmHg，舒張壓95

mmHg。我問他吃過什麼藥沒？他拿出來兩盒藥，還說這是德國進口的，國內沒有，但效果不是很好。我一看，對盒子上的外文也不懂，就跟他說：「把這個藥停下吧，藥貴不一定就合適你！」

我當時又拿血壓計給他測量了血壓，結果是155/95 mmHg，就告訴他：「嚴格意義上來說不能定性為高血壓，只能說是臨界高血壓，也叫邊緣型高血壓。」他聽了很高興，長吁了一口氣，說不是高血壓就好。我很無奈，當時就說：「你知道什麼叫邊緣、臨界嗎？」

他說：「那誰不知道，就是快成高血壓了嘛。」

我回答：「大錯特錯，什麼叫邊緣？就是已經到懸崖邊上了，再往前走就掉下去了，你現在就站在懸崖邊上，得懸崖勒馬，知道嗎？你一定要對此引起注意，一旦得了高血壓，慢慢地就會損害你的心、腦、腎，到不了六十歲，心衰、腦梗、腎病就都來了。」

我給他開的方子是「三紅茶」：

三藥方 8

三紅茶・降壓活血

❶ 藏紅花五克，紅棗和山楂各十克。

❷ 每天先用清水把這三種藥材洗乾淨，然後泡水喝。

他聽了我的建議，一個多月後，他的收縮壓和舒張壓分別比以前下降了十個單位，而且還比以前瘦了幾公斤。這也難怪，藏紅花和山楂除了有降血壓的作用，還有活血祛瘀、消脂減肥的功效。

現在，我們成了朋友，他說自己現在每天都要泡一壺三紅茶，無論是外出工作還是旅遊都要帶上。

第六篇

重點整理

- 補充精、氣、神，就吃三白飯。（180頁）
- 清心又除煩，多喝三白粥。（182頁）
- 美容又養顏，常敷三白膏。（184頁）
- 服用三白湯，治虛去熱，讓妳遠離更年期。（186頁）
- 滋肝補腎、恢復眼睛光澤，熬一碗三黑粥。（188頁）
- 通便又祛火，不妨試試三黃湯。（189頁）
- 為白斑症心煩？就敷上三黃散。（190頁）
- 降壓活血又減肥，就喝三紅茶。（192頁）

第七篇

一代禪醫療法

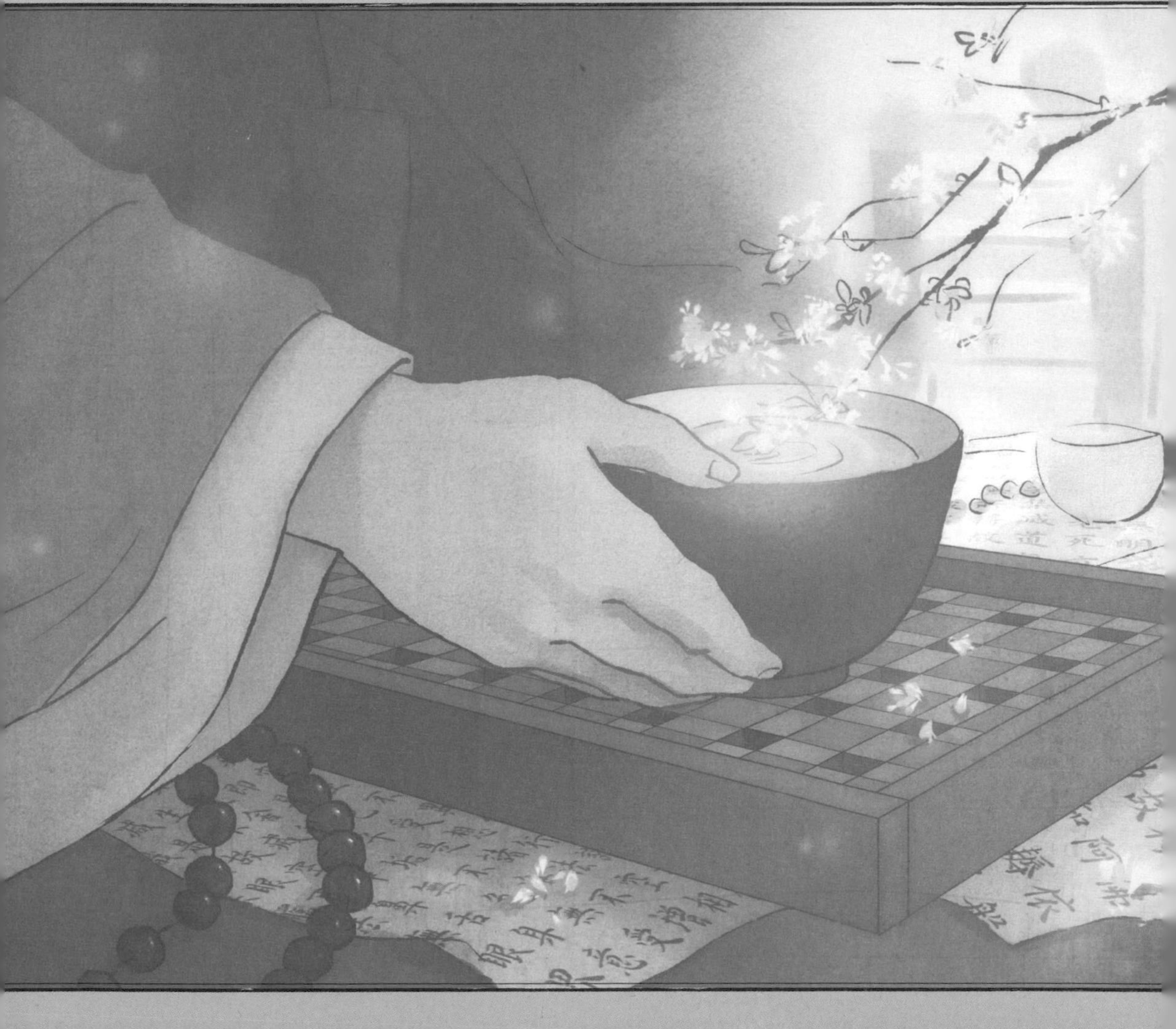

療法一 消化系統疾病

少享點口福，多存點健康

我吃東西不追求什麼山珍海味，餓的時候只需一個硬麵饃饃充飢就行。有時候在外邊講課過了吃飯時間，我就吃些發涼的硬饅頭，也不喝水，就是乾吃，陪同我的人一個個看得目瞪口呆，問我：「師父，你這個吃法胃能受得了嗎？」我笑著說：「硬麵饃雖然嚼著硬，但進了肚裡卻能調動胃的積極性，促使身體多分泌胃液，增強胃動力。所以我一輩子沒害過胃病。」

正所謂「生於憂患，死於安樂」。我們人體的器官也具有惰性，用則進，廢則退。大魚大肉、山珍海味，這些食物在古代都屬於「膏粱厚味」，吃著酥軟可口，可進了肚子裡，腸胃也開始怠工，也不辛苦分泌消化液了，就等著吃現成的。所以呀，天天在酒桌上摸爬滾打的人是最容易得胃病的。

我見過一個害胃病的施主，吃飯講究得不行，食物要酥的、軟的，最好是不用嚼能直接下嚥。如此待遇，那胃病可該好了吧！誰知道恰恰相反，胃病越來越嚴重了。他找到我時，我告訴他，食物消化要靠胃液，食物中的水分太多，胃就不思上進，胃液分泌就會減少，隨之胃的功能也會退化，胃病就會越來越嚴重。

後來我教他吃乾饅頭，若怕涼就放在烤箱裡烤一分鐘，吃起來簡單酥脆，胃的積極性就調動起來了。我說這個大家不要不信，樂酸克大家都知道吧，是治胃病的西藥，它的作用就是抑制胃酸分泌的，因為胃病中的疼痛、泛酸、燒心等症狀都是因為胃酸分泌過多，而硬饃乾則能把胃裡的多餘胃酸中和掉，兩者效果是一樣的。所以，老胃病患者要多吃硬饃，還要在嘴裡多嚼一會兒，讓津液充分分泌，慢慢消化。記住，少享點口福，就能多存點健康。

細嚼硬禪饃，勝過靈芝草

十年前，有次我到美國去，因為我有早起的習慣，所以起床後天還未亮。我不想麻煩別人為我準備早餐，就想隨便找些食物湊合。正巧我的行囊中有一個禪餅，其實就是饅頭，於是我將這個硬饅頭拿出來，慢慢咀嚼，每一口饅頭都要嚼幾十下，然後再喝上幾口白開水。就這樣，當天上午我一點兒都不餓。

我心中竊喜，本來是為了不給別人添麻煩，沒想到無意中找到了一個非常好的養生之道，細細品味，這其中的好處太多了。

首先，嚼硬饅頭，每一口嚼的次數會達到幾十次，這會使口腔中的唾液分泌旺盛。中醫說唾液是什麼？是「金津玉液」啊！如果一個人口腔中分泌的唾液多了，就跟口袋裡的錢多了一樣。中醫有「津血同源」的說法，津多了，就會生血，從而使人氣血旺盛。

其次，嚼硬饅頭還可以固齒。中國古代還有一種鍛鍊方法叫「叩齒三十六」，意思是說每天叩齒三十六次，可以讓牙齒牢固。中醫講，齒為腎之餘，所以，固齒就是在補腎。

最後，脾胃為後天之本，硬饅頭被嚼得多了，就易消化，從而滋養脾胃，脾胃好了，消化吸收能力就強，人怎麼能不健康呢？

七年前，有個老人有牙齒鬆動的毛病，我把這個方法告訴他，讓他堅持鍛鍊。他現在已經七十五歲了，滿口牙齒仍然健在，人也非常健康。由此可見，此法雖簡，功效卻是不凡，只要你有耐心、恆心，一定可以從中得益，大家切不可輕視。

洋蔥苦瓜消胃脹

佛經裡講，人是有「苦根」的，所以苦是我們與生俱來，逃無所逃。細細數來，人生共有八苦，即：生苦、老苦、病苦、死苦、愛別離苦、怨憎會苦、求不得苦、五陰熾盛苦。

人們都不願受苦，但是卻無法迴避，因為人生無常，並不以我們的意願為轉移，而天道好還，故有物極則反、苦盡甘來之說。所以，我們必須學會適應苦，在苦中磨礪自己，唯有這樣才能積福消災。如果一味沉溺口腹之欲，平時不願意吃苦，到頭來只會身染重病，屆時一樣逃不掉醫藥之苦。

例如，病從口入人皆知，但口福人人願享，誰都想天天吃香的喝辣的，有幾個人能抵擋得住美食的誘惑？如此奢欲無度，你不生病誰生病？

有很多人慕名找我看病，有一次來了個富人，說自己胃不好，還有膽囊炎，肚子脹，嘴裡苦。我問他平時吃飯怎麼樣，他說以前胃口特別好，喝酒還特別厲害，但現在不行了，吃不下飯。

我說，那當然了，你現在吃不下飯是因為以前吃得太多了。

那人聽了眼睛睜得大大的，一頭霧水。

我解釋道：「很簡單，你吃得太多了，把胃都撐大了，所以就需要膽汁這種苦的東西去消化你吃下去的那些鹹的、香的東西。你嘴裡發苦，還患有膽囊炎，正是因為膽汁分泌得太多了。另外，你晚上應酬多，喝酒多，喝醉了就會一覺睡到大天亮。早晨身體照樣分泌膽汁，可你卻不吃早飯，膽汁分泌出來沒地方去，能不刺激胃嗎？你能吃得下去飯嗎？能不嘴裡苦嗎？」

我當時告訴他，吃點「難吃的」，胃脹、膽囊炎就都好了，而且好得很徹底，比什麼藥都管用。

方法也很簡單：

食療帖方1 **洋蔥苦瓜・消胃脹**

作法 把洋蔥、苦瓜洗乾淨後，在清水裡泡上三、四分鐘，撈出來後就可以吃了。

功效 降血糖，增進食欲，促進消化，消除胃脹。

苦瓜本身味苦，有降血糖的作用。但是苦瓜性涼，如果長時間吃，容易傷脾胃，所以再配上洋蔥。洋蔥具有發散風寒的作用，還能刺激胃、腸及消化腺分泌，增進食欲，促進消化，能夠幫助消除胃脹。把洋蔥和苦瓜搭配起來，每天吃飯的時候吃一些，少吃或不吃大魚大肉。他堅持了一個月，胃就不脹了，膽囊炎也好了。

黨參蓮子湯，補氣益脾功效強

消化道系統的疾病有很多，包括食道、胃、結腸、直腸等部位的病變。其發病率高，並且原因比較特殊，會嚴重影響到人的進食。人是鐵，飯是鋼，人要是不吃飯，那就沒法給身體補充營養，根本就沒有抵抗疾病的力量。

我以前當醫生的時候，曾碰到過一個食道癌病人，因為嘔吐到醫院檢查，結果被查出是食道癌，整個人都癱在那裡了，當時就住院了。我去查房的時候，他整個人非常憔悴，那種神態，說得好聽點，是失魂落魄，說得難聽點，是離死不遠。

我當時就問：「你來的時候怎麼來的？」他說：「走來的。」我說：「那你現在怎麼癱在這兒了？既然有力氣走路，病就沒你想得那麼重。」

經我一番勸導，他總算恢復了一些神氣。我叮囑他按時用藥，然後又把黨參蓮子湯的煎服方法告訴他的家人。此後他每天積極鍛鍊，按時吃飯，整個人精神恢復得特別好。後來他竟然把整個病房的癌症病人都帶動起來了。那些癌症病人有力氣的，就出去鍛鍊，沒力氣的，也在病房裡聊天。我後來查房的時候很吃驚，因為病房裡一片歡聲笑語，根本不像是癌症病房。此後，這個食道癌病人抗癌成功，每年我都能見到他來複查。

下面把補氣益脾的「黨參蓮子湯」介紹給大家。如果有消化道系統疾病的朋友，可以試試。

食療帖方2

黨參蓮子湯．補氣益脾

作法

❶ 黨參十克，蓮子十枚，枸杞十克，冰糖三十克。

❷ 先把藥物洗乾淨，用清水浸泡兩個小時後，放在火上用小火煲上一個小時。

❸ 然後吃蓮子、枸杞，喝湯。

※一定要注意，人參的補氣作用較強，千萬不要吃掉。

功效

人參補氣，枸杞補虛，蓮子補脾。

這個方子裡，人參除了補氣外，還有很多好處。《神農本草經》中說，人參有「補五臟，安精神，定魂魄，止驚悸，除邪氣，明目開心益智」的功效。枸杞有補虛益精的作用。在這裡用上蓮子，是因為它有補脾的作用，事實上，蓮子不僅可以健脾，對整個消化道都非常有好處。整個方子益氣，健脾，補腎，有扶正固本的作用，主要是可以讓人吃得下飯。能吃得下飯了，身體各個器官的功能就可以維持運轉，就有力氣來抵抗疾病了。

核桃扁豆泥，專治腸胃激躁症

腸胃激躁症在中醫上屬於「腹痛」、「泄瀉」、「便祕」的範疇。最常見的就是左下腹疼痛，有些人會出現便祕或腹瀉，糞便裡會有大量的黏液。如果摸左下腹的時候，不小心觸碰到痙攣的結腸，會導致疼痛加重。

在腸胃激躁症中最常見的情況就是血瘀腸絡，在西醫上就叫腸痙攣。發作的時候病人會感覺到腹脹腹痛，大便乾結，排便次數增多，量少而細，外附黏液，其舌苔紫薄，明顯有血瘀阻絡之兆。

此病偶爾發作，有些人疼一會兒就過去了，也有些人到醫院緊急處理一下就可以了。但是有些人不一樣，經常會突然出現左下腹疼痛。以前我碰到過一個小病人叫凡凡，十歲，經常說左下腹疼痛，到醫院就打點滴消炎，時間長了體質越來越差，左下腹疼痛反而越來越頻繁。凡凡的舅媽跟我相識多年，知道此事後問我怎麼辦。

我說：「好辦！做一道核桃扁豆泥，孩子喜歡吃又治病。」其舅媽照辦後，小凡凡只吃了一星期，就不再喊肚子疼了。我讓凡凡的舅媽轉告其母，再讓孩子吃上一個月。後來聽凡凡的媽媽說，孩子的胃調過來了，吃飯也香了，他們一家都很感激我。

此方簡單價廉，卻功效非凡，居家過日子不可不知，下面我就把核桃扁豆泥的具體作法介紹一下：

中醫師的專業叮嚀

核桃扁豆泥適合腹瀉時食用，若是伴隨「便祕」的腹痛症狀，切記不可食用。

食療帖方3

核桃扁豆泥・治胃腸激躁

作法

❶扁豆一五〇克，剝皮取豆，加水至能淹沒豆子，然後放在蒸籠上蒸兩個小時，取出來後把水控出，搗成泥狀。

❷再取黑芝麻十克炒香，研末。把鍋刷淨後，放在火上燒熱，倒上素油三十克，油熱以後倒入扁豆泥翻炒至水分將盡，放五十克白糖再炒到不沾鍋底。

❸最後再倒入五十克素油、黑芝麻末、白糖五十克、研碎的核桃仁十克，混合翻炒一、兩分鐘即可。

功效

健脾胃，利腸道，活氣血。

這個方子特別適合得了腸胃激躁症的中年及青少年，因為它不僅可以健脾胃，利腸道，活氣血，裡面的核桃、芝麻等還有補腎益精的作用。長時間吃，可以調理脾胃，治療腸痙攣，最重要的是還可以養神益智，對學習、工作也非常有幫助。

腸胃激躁症的起因除了血瘀腸絡外，還有肝鬱脾虛。由於現代社會工作壓力較大，這類患者也越來越多。

當肝鬱脾虛導致腸胃激躁症的時候，可以用「消食健脾茶」治療：

食療帖方4

消食健脾茶・治肝鬱脾虛

作法

❶厚朴十二克，五味子三克，石榴皮十二克，烏梅三枚，雞內金九克，黃芪十二克。

❷水煎，每日分三次服用。

功效

此方溫中健脾，安神補氣，往往服用三兩劑後疾病就可大大好轉。

胃病不可只治胃，肝脾問題皆須防

二十多年前，有個人找我看病，他說：「老毛病了，胃痛，也看過好幾個醫師，但一直看不好。」我先問他是不是餐後一小時痛的次數多一些？他想了想，搖了搖頭。我又問他：「是不是跟情緒有關？」他想了想，點頭說好像有關。

我為什麼要這樣問呢？因為很多不良情緒都會讓人吃不下飯，最終引起胃病。比如，肝主怒，故而發怒之人會氣得吃不下飯；脾主思，想事兒太多也容易導致吃不下飯。胃痛常見於兩種證型，一是脾陽不振，二是肝胃不和。他得病既然跟情緒有關，那肯定是肝胃不和了。

中醫說，肝應木，脾屬土。大家想一想，在大自然中，樹要想長大，就得不斷吸收土地中的營養，這時候土的功能就會被削弱。也就是說，肝木會克脾土。當然了，正常情況下肝木是不會克脾土的，但是當肝火過旺的時候，它就會克制脾土。這時候，如果有的人本身脾胃就比較虛弱，就容易出現胃痛、胃脹，並且痛及兩脅，甚至出現泛酸、噯氣、口苦、心煩等，也就是說，除了有胃痛外，還會伴有肝氣鬱結之證。

於是，我把「噓」字訣和「呼」字訣的鍛鍊方法告訴了他，並叮囑他「噓」可以疏肝解鬱，「呼」可以健脾養胃，讓他回去後用此法每種口型各練習六次以上。一週後，他回來複診，說胃痛已經好了。

至於患有胃炎、胃潰瘍等的病人，如果去做胃鏡檢查，往往會發現胃黏膜上有灰白色或膿樣黏液，或者糜爛和出血，或者潰瘍。這類人多表現為脾胃虛寒之象（所謂脾陽不振，其實就是脾陽虛，跟脾胃虛寒差不多），多會表現為胃裡隱痛，喜歡吃熱飯，用力按胃的部位會感覺比較舒服，四肢不溫等。

對於治療脾胃虛寒引起的胃痛，我以前在少林寺時，學到一個很簡單但是非常有效的方法。

食療帖方5

溫胃散・健胃祛寒

作法

❶乾薑十克，胡椒十粒。

❷曬乾後搗碎，研成末。每天早晚用開水沖服。

功效

降血糖，增進食欲，促進消化，消除胃脹。

如果您平時沒有胃痛，但是僅僅感覺到胃寒，可以把上面這個方子減到一半的量，每天飲用，對胃寒效果也非常好。

還有一種胃痛患者，雖然比例少一些，但是也需要說一下，這就是陰虛胃熱型。這類人也會感覺到胃痛，但由於是陰虛體質，所以還會有口乾、燒心（胃裡呈燒灼感疼痛）等症狀。這時候，可以用百合粥來緩解，具體如下：

中醫師的專業叮嚀

急性胃發炎不可服用溫胃散，若有急性胃發炎症狀，建議就醫求診。

食療帖方6

百合粥・緩解陰虛胃熱

作法

❶百合六十克，糯米一百克。

❷煮成粥，根據自己的口味加點冰糖，每天早晚各服一次。

功效

此方可以養胃清熱，對陰虛胃熱效果也非常好。

便祕不難治，無毒一身輕

便祕雖然常見，但其實只是一種症狀，具體病因很多，所以它的病根不好找，不好明確診斷。如果一定要等到明確診斷才能治病，那等於把疾病複雜化了，所以現代醫學治療便祕比較麻煩。而中醫，就是對證治療，簡單有效。

我自從醫以來，診治的病人有幾十萬人次。其中便祕的病人也有幾千之多。對付便祕，我常從四個方面來分型。

(1) 熱邪壅結

此病成因往往與忙碌、著急、上火等有關。病人除了便祕外，還會有一些熱症表現，比如身熱、口渴、煩躁、舌紅苔黃等。

以前有個病人，我對他的印象非常深刻。那是個二十八歲的小夥子，人非常能幹。他結婚後就來看病，說自己從結婚前兩天就開始便祕，三四天一次，大便非常乾。我問他原因，小夥子說：「我爸爸媽媽都是農民，我結婚是在城裡辦的，結婚前裝修房子，結婚時訂飯店、找婚車、選司儀等，什麼事都得自己來，可能是太勞累的緣故。」

我一看他的舌苔，舌紅苔黃，典型的熱邪壅結之證。當時我給他開的是三仁湯，這是我從少林寺學來的，具體如下：

食療帖方7 **三仁湯・治熱邪壅結**

作法 ❶海松子（紅松的種子）三十克（去皮），桃仁二十克（去皮去尖），郁李仁十克（去皮）。❷放在一起搗爛，加水煮十分鐘，然後過濾後取汁，再用三十克粳米煮粥，空腹食用。

功效 在這個方子裡，海松子養陰滑腸，桃仁通便助消化，郁李仁潤燥利水下氣，如此潤、通、下三管齊下，共奏清熱通便之效。

那個小夥子食用當天，大便就通暢了，肚子不鼓了，感覺舒服多了。

(2)食滯氣阻

食滯氣阻，是指食物積滯在腸道導致氣阻腸道，不能排便。病人大多表現為腹部脹滿，噯氣，泛酸，嘴裡還會有腐臭之氣，此時注意觀看，若病人舌紅苔膩，可以用「消脹去滯茶」治療：

食療帖方8 **消脹去滯茶・治食滯氣阻**

作法 ❶生大黃十克，枳實九克，白朮十克。❷用水煎十分鐘就可以了，切記不要煎太久。早晚喝一小碗。

功效 治食滯氣阻，消除腹脹，改善排便。

(3)陰虛血少

還有一類人身體比較差，經常感覺到心慌、失眠、多夢，這是陰虛血少、虛火上炎之故。中醫講，血為氣之母，血少的時候人容易氣虛，胃腸就沒有足夠的動力推動食物下行，也容易出現便祕。這時候可用「消火安心湯」治療：

食療帖方9　消火安心湯・治陰虛血少

作法
❶火麻仁十五克（打碎），玄參十五克，生地黃二十克，麥冬十克，黃芪十五克，當歸十五克，瓜蔞十克。
❷用水煎服，可以起到補血、滋陰、行氣、通便的作用。

功效 治陰虛血少，虛火上炎。

（4）陽虛寒凝

有些便祕是脾腎陽虛型的。中醫講「虛則寒，寒則凝」，當脾腎陽虛的時候，就像太陽沒有出來，不能溫暖大地，導致大地霜凍、河流結冰一般，其實人體亦是這個道理。由於脾腎陽虛，這類人大多面色蒼白無光，唇淡，吃得少，精氣神差，舌淡苔白。這時候，您可以試試下面這個方子：

食療帖方10　肉蓯蓉粥・治陽虛寒凝

作法
❶肉蓯蓉十五克，用紗布包好。
❷加入一百克粳米放在水中煎煮，粥好以後，每天食用即可。

功效 中醫講，肉蓯蓉可以溫腎補陽，潤腸通便，對於治療陽虛便祕、四肢不溫、腰膝冷痛等都有很好的效果。

我在行醫期間，曾經發現一個穴位，通便效果特別好，我就把它起名為通便穴。這個穴位很好找，在肚臍旁開三寸（此處之「寸」為「同身寸」，即以自身為準，除拇指外，四指並列，橫穿中指中節橫紋的線段長度即三寸）的地方，左右各一個。便祕如果比較輕的話，在通便穴各揉三分鐘，就能讓大便順利排出。如果便祕稍重一些，就可以按照上面的分型，選擇適合自己的治療方法。

腹瀉非小事，中藥「瀉立停」

劉先生經人介紹來找我看病，一聊起天，三十七歲的大男人眼圈都紅了，本該是奮鬥的年齡，他卻待業在家，且已經失業好幾次了。他說：「師父，您知道嗎？我這一切都是拉肚子害的。」

劉先生說：「我二十二歲就拿到職業駕照了，可以開大貨車。以前貨車司機挺賺錢的，二〇〇〇年的時候，我一個月工資都已經四五千人民幣了。頭幾年沒少賺錢，日子過得也不錯。但是自從五年前開始，我得了慢性腹瀉，經常拉肚子，且無法控制，有一次甚至在開車時就拉到了褲子上，從那時候起我就開不了車了。後來，我還到飯店幹過，還做過小生意，但都因為天天拉肚子，最終一事無成。現在我天天在家，靠老婆養活，真跟個廢人差不多。」

每一個病人的背後都有一個辛酸的故事。聽到這裡我頓生悲憫之

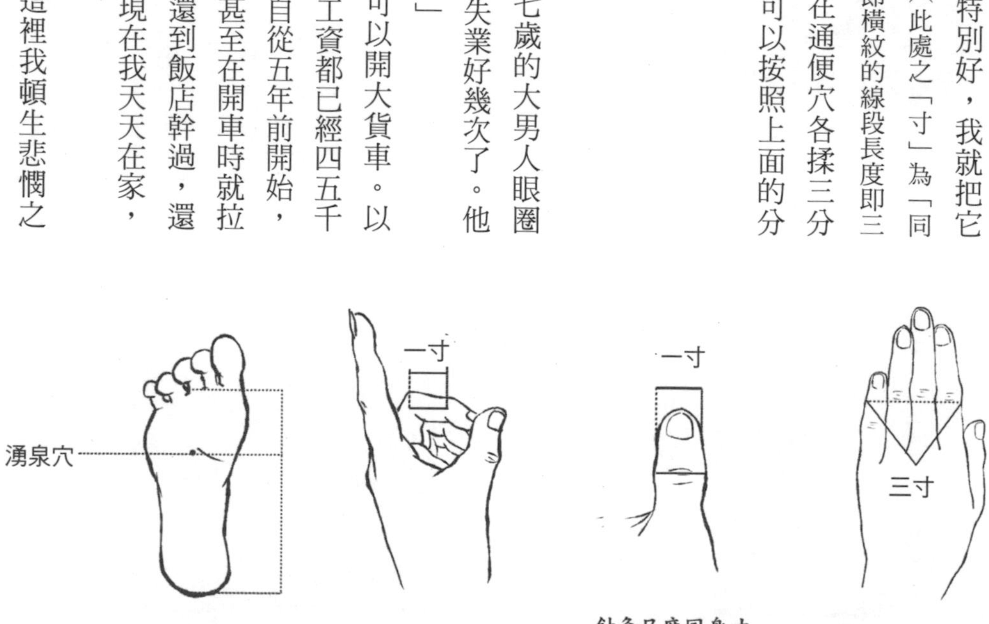

針灸尺度同身寸

心。於是，我開始給這個人進行診斷。只見他形體消瘦，面色蒼白，眼瞼下垂，脊背微弓；探其手心溫度，比我要涼很多；觀其舌，舌體胖大、舌苔薄白。這明顯是脾腎陽虛引起的慢性腹瀉。中醫講，腎主固攝，脾主運化，當人脾腎陽虛的時候就容易引起運化失常，固攝作用減弱，從而出現腹瀉。

我讓他回去，每天練習劍指站樁（見224頁）二十至三十分鐘。這個方法重在補氣調理體質。然後練「吹」字訣六次以上，逆時針摩腹、搓腰、搓湧泉穴各三十六次，這都是為了補腎陽。最後，從外向裡揉按天樞穴三十六次，天樞穴是大腸的募穴，為治腹瀉的首選穴，它很好找，肚臍旁二寸（以自身拇指中節橫紋的寬度為一寸，見前述）的地方就是，左右各一個。

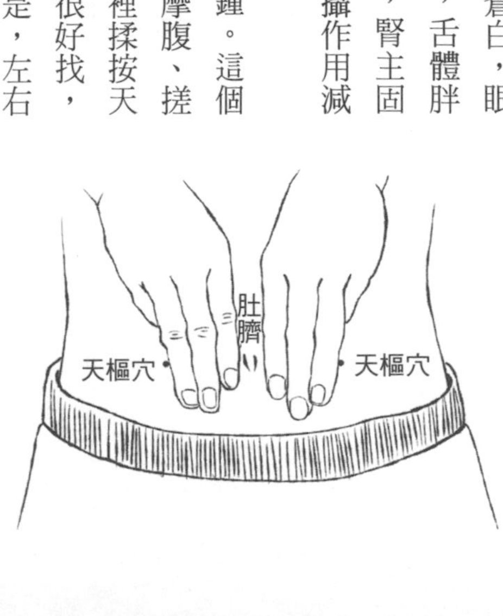

沒開一分錢的藥，半個月後，劉先生大便已經恢復正常，一天一到兩次了。

除了脾腎陽虛型腹瀉外，還有一種單純的脾胃虛弱型腹瀉。由於脾胃虛弱，吃到胃裡的食物沒有經過很好的消化吸收，直接從腸道裡排出來了。對此，有個少林寺的禪醫方，非常簡單也非常有效。

食療帖方11

榛子仁大棗湯．治脾胃虛弱

作法

❶ 取榛子仁適量，放在鍋裡炒黃，然後研成細粉，裝在瓶子裡。
❷ 每次取一湯匙，用兩個大棗、一碗水，熬取小半碗水，用大棗湯沖服即可。

功效 榛子仁有健脾胃、益力氣的作用，大棗湯在這裡是個很好的藥引子，因為大棗本身也有健脾胃的作用，而且它還可以通九竅，助十二經，幫助藥物吸收。

除了大人外，小孩子也特別容易因為脾胃虛弱而出現腹瀉。王中舉老師有一個非常好的治腹瀉的方，非常受家長歡迎。這個方子名為「健脾餅」，具體如下：

食療帖方12 **健脾餅·治腹瀉**

作法
❶白朮三十克，乾薑六克，用紗布包好，與紅棗二五〇克一起煮上一小時。
❷這時候，白朮、乾薑的藥性都浸透到紅棗中了。然後把紅棗撈出來，壓成肉泥去核，把雞內金十五克研成細粉，共同倒入五百克麵粉中，加水和麵。
❸最後用小火烙成薄餅，經常讓孩子食用。

功效 止瀉、消食，益脾養胃。

小孩子拉肚子，多跟食積有關，這個方子不僅可以止瀉，還可以消食，益脾養胃。而且餅也非常香，小孩子非常喜歡吃。家長在廚房裡花上一點兒功夫，不僅能治孩子的腹瀉，還可以讓孩子有個好脾胃，真是一舉多得。

一味單方克痢疾

現在，我們都比較講究衛生，家家都能洗熱水澡，都能用上自來水。但是我小時候就不一樣了，那時候生活條件比較差，大家也比較貧窮。我少年時在少林寺，附近群山環繞，風景如畫，美中不足的是食物比較匱乏，很多人都喝生水，在山裡看到個野果，在衣服上擦擦就吃了。所以，很多人因為飲食不潔得了痢疾，這都跟細菌感染有關。

寺院附近的鄉里鄉親患病後，會到少林寺找禪醫進行治療。那時候寺院裡治細菌性痢疾的方法非常簡單，就是取些像紅薯一樣的白蘞，曬乾研末，取一勺讓百姓用水送服，一天服兩次，很多人第二天就好了。

後來我到醫院上班，也用這種方法給病人治療急性痢疾，效果大多非常好。後來我有一次在看一本中醫雜誌的時候，發現有人把白蘞研成粉後，裝成膠囊，每粒差不多就是〇．三克的樣子，然後讓病人每次服用六粒，一日兩次。

我覺得這種服藥方式非常好，吃起來簡便，保存起來也方便。後來，我專門做了一個統計，發現僅僅這一個單方，治療急性痢疾的有效率可以達到驚人的百分之九十六．五五。

中醫師的專業叮嚀

白蘞膠囊建議在中醫師指示下服用。

除了急性痢疾外，還有很多人得的是慢性痢疾。

相對於急性痢疾來說，慢性痢疾的病因就複雜多了。我在門診上見的也很多，但是最常見的有「虛寒痢」、「休息痢」和「陰虛痢」三種類型。

(1) 虛寒痢

這類病人大多久痢不癒，病情時輕時重。病人大多還會伴有肚子痛、腰痠、手腳發涼、面黃體瘦、疲倦、吃飯少，甚至脫肛等症。對此，有一道食療方，堅持吃一段時間，就可以慢慢改善過來。

食療帖方13

白扁豆花餡．治虛寒痢

作法

❶ 取鮮白扁豆花一百克（用沸水燙過），胡椒七粒（油炸碾末）。

❷ 可以根據自己的口味加點雞蛋或者其他蔬菜，但是基本要與白扁豆花等重。然後加點調料做成餡。

❸ 燙白扁豆花的水不要倒掉，放涼後可以用它來和麵，這也是「原湯化原食」。平時可以用這種麵來包餃子、餛飩、包子等，每天吃上一次，堅持吃。

功效

白扁豆花的作用非常大，不僅可以暖脾胃，還可以利三焦；胡椒入胃經和大腸經，溫中散寒。按照上面這個食療方堅持吃一段時間，脾胃調好了，痢疾也就好了。

(2) 休息痢

這種痢疾也不容易好，往往遷延難癒、發作無常。在受涼、勞累、飲食不注意時，比較容易發作。這時候，可以試試下面這個食療方子。

食療帖方14

炒莧菜．治休息痢

作法

❶ 把一百克莧菜洗淨，切成段，鍋裡放熱油，下菜炒熟，根據自己的口味加點蔥、鹽、醬油等調料。

❷ 取一個大蒜搗成蒜泥，拌入莧菜後加點香油即可。

功效

止瀉，止痢疾。

休息痢不是經常發作，在發作時可以用上面的方法一天吃上三次，很快痢疾就止住了。莧菜是一種野菜，夏季容易發生痢疾的時節，正是它長得最嫩的時候，吃起來口感也非常好。這道食療方之所以可以改善休息痢，是因為莧菜本身就具有止瀉的作用。

(3) 陰虛痢

這類痢疾也是遷延不癒，病人的大便大多呈現赤白色，有時候還會有膿血。當然，由於是陰虛，所以還會有很多熱症，比如五心煩熱、腹痛口乾、舌紅苔少等。

這時候，可以試試如下食療方：

> **中醫師的專業叮嚀**
> 馬齒莧性苦寒，要視個人體質狀況服用，避免傷胃。

> **食療帖方15 馬齒莧綠豆湯．治陰虛痢**
>
> **作法**
> ❶到野地裡找鮮馬齒莧二百克，如果到藥店買乾品的話，五十克就可以了。
> ❷先把馬齒莧洗淨，放在水裡煮上十幾分鐘，撈出。
> ❸然後放入綠豆一百克，待綠豆被煮開花後服用，一天三次。
>
> **功效**
> 止痢疾，預防急性痢疾、腸胃炎。

很多人喜歡出去旅遊，但是美中不足的是，到了一個地方後容易水土不服。要想避免這種情況，您可以在臨出門旅遊前，先把馬齒莧熬水喝上兩三天，就可以預防急性痢疾、腸胃炎等。我以前經常出遠門，也經常用這種方法，所以我很少染上痢疾。

療法二 骨關節疾病

養好腿腳人不老

很多人聽了我的年齡，都很吃驚，說我至少比實際年齡小二十歲。你知道這中間的祕密嗎？告訴您吧！這全是保養腿腳之功。俗話說：樹老根先枯，人老腿先衰。從我們出生到離世，腿每時每刻都在工作，隨著年齡的增加，如果不注意保護，自然而然就「年久失修」了。

隨著科學的發展，我們的代步工具越來越多，上下班、出去玩都依賴汽車，真正動腿的時間越來越少，這樣一來，腿部的力量就會慢慢下降。所以，有些人會發現，稍走點遠路腿就疲困得抬不起來，爬個山什麼的更是有心無力。我們通過很多資料都可以了解到，古時候的人腿腳都很好，有使不完的勁，為什麼呢？因為他們沒有太多的代步工具，頂多騎騎馬，趕趕驢，大部分路程都是用雙腿來完成的。

很多人覺得少林寺的硬氣功很厲害，為什麼？就是因為武僧們非常注重練雙腿，只要雙腿練扎實了，人往那一站，頂天立地；走起路來，虎虎生風。

所以，大家要想身體好，一定要把腿養好。

首先就是要注意保暖，千萬別讓腿部受涼，平時要常用熱水泡泡腳。有些年輕人，自以為身體非常棒，大冬天裡刮著寒風下著雪，他只穿一條薄褲子，看起來「風度翩翩」，這就是所謂的「只講風度，不講溫度」，死要面子活受罪。到老了，就有苦受了。

另外，要多運動，多曬太陽，沒事的時候，不要總待在室內，可以迎著陽光出去走走，在陶冶身心的同時還可以強腿。如果把身體比作一台機器，那麼腿就是提供動力的馬達，馬達都不靈了，機器自然老化、運轉不良。

總而言之，照顧好雙腿，你就會發現自己比同齡人看起來年輕得多。

補好中氣腿不麻

我在六十多歲的時候，不知不覺出現了腿麻的症狀，既不能走遠路，也不能坐太久，要不然兩腿就發麻，沒勁兒。剛開始我以為是血虛造成的，因為我得過癌症，做過化療後，身體比較虛弱是很正常的。好在自己就是醫師，那就調治吧。我比較喜歡食補，而腿麻是一種慢性病，那就慢慢調治吧。

於是，我開始選用一些補血的藥物服用，如阿膠，我選的都是山東東阿的道地藥材。我所在的寺院古禪寺，在始祖山腳下，這裡還種有很多何首烏，都已經長了幾十年了，我也將其挖出來熬粥喝。

但是，很快我就發現了一個問題，越補血，腿麻的症狀越嚴重。

意識到問題的嚴重性後，我開始認真思考這個問題。有天我在寺院裡打坐的時候，忽然靈光一現，我知道，是自己弄錯了。

其實我不是血虛，而是「中氣不足」。這是中醫的術語，是根據「天人合一」的思想創造出來的。當一個人站立的時候，所有的器官都會受地心引力影響而向下垂。如果這個人的內臟肌肉開始鬆弛，承托力不夠的話，像胃部、子宮等肌肉較厚的器官，就會有下墜的傾向。這種情形，中醫謂之「中氣不足」。而當人中氣不足的時候，氣血下陷，人就會出現腿麻、渾身沒勁兒等症狀。

想清楚後，又經過一番挑選，我選用了蕨麻為自己治病。

為什麼選蕨麻呢？這還得從其俗名說起。《西遊記》裡孫悟空偷吃人參果的故事家喻戶曉，大家可能認為這不過是個故事，其實，現實中還真有人參果——這就是蕨麻。蕨麻有兩大作用，第一是補氣血，第二是健脾胃，是補益中氣的良藥。

於是，我到藥店買了一些炮製好的蕨麻根，每天早晨抓上一小把，約三十克，再加上二十克糯米熬粥，用蕨麻熬出來的粥是甜甜的味道，不像一些中藥，苦得讓人難以接受。

我每天早晚熬粥喝，不到兩個星期，腿麻就好多了。

如果有的老年人感覺渾身沒勁兒、走不遠，都可以用蕨麻來調治。

食療帖方16　蕨麻粥．補中氣

作法　❶蕨麻根三十克，加上二十克糯米熬粥。❷每天早晚喝。

功效　補氣血，健脾胃。

「前倨後恭」治腰突

前倨後恭是一個成語，說的是古代的大戰略家蘇秦周遊列國，向各國國君闡述自己的政治主張，但沒人欣賞他。他回到家時穿著舊衣破鞋，家人見他如此落魄，都不給他好臉色，蘇秦的嫂子不僅不給他做飯，還狠狠訓斥了他一頓。後來，蘇秦再次周遊列國，說服了當時的「齊、楚、燕、韓、趙、魏」合縱抗秦，一下子就當上了六國的丞相。蘇秦衣錦還鄉後，他的親人一改往日的態度，都「四拜自跪而謝」，其嫂更是「蛇行匍匐」。面對此景，蘇秦對嫂子說：「為何前倨而後恭？」所以，後世就用這個成語形容一個人非常勢利眼。

但是您知道嗎？現在很多人患有腰椎間盤突出，用「前倨後恭」法就可以治好。方法很簡單：

❶站立後全身放鬆，雙手握拳，把大拇指壓在食指和中指上。向前彎腰約三十度，彎腰的同時，左手叩丹田，然後右手叩腰眼。

❷接著，慢慢地讓身體後仰，注意雙腿不要彎曲，在後仰的同時甩動雙臂，讓右手叩丹田，再讓左手叩腰眼（腰眼就在你向身後自然甩拳時碰到的地方）。要注意，不是左右手同時叩，而是有個先後順序，左手一下右手一下，輪流叩擊。

這個方法您如果試一試的話，會發現鍛鍊起來非常舒服。每天不用太多，一兩百次就可以了，貴在堅持。

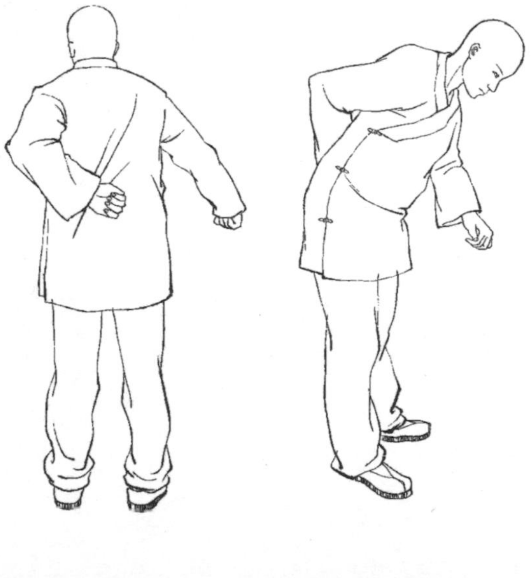

行氣利濕暖腰腿

我所在的寺院，每天除了會來很多香客外，也有很多人是慕名前來找我求醫的。曾有一個農民來找我，說自己得了個怪病，從腰開始往下，一直到腳，越來越涼，晚上蓋了兩床被子還是不管用，秋天的時候就需要用上熱水袋了。

他還告訴我，他去了很多醫院，做了很多檢查，什麼腎功能檢查、腰部電腦斷層掃描，等等，光這就花了好幾千塊，但是醫師也說不清是什麼原因。後來他聽村裡一個燒香的說我醫術很高，才來找我求治。

說完之後，他說出了自己的擔心：「師父，我會不會殘廢啊？」

我仔細看了看他的檢查單，五臟功能俱佳，血管彈性也非常好，高血壓、高血脂、高血糖都沒有。於是我告訴他：「你的身體沒什麼問題，但是人老腿先老，你這是下肢氣行不暢，導致氣血瘀滯，運行緩慢，帶到下肢的能量就比較少，所以才會出現腰以下發涼的現象。沒什麼大問題，你儘管放寬心好了！」

於是我給他開了個方子：

食療帖方17 白朮薏苡仁茶．利濕暖腰腿

作法

❶ 炒白朮一二〇克，生薏苡仁九十克，杜仲三十克。
❷ 先用清水泡上一小時左右，然後加上四碗水，大火燒開後換成小火再熬上二十分鐘。
❸ 把藥渣倒掉，分早晚兩次喝完，也可以找個茶瓶裝起來，當茶飲用，一天內喝完。

功效

我這個方子裡，炒白朮的主要作用是補氣；薏苡仁主要是利濕，像頸肩腰腿風攣痺痛、陰

天時關節痛都會用到它；杜仲在這裡有兩大作用，第一是行氣，第二是補肝腎、強筋骨。

大約過了三個星期，正逢初一，這位農民又來到我的寺院裡，見到我後他說：「師父，我的腿腳都不涼了，真是太謝謝您了。」

其實，此人腰以下涼除了跟下肢氣血不和有關，還與腎臟功能減退有很大關係。這也很正常，他畢竟五十多了嘛，自然規律誰也躲不過。但是，我們可以延緩五臟六腑衰退的過程，而這正是長壽之本。

蛇形遊走舒筋骨

現在很多人欠鍛鍊，一年都活動不了幾次，所以偶爾去打個網球，做個集體活動就渾身疼，用老百姓的話說，骨頭就像散了架子一樣，哪一塊兒都不舒服，很多天都緩不過來。還有很多中老年人，出現渾身痠痛，或者遊走性疼痛（也叫竄痛），也是整天飽受折磨。這時，就可以練練蛇形功，以舒展筋骨。

小楊是個記者，快過年的時候公司舉辦交誼舞比賽。主管的意圖很明顯，從事記者這個行業每天都要接觸很多人，也要參加很多社交活動，如果連交誼舞都不會，會顯得很落後，尤其是社裡的年輕同事，一定要學一學。小楊學了兩天，其實每天也就是下午一個多小時，他就受不了了，晚上睡覺感覺每個關節都跟受了刑似的，又像是螞蟻在咬。第二天正好他採訪我關於捐助希望小學的事，當得知我也是醫生的時候，就向我問了這個問題。

我說，我從小習武，進行的同樣是全身鍛鍊，但根本就沒有遇到過這樣的問題。他很好奇，問我為什麼。

我回答：「很多人覺得習武就只是練動作，其實沒那麼簡單，比如少林寺的功夫，還配有調氣的口訣，練武時的飲食注意，在練過武術後，還有一些緩解的方法，這是一個很系統的東西。」

「那在練武過後該怎樣鍛鍊呢？」小楊問。

我說：「那你練練蛇行功吧！」

蛇行功很簡單，聽聽名字就知道，就是身體像蛇一樣遊動。

具體做法如下：身體朝著太陽或月亮的方向（這叫取日月之精華）站定，兩腳併攏，雙腿併攏，雙手貼在褲縫上。站的時候不要太僵，全身放鬆，做的時候頭向前伸，隨著頭的前伸開始聳肩，身體開始呈現S形，然後頭恢復原位，就這樣一下一下，就像蛇的身體在遊動一樣。練完後，你會發現全身的每一處關節都很舒服，就像給每個關節都加了潤滑油似的。

小楊把我的話記了下來，第二天打電話給我，說我的方法真是太厲害了，自己在家裡做了一百次，感覺渾身的痠麻脹痛大大減輕，躺在床上一覺睡到天亮，再也沒有骨頭散架那種痛苦感了。

一杯溫開水，鍛鍊不可少

很多人天天鍛鍊身體，但是身體並不怎麼好。這可能跟方法不對有關，但也有可能跟鍛鍊後的習慣不正確有關。

告訴您個祕密，我無論做任何鍛鍊，打坐也好，散步也好，練功也好，都會先在身邊放上一杯熱開水。鍛鍊過後，水溫會剛剛好，然後慢慢喝掉它。

大家千萬別小看了這一杯放涼了的溫開水。不知您想過沒有？鍛鍊是為了增加身體的陽氣，屬陽。那麼放上一杯水，鍛鍊過後飲用，水屬什麼？屬陰。這一陰一陽，從中醫上講，**既增加了身體的陽氣，又養陰生津**。從佛學上講，叫圓滿。從西醫上講，運動過後也要及時補充水分。

有些人鍛鍊過後，累得渾身大汗淋漓，回家後倒頭就睡，其實非常不好。因為這時候身體是最需要水分的。當身體最需要水分的時候沒有得到及時補充，就會受到損傷。還有一些人鍛鍊過後回家就咕咚咕咚猛喝涼茶，卻不知道飲食過涼則傷胃，如此下去，身體怎能健康？甚至有些人見無效果，反倒因此埋怨鍛鍊無效。

而你在鍛鍊前放一杯開水就不一樣了。人每次鍛鍊的時間差不多都在四五十分鐘左右，一杯熱開水放在那裡，過了四五十分鐘，正好變成三十多度的溫開水，喝起來身體會非常舒服，也最能滿足身體的需要。

這些整天鍛鍊卻身體不好的人，就像捧著金碗要飯一樣，就差別人那麼一提醒，否則永遠不會頓悟。

鬧中取靜放鬆操

我在給人做針灸的時候，經常會碰到一些人非常害怕，渾身僵硬，這時候我都會拍著他們的肩膀說，放鬆一下，要不然針都進不去了。

上面這是看得見的緊張，但是現在大部分人處於看不見的緊張狀態中。很多人不理解，自己為什麼長時間處於高負荷、快節奏的工作狀態以後，會出現渾身痠痛、失眠、頭暈眼花、無精打采等症狀。其實，**這都跟緊張有很大關係**。就如扎針時有些人因為害怕，也會出現上述症狀，道理都是一樣的。

這些人就像是背著幾十斤的東西在前行一樣，你光告訴他們「放鬆、放鬆」是不行的，得幫助他們慢慢把肩上的重物放下來。

對此，少林寺有一種放鬆操，有解除思想、內臟和肌肉緊張的作用，這種操非常簡單，您站著、坐著、臥著都可以做，您還可以根據自己的習慣或身體狀況來選擇，但是我要告訴您的是，站不如臥，臥不如坐，坐式是最好的。

放鬆操

❶ 站式

兩腳與肩同寬，平行站立，兩臂自然鬆垂，手貼大腿，小腹內收，頭微低，下頜內收，頸椎要直，兩眼微閉，舌抵上顎。

❷ 坐式

坐於高低適宜的凳子上，大小腿呈九十度角，脊柱平直，不靠椅背，下頜微內收，使百會與會陰兩穴成一條直線。兩膝相距約二十公分，手心向下，自然放在大腿上。舌抵上顎，兩眼微閉。

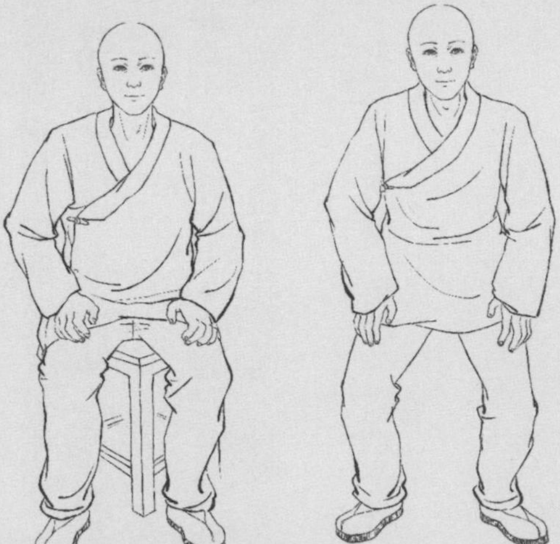

坐式　站式

❸臥式

❶側臥式：側臥於較柔軟的床上，枕頭高低應以能使頸椎保持正直為佳。貼著床的那條腿伸直，上面的腿自然彎曲。上面的手掌心向下，放於臀部。下面的手掌心向上平放在枕頭上。左、右側臥均可，但心臟病病人以右側臥為好。

❷仰臥式：自然安靜地仰臥在床上，枕頭高低以舒適為度。兩腿伸直，雙腳自然併攏。兩臂放在身體兩側，掌心向下。舌抵上顎，兩眼微閉。

具體的做法很簡單，就是從頭到腳開始放鬆，順序依次是：

頭→臉→頸→肩→大臂→肘→小臂→手；

胸→背→腰→胯→大腿→膝→小腿→腳。

做的時候要注意，每放鬆一個部位要做夠一至三次呼吸，吸氣時不必注意，呼氣時有意識地放鬆所在的部位，然後依次下行。如果感覺呼吸有困難時，可以等放鬆熟練以後再配合呼吸。

每天不用多做，三次就可以了。

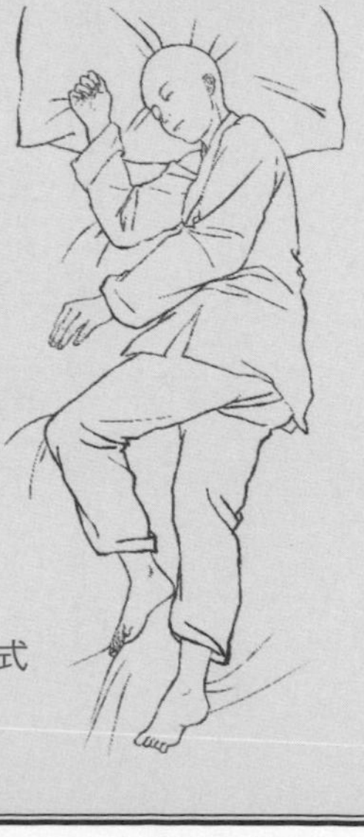

側臥式

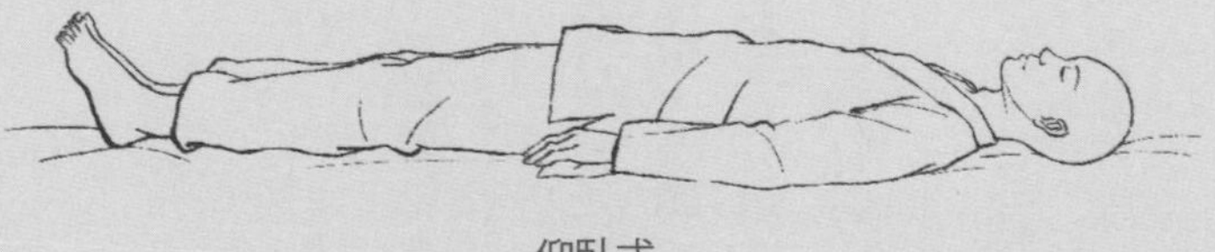

仰臥式

上面這個放鬆操，只要您感覺自己精神緊張、工作壓力大、渾身沒勁兒，反正是處於亞健康狀態中的朋友，都可以做。放鬆操就是都市裡「鬧中取靜」的無上妙法。

「劍指站樁」補陽氣

俗話說「人活一口氣」，但很多人不知道氣是什麼。氣其實就是精神，身體是人生的基礎，精神是人生的昇華。

我給您打個比方吧。杯子是用來裝水的，房子是用來住人的，杯子和房子只是一個容器，是為其所容之物服務的。但是，如果這個容器壞了，內容物就會漏洩。人也是這樣，身體如果不好，精氣神就會漸漸耗散，人就會顯得委靡不振。由於現代社會的巨大壓力，加之很多人不知養生之道，一味透支自己的精力，往往年紀輕輕就感覺身體虛弱。長此以往，即使錦繡前程也終將毀於一旦。下面就是一個例子：

三十四歲的張先生已經是一個大學的副教授了，他因身體虛弱，在太太的陪同下找我看病。他說自己現在整天滿腦子就一個字——累！天天沒精神，腦子發木，對什麼都不感興趣，到家也不想說話。據他太太所說，家裡死氣沉沉的，兩個人還老是吵架鬥嘴。

我問其為何吵架。張先生說：「她老抱怨我經常加班不回家，回家還無精打采的。」

我對張先生的太太說：「夫妻雙方要學會共度難關，他是男人，男人要主外，要去掙錢養家的。他的背上背著個大包袱，你還讓他再抱著你，那他能受得了嗎？」

張先生的太太聽了很感動，說：「師父，您真是一語點醒我了，我沒想那麼多。說起來，他既要上課還要做研究，確實挺累的。」

於是，我說：「我給你們介紹一種內調的好辦法，只要堅持鍛鍊，就可以改善體質，振奮精神。」這就是「劍指站樁」，這是少林寺武僧們練習武術以後，培補內氣的一種基本功法，具有形神同練、動靜相兼的特點。

劍指站樁可以使軀幹和四肢的肌肉呈現持續靜力性緊張，從而使氣血調和，生理代謝機能增強。長期練習，可使精力充沛，氣血流暢，有助於增強體質，預防疾病，對於身體虛弱、亞健康及一些慢性病有非常好的治療效果。

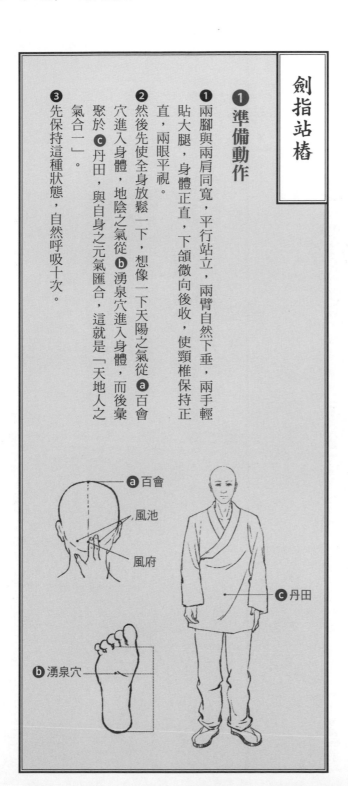

劍指站樁

❶準備動作

❶兩腳與兩肩同寬，平行站立，兩臂自然下垂，兩手輕貼大腿，身體正直，下頷微向後收，使頸椎保持正直，兩眼平視。

❷然後先使全身放鬆一下，想像一下天陽之氣從ⓐ百會穴進入身體，地陰之氣從ⓑ湧泉穴進入身體，而後彙聚於ⓒ丹田，與自身之元氣匯合，這就是「天地人之氣合一」。

❸先保持這種狀態，自然呼吸十次。

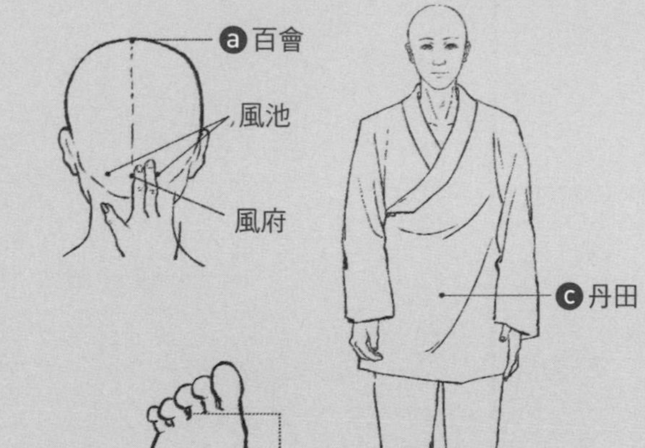

❷ 正式動作

❶左腳向左橫跨半步，兩腳平行，中間距離約為腳長的三倍。想像自己的雙腳像大樹一樣扎根於地下，入地三尺。

❷屈膝下蹲成馬步（剛開始學的時候可以稍高一些，不要勉強）。同時，雙臂向前緩緩上抬，與肩同高，雙掌變為劍指，手心向下，指尖向前，兩手距離與肩同寬。

❸上身正直，微收小腹，頭正頸直，下頜內收，使ⓐ百會穴、ⓓ會陰穴和兩腳跟連線的中點在一條直線上。

❹兩膝自然外開，膝不過腳尖，腳尖跟膝蓋呈一條直線。兩眼平視，雙目微閉。然後進行自然呼吸，每次站樁二十至四十分鐘即可。

❸ 結束動作

❶雙手回收，豎直站立，雙手疊放在小腹上，自然呼吸十次。

❷然後搓手，擦面，擦頸部及大椎（低頭時後頸處最凸出之骨節）。然後再次把左腳向左跨半步呈馬步，雙手十指相對放在大腿上，由外向內轉六圈，再由內向外轉六圈。

❸然後雙腳併攏，屈膝下蹲，雙手仍放在原處，先向左旋轉六圈，再向右旋轉六圈。然後身體直立起來，從上而下拍打全身即可。左手拍打右側肢體，右手拍打左側肢體。

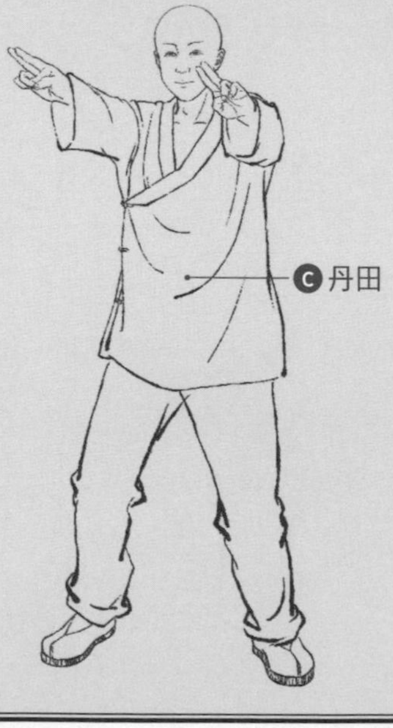

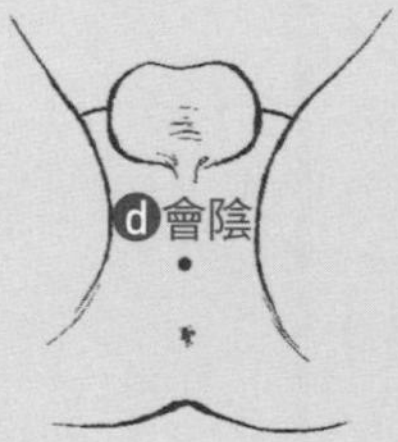

站樁時您會感覺身體發疲，但經過拍打後這些疲疼感就沒有了。

要注意的是，站樁初期有些人會感覺腿疫、臂疼或抖動，這都是正常現象，應該堅持下去。但是如果出現頭暈、噁心、心慌等情形時，應當立刻停止，待恢復後再繼續。

那個年輕的大學副教授回去後站樁三個月，大有效果。他告訴我：「少林寺的內家功真是厲害，我現在感覺精神狀態跟十七八歲的時候差不多。」他太太也說他現在整個人陽氣十足，回家後還跟家人開玩笑，陪孩子玩，現在他們整個家庭其樂融融。

飯後逍遙步，強身又忘憂

民間自古就有很多關於散步的諺語，如「百練不如一走」、「飯後百步走，活到九十九」，等等。所以，很多中老年人把散步做為鍛鍊的主要方法。我也一樣，每天無論早、中、晚，只要吃過飯後隔十分鐘，就要走上三四十分鐘。但是，我散步的方法跟大家的可不一樣，我走的可是正宗的少林絕技「逍遙步」。

所謂「逍遙步」，顧名思義，就是一種能讓人逍遙快樂的散步方式。事實上，逍遙步是少林的前輩們，根據行禪的功理，利用閒暇時間散步的機會，結合前面我說的六字訣創造出來的一種健身治病的方法。

這種散步方法寓治療於散步之中，是一種深受人們歡迎的傳統鍛鍊方法，具有增強體質、改善免疫功能、促進病灶吸收、清熱、瀉火、補虛、壯陽的功效。它治療範圍很廣，適用於各種癌症，各種心臟病，急、慢性肝炎，肝硬化，腦血管後遺症，高血壓病，動脈硬化，慢性胃炎，更年期症候群，等等。

逍遙步分為慢步和快步兩種，具體如下：

逍遙步

❶ 慢步

慢步和平常散步一樣，每分鐘八至二十步，這裡說的一步是複步，即左右腳各邁一步。但和平常散步不同的是，逍遙步是在即將邁步之前，以大腳趾點地，足跟抬起，向內側微旋一下，身體亦隨著內旋之腳略微扭轉。如右足跟向左內旋，則身體向右扭轉，但幅度不要過大。做的時候要注意，雙手的擺動幅度不要太大，上至胃部，下到腹股溝，一上一下都在腹部中線附近來回擺動，始終不要離開腹部。擺動時，手成自然鬆弛狀態，掌心朝向腹部。這樣做的目的是牽動足厥陰肝經和足太陰脾經，因為這兩條經都起於大腳趾，一個在內側，一個在外側。牽動肝經，可以舒肝解鬱，讓人快樂，所以叫逍遙步。由於散步多在飯後，因此牽動脾經還可以消食、健脾。

❷ 快步

快步的步法和慢步一樣，但是頻率提高了，每分鐘行三十至六十次。對於慢步和快步，大家可以任選一種，但須量力而行。

❸ 呼吸

要注意的是，在走路的同時還要配合一種呼吸之法，否則就是照貓畫虎，只得其形不得其神。

第一種是**吸**——**吸**——**呼**——，這是一種以補為主的呼吸方法，體質差的人可以採用這種方法。前面兩個吸是指吸氣占兩個單步，呼氣占一個單步。如邁左腳吸氣，邁右腳吸氣，再邁左腳時則一下把氣呼完。

第二種是**吸**——**呼**——**呼**——，這是一種以瀉為主的呼吸方式，多用於實證病人。如有肺熱、上火、煩躁、五心煩熱等症狀的人。做的時候，吸氣占一個單步，呼氣占兩個單步。

第三種是**吸**——**呼**——，這是一種平補平瀉的方法，一般在康復以後做效果特別好。就是一個複步一次呼吸。

我爺爺長於亂世，一生顛沛流離，但是他仍然活到了九十七歲高齡。這跟他每天練習逍遙步有很大關係。記得我小時候看他走逍遙步時那種瀟灑脫的神態，連我都感覺很開心。爺爺也說，他只要一走逍遙步，就把煩心事都忘了。

輕輕鬆鬆治頸椎

以前，頸椎病主要發生在四十歲以上的中老年人。但是現在，這種病越來越年輕化了。頸椎病發作的時候，有些人會感覺到一側肩臂手部痛、麻、無力，或伴有頸部活動不便，還有的人在起立、伸頭、轉頸的時候會出現眩暈，甚至噁心、嘔吐，對工作和生活有很大影響，使人們談之色變。其實，頸椎病是一種頸椎椎間盤的退化性病變，對於中年人來講，大多是長期勞損造成的。而對於年輕人來講，多是急性的，只要有恆心，是可以恢復的。

有個朋友的孩子叫研研，是個女生，在大學裡學的是服裝設計，工作以後在一家公司裡主攻婚紗設計。有一天，朋友帶著研研來找我看病，因為她頸椎不舒服，胳膊發麻，手抬得不高，抬起的時間也不長，甚至沒辦法拿起鉛筆工作。

我當時對研研說：「我來給你治治吧！」具體治法如下：

輕鬆治頸椎

❶ 放鬆頸部肌肉群

她坐在椅子上，我站在她後面用右手捏拿她的頸部以及肩部，捏拿了五六次，大約有三分鐘，放鬆她的頸部肌肉群。

❷ 後關節整復

我把她的頭向前屈約三十度，然後用右手大拇指按壓第七頸椎上的棘突（也就是人低頭時後脖子最凸起的地方），用左肘托住研研的下頷，向前上方牽引，然後慢慢向患側旋轉頭部。做五到六次。

❸ 頸部牽拉

我讓研研躺在床上，肩部用枕頭墊高，我立在床頭，右手托住她的枕部，左手托住上頷部，慢慢地，輕輕地將她的頭部自枕上拉起，使頸與水平面呈四十五度角，持續牽引兩分鐘。然後輕輕將頭左右旋轉和前後擺動各三次。

❹ 熱擦頸椎

我把自己的雙手手掌搓熱，然後反覆揉按研研的頸部兩側，每側六次，再用直擦法擦其頸椎兩側，以透熱為度。

我給研研做完以後，她馬上就感覺脖子輕鬆多了，我叮囑其母，每天晚上按我的方法給孩子做推拿，應該一週左右就好了（每個人情況不同，時間也有長有短）。

我以前當醫生時，到江蘇出差，遇到一位同行，他跟我說了一個小單方——**用生地黃十六克泡水當茶喝**。他說，自己就是用這個方法將頸椎病治好的。如果您的家人不在身邊，你也可以試試這個方子。因為生地黃本身就有清熱涼血、通經逐痺的作用。但是要注意，這個方子不要用太久，一週左右即可，因為生地黃為性涼之品，對證適量使用可以治病，日久卻會傷身。

推推夾脊穴，腰腿不痠疼

有句俗話叫「人老不講筋骨為能」，說的是人上了年紀以後，就會出現筋骨方面的毛病。平時在生活中也是這樣，很多人到了四十歲以後，就會出現腰部僵硬、痠痛，不能久坐，早上起床後感覺腰沉，活動後會好一些，但稍一勞累就加重。嚴重的甚至彎腰也會受到限制。

牛女士是位農民，因腰疼來找我求治。她說，自己這輩子都毀在腰上了，下半輩子什麼也幹不成了。

我詳細問其原因，她說：「我三十二歲的時候，自己家裡蓋房，請了很多泥瓦匠來壘牆。我也閒不住，就去搬磚。結果從一人高的架子上掉下來，一下子摔到腰了。從那時候開始，腰就不行了，經常隱隱作痛，以後只能幹點輕活兒，鋤個地、拔個草什麼的，再也沒出去掙過錢，家裡全指望我家掌櫃的（丈夫）。最近兩年病情加重了，腰開始痛，現在受不了了。腰發僵發硬，早晨起來都坐不起來，都是挪著下床的。」

我當時讓她趴在治療床上，我用右掌根從尾骨處開始向上推她的夾脊穴（從第一胸椎至第五腰椎，脊柱兩側〇．五寸處，一側十七個，共三十四個），總共推了六次。然後又在她腰上橫推了六次。最後雙手疊加，把手掌放在她的命門上，揉了一百次。

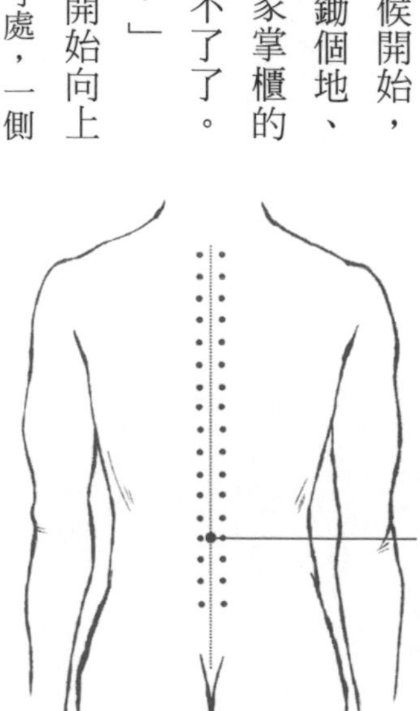

牛女士從治療床上爬了起來，站在地上扭了扭腰，說好多了。然後我說：「回家讓你丈夫每天早晚這樣給你按摩。」

上面我給她治療的方式，推夾脊穴是為了疏通陽經，調理五臟六腑。橫推腰部是調理腰肌。揉命門是為了補腎強骨。

急性腰扭傷快速治療法

我在醫院的時候，治急性腰扭傷可是一絕。很多人一開始都是由家人扶著或抬著過來的，經過我幾分鐘的治療，就能自己下床走回去了。為什麼？因為我有獨特的治療急性腰扭傷的方法。

少林寺的僧人們在習武時，難免受傷，尤其是急性腰扭傷，非常常見。我小時候在少林寺就見到過很多，但是沒有人一扭傷就在床上躺幾天的，這全得歸功於一個祕方。這個祕方就是「先找到腰扭傷時的疼痛點，然後用推拿中的滚法來放鬆受傷的肌肉。」

做法很簡單，醫者輕握拳，以手背和四指相連的凸起的指關節為支點，來回不停地滾動，滾動時慢慢移動。再沿傷側的骶棘肌纖維（緊靠脊柱兩側隆起處）方向如此操作六次，然後把手掌按在受傷處，扳起傷側下肢抬高三次。接著，用右手在壓痛點的上下方進行彈撥，以舒筋活絡；再用右掌直擦傷側骶棘肌，以透熱為度。最後，沿著脊柱從上到下拍打，疏通全身經絡。一般來講，用上面的方法做完以後，很多人馬上會感覺到疼痛減輕或消失，往往是抬著來，走著回去。

當然，受傷者要注意，一週內最好不要做腰部旋轉或後仰動作，最好不要進行劇烈活動。

中醫師的專業叮嚀

若扭傷症狀嚴重，可能是脊椎滑脫，建議迅速就醫求診。

腰肌勞損內外兼治法

小周最近剛開了個小餐館，很小，只有夫妻兩個人經營，他當主廚，妻子跑堂。時間一長，他的腰就開始疼了，時輕時重。有經驗的醫生在進行觸診的時候，會發現這其實就是腰肌勞損。

此病也很好治，具體步驟如下：

❶用手掌的掌根沿著腰背部兩側的膀胱經從上往下擦，左右各十五次，再橫著擦腰骶部十五次。

❷把手掌握成空心狀，拍擊腰背上的肌肉群各十五次。

❸按摩ⓐ委中、ⓑ承山兩個穴位。

委中穴很好找，腿窩裡橫紋中心的凹陷處就是。把大拇指放在委中穴上，一按一鬆，人會感到非常舒服。可以左右手按左右穴，各按一百次。委中穴是有名的「止痛」穴，凡是三叉神經痛、腰痛、膝蓋痛等，都可首選委中穴治療。

承山穴也非常好找，此穴離委中穴很近。把小腿繃起來，小腿後面最凸起的那個地方就是承山穴。按法同委中穴一樣，一按一鬆，左右各一百次。按揉承山穴也有緩解腰痛、腿痛等作用。

如果腰肌勞損殃及大腿，可以用胳膊肘按壓環跳穴。此穴也不難找，把屁股繃緊，屁股蛋上有個凹陷的坑，就是環跳穴了。按揉此穴主要治療大腿以下的疾病。患者可以讓家人用胳膊肘每天左右各點按一百次。

我給小周做完治療以後，他當時就說病好了百

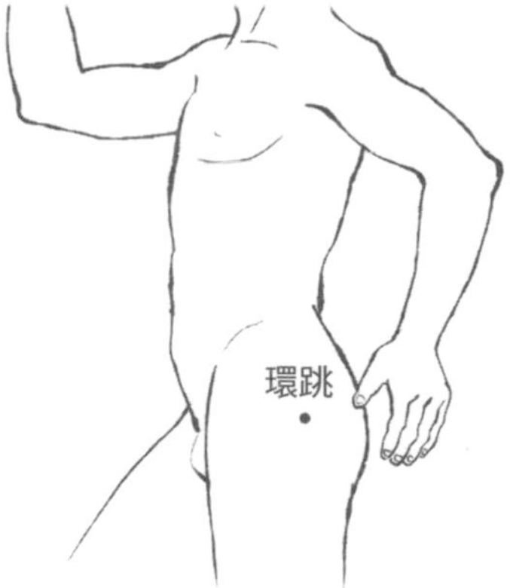

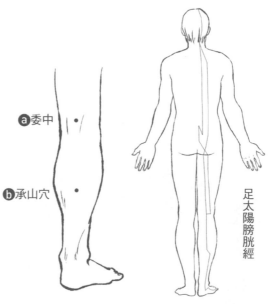

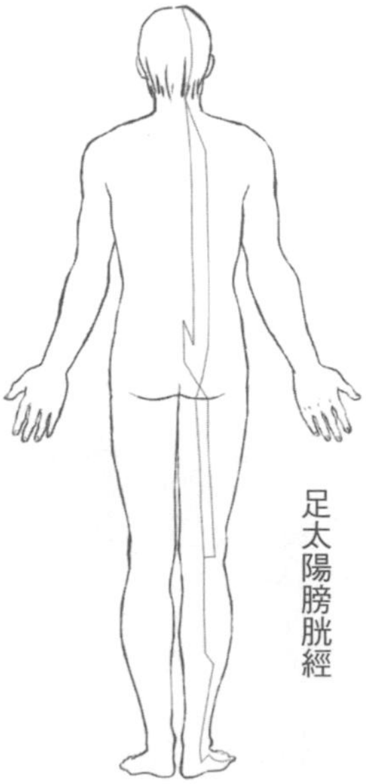

分之八十。我說，剩下的二十交給你太太，讓她幫你治。一週後，小周來複診，說腰疼已經好了。我叮囑他，由於工作的原因，他以後還是會出現這種情況，可以隔上三五天就讓太太幫他按摩一次。

像上面小周這種情況屬於急性腰肌勞損，年輕人，發病沒多久，易治。但有的人屬於長期腰肌勞損，除了用上面的方法治療外，還可以經常喝栗子大米粥，具體如下：

食療帖方18

栗子大米粥・治腰肌勞損

作法 栗子一百克去殼，加大米五十克洗淨，共同放在鍋裡加水煮粥，然後根據自己的口味加點白糖食用。

功效 這裡的主角當然是栗子，它入脾、胃、腎經，有健脾養胃、補腎活血、強筋健骨的作用。但是多吃容易導致氣滯、上火，所以我在這裡不建議直接吃，而是煮粥服用。

總而言之，腰肌勞損是一種「辛苦病」，說白了就是因為勞累造成的，所以患者家人一定要對其多關心一下，而上面所說就是最好的關心之法。

療法三 心腦疾病

神奇柏樹籽，讓您睡得香

「放不下」是現代人的通病，其實，「放不下」的根本原因是害怕「得不到」。實際上，這就像一葉障目，不見泰山，反以為天地狹窄，一旦你學會放下「障目的樹葉」，立刻海闊天空。掙錢也是如此，整天愁著怎麼掙錢往往難以如願，如果沉下心來專心做事，錢反而自己來了。

據說在熱帶地區，有一種捉猴子的陷阱。獵人把椰子掏空，中間留一個小洞，洞裡放一些食物，洞口大小恰好能讓猴子空手伸進去，而無法握拳拿出來。不一會兒猴子聞香而來，手伸進椰子洞中抓食物，由於手裡握著食物，便縮不出來。當獵人來的時候，猴子雖然驚慌失措，但因不捨手中食物，最終只有乖乖落入獵人之手。

這個故事告訴我們，很多時候，若我們放不下眼前的利益，就可能失去更多。

四十三歲的王先生是個大忙人，因失眠來找我求治。他跟我說，自己開了一個廠，很多關係需要自己打理，很多廠裡的事需要自己協調，別人替不了，也不上心，所以他很累，老是失眠。我聽了直截了當地說：「不是別人替不了，而是你放不下！你把權力看得太重了，凡事都親力親為，怎能不累？如果你不把權力下放，你的企業也做不大。你回去後不妨試試，每當遇到一件事時，先在心裡問問自己，這件事我必須親自做嗎？如果不是，那就交給其他人，這樣堅持一段時間，必有好轉。」

王先生聽了若有所悟，然後他又問我，失眠如何處理。

當時正值秋天，我說：「現在很多柏樹籽都落了，您到柏樹林裡撿一些柏樹籽，放在通風處晾一兩天，做個枕芯，回去枕著睡幾天失眠就好了。」

一個月後，這位廠長又來找我了，他說：「師父，您真是神了，我回去之後做了個柏樹籽枕，枕著真的就睡著了。而且您說得太對了，回去後我把很多事都分給別人了，員工都悄悄說，我氣度變大了，而且廠裡也沒出什麼亂子。我現在輕鬆多了，感覺整個人好像年輕了好幾歲。」

其實，柏樹籽能夠治失眠，是因為把柏樹籽剝開後，裡面會露出一味中藥，叫柏子仁。中醫說，柏子仁歸心、腎、大腸經，有寧心安神、潤腸通便的作用。《本草綱目》中說，柏子仁「養心氣，潤腎燥，安魂定魄，益智寧神」。

不過寧心安神的中草藥很多，我單選柏子仁的原因有兩個。首先，柏子仁性平，不寒不燥，服用時間長些也不會傷身體，這也是《神農本草經》中把它列為上品的原因。其次，柏樹籽做成的枕頭，有一股清香之氣，這是因為柏樹籽裡含有揮發油，有清利頭目的作用。

這個方法對那些從事腦力勞動、操心過度的人尤其有效，比如備戰高考的學生們，如果感覺學習壓力過大、頭腦不清，也可以使用。柏樹籽在秋天掉落，如果您家附近找不到，可以到藥店買一點柏子仁做枕芯，也可以起到同樣的效果。

桂圓荷包蛋，補血又安神

記得我小的時候，有個人來找爺爺看病，這個人說自己整天感覺胸悶，沒有力氣。用現在的話說肯定跟心臟問題有關。

他來找爺爺看病時說自己家裡沒有太多錢，爺爺就問他：「每天一個雞蛋能不能保證？」病人說可以。爺爺說：「你去買點桂圓，每天早晨燒一壺開水，倒到碗裡，然後把雞蛋打到碗裡，找個蓋子蓋上，燜上五分鐘，然後再放七個桂圓。吃上一百天，就好了。」

那個人聽了爺爺的話，感覺也不怎麼花錢，於是就按爺爺說的做，沒想到竟然真的就痊癒了。

雞蛋的營養非常豐富，桂圓有益心脾、養血安神的作用，像老年人氣血不足、少氣無力、產婦失血過多都可以用它。至於為什麼用七個桂圓，這其實跟禪醫文化有關。佛學認為七是一個週期，用七個意在圓滿。

這個方法在我後來的行醫生涯中也屢試不爽。現在，患有心肌缺血、心慌等心臟疾病的中老年人越來越多，我把這個方法教給他們，讓他們堅持吃，用不了一百天，很多人就感覺渾身有勁，就像脫胎換骨了一般。

食療帖方19 **桂圓荷包蛋・補血安神**

作法
❶桂圓適量，一壺開水，一顆雞蛋。
❷熱水倒入碗中，然後把雞蛋打到碗裡，蓋上蓋子，燜五分鐘，然後再放七個桂圓。
❸每天早晨吃，吃上一百天。

功效
益心脾、養血安神。

十指開花，告別老年癡呆

在我的寺院門口，每天都有一個精神矍鑠的老太太在賣香火，這位老太太正是我的母親。老太太賣香火有個特色，物美價廉，很多人都願意上她那去買。但是，買過香火的人，會驚訝於老太太的大腦。有時候花幾十塊錢買一大堆香火，她幾秒鐘就算出來了，比計算機還快。

說出來您可能不太相信，我的母親已經九十一歲高齡了。當然了，母親賣香火也不為賺錢，我們家姊妹十個，個個都很孝順，老人一點兒也不缺錢花，就為找個事兒做。

我母親的大腦思維之所以這麼敏捷，主要是因為我教了她一種鍛鍊方法，很簡單，我把它取名為「十指開花」。

記得二十多年前，母親有一陣子腦子似乎不怎麼好使，有時候好像「老糊塗」了，做什麼事也容易丟三落四的。

於是，我就教給媽媽一個方法——鍛鍊雙手的十指。方法非常簡單：

十指開花

❶ 雙臂伸展放在身體兩側四點鐘和八點鐘的方向，稍稍抬起，握拳，大拇指壓於四指之上，掌心向後。

❷ 然後從小指開始，到無名指、中指、食指、大拇指，一個指頭一個指頭地伸開，同時雙手的掌心開始向前翻轉，就如兩朵花在慢慢綻開一般。

❸ 等五指全部伸展後，掌心向前，然後再從小指開始，一個一個往回收，同時掌心向後翻轉。剛開始練習的時候，動作一定要慢，不要太快，否則起不到鍛鍊的效果。每天早晨練習一百五十次就可以了。

這個方法之所以能鍛鍊大腦，是因為從中醫上講，十指連心，而心主神明，統領全身，鍛鍊十指，就能讓人心血旺盛，思維敏捷。經現代生理研究發現，人的每個部位，如雙手、雙腳等在大腦都有反射區，正因為有反射區，所以大腦才能指揮全身各個部位。而雙手最為靈活，因此它在大腦的反射區也最大，占到了所有反射區的三分之一。所以，用我前面說的「十指開花」的方法，一下子就能鍛鍊大腦三分之一的反射區，思維當然靈活了。

芹菜是個寶，常吃脾氣好

人類的文明是從學會用火開始的。只要生起火，人就能吃上熟食，就能嚇退動物。傳說在一萬多年前，燧人氏在燧明國（也就是現在的河南商丘）發明了鑽木取火，自此開啟了華夏文明。

我有一次給人治療上火的時候，忽然靈光一現：所謂鑽木取火，不就是用根木棍在木板上不停地轉動，從而產生熱量，得到火源嗎？人的身體不也如此嗎？現代人每天工作節奏那麼快，做什麼事都火急火燎的，體內也會生出無形之火，而這就是民間俗稱的「上火了」。

中醫說「天人合一」——不就是這樣嗎？

我給人治上火，從來沒有讓他們花過一分錢，因為我有一個很簡單的方法——**吃芹菜**。我認為，人在上火的時候，不僅會出現手腳心發熱、口腔潰瘍、便祕等身體上的症狀，還會出現煩躁、易怒等心理情緒問題。

而芹菜不僅可以清熱，還能平肝、潤腸。中醫說，肝藏血，主怒，所以芹菜能平息肝火，使人息怒。由於它還能潤腸通便，所以可做為大腸的清道夫，而腸道一清，火熱自泄，相關症狀自然緩解。

大家每天花上個一塊八毛的，買點芹菜，回來洗乾淨切成小段，放在開水裡燙上一分鐘，加點調料，就可以吃了，又脆又爽口。

以前我有個學生，他經常上火，嘴乾，跟著我坐診時，一上午都能喝三四杯水。即使這樣，他的小便仍然很黃，大便也很乾。後來我跟他說：「你不能喝那麼多水，人的腎臟代謝水的能力是有一定限度的，你喝那麼多水會給腎臟增加很多負擔，時間長了腎臟就出問題了。」於是，我建議他吃芹菜。

學生很聽話，堅持吃了一個月。後來他跟我說：「老師，我的紅斑性狼瘡好了！」

我聽了很吃驚，不過一想就明白了，紅斑性狼瘡跟體內熱毒熾盛有關。吃一段時間芹菜以後，體內的熱毒一消，紅斑性狼瘡自然就不見了。

除了身體上的「火」，大家還有心靈上的「火」，那就是怒火。每個月農曆的初一和十五，我都會在佛堂裡接待來燒香的人，有些人有病，我就給他們治病；有些人在生活中遇到困難，我就開導他們。

記得有一次，有一個人來找我，他說：「師父，我上次發了一次脾氣，當時頭暈得不行，其他人趕緊打電話叫一一九，結果到醫院檢查也沒發現什麼大問題。」

我問他是不是經常發脾氣，他點了點頭。當時我說：「你知道發脾氣的壞處嗎？《三國演義》裡，張飛做那麼大的官，就因為經常發脾氣打罵下屬，結果頭被割了。由此可見，亂發脾氣的壞處。俗話說得好：『利刃割體痕易合，惡語傷人恨難消。』你動不動就發脾氣，惡語傷人，別人難道不恨你？誰看到你都在心裡罵你千遍萬遍，你不頭暈頭疼才怪？你想想是不是這個道理？」

那人聽了點點頭。

中醫師的專業叮嚀

紅斑性狼瘡的病因和治療較複雜，建議求診，此例僅為參考，不能盲目照搬。

我又說：「你看佛陀怎麼說的？『一念嗔心起，火燒功德林。』就是說發一次脾氣，就能把你以前所有的修行都一把火燒光了。聽完你還敢發脾氣嗎？」

我當時覺得這幾句話雖然不長，但是說得非常好，原本有些人坐在禪堂門口的椅子上在等著，都站起身湊過來聽。

那人又問：「我忍不住怎麼辦？」

我順手拿起筆，把這兩句話寫了下來，對他說：「回去後，一句話放在家裡，一句話放在公司最顯眼的地方。」

那人也很有意思，他後來又來寺裡見我，說：「師父，我把您那兩句話，一句放家裡，一句放公司。在家裡每當我要發怒時，家人就衝我指牆上的字，我就不衝他們發火了。在公司裡，我把這句話貼到筆筒上，因為那個筆筒正對著門，下屬一進來，我先看到筆筒上的字，再看到下屬，就不會罵他們了。這招果然很有用。現在，家人和下屬見到我，都說我脾氣好多了。」

深憋一口氣，心肌梗塞不用慌

心肌梗塞，說白了就是心血管堵住了。如果微血管堵住了，人會感覺到心口疼、心慌，等等。如果心臟的大動脈出問題了，那就可能危及生命了。

一般情況下，患有心臟病的人，家裡都會備有耐絞寧（Nitroglycerin），發病的時候趕緊含化一片就能救急。但是，很多病人在心肌梗塞急性發作時卻不一定有時間把藥拿出來，甚至眼睜睜地看著救命的藥在眼前，卻沒力氣去拿。而且，現在有很多中青年人以前並沒有檢查出來患有心臟病，當然不會在家裡準備耐絞寧，但他們同樣可能突然出現心肌梗塞。

那麼，這時候該怎麼辦呢？我教您一個保命的方法吧！很簡單，如果您突發心肌梗塞的話，那就趕緊深吸一口氣，然後憋上十幾秒鐘。有很多人就因為這一口氣，緩過來了。

當然，無論緩沒緩過來，如果這時候身邊有耐絞寧，那就趁憋氣的空餘趕緊打開藥含服。如果沒有藥那就趕緊通過拍打桌子等發出響聲讓家人撥打一一九急救。

我原來在醫院的時候有個男同事，四十來歲，經常找我看病。他的毛病特別多，愛喝酒吃肉，愛抽菸，所以有高血壓、高血脂。他的血壓老是降不下去，他也經常找我看，但沒辦法，自己管不住自己的嘴，大羅金仙也沒辦法。

我每次見他的時候都要說：「你可不能再這樣了，再這樣會出問題的。」他每次都連連點頭，但堅決不改。後來有一次他來就診的時候，我就跟他說，萬一發生心肌梗塞了，就趕緊深吸一口氣，然後憋住，憋氣的時候，把嘴鼓起來，把意識集中在心臟部位。為了保險起見，當時我還讓他試了一下。

意想不到又意料之中的事發生了。有天早上，我剛到科室裡就聽別的醫師說他住院了，正是因為心肌梗塞，幸好就住在醫院邊上的家屬院裡，送得及時，把命保住了。

原來，那天他又去喝酒了，晚上十一點多到家以後，就感覺心口疼，有瀕死感，好像快不行了。還算萬幸，他想到了我的話，趕緊憋氣，然後指著自己的心口跟他太太示意。他太太也在醫院上班，一看就明白了，馬上撥打一一九把他送到了醫院。

通過這件事，他也算因禍得福，把菸酒都戒了，肉也吃得少了，每天都鍛鍊身體。後來他見我的時候跟我說：「我這條命就是你救的！」

常吃能量包子茯苓茶，身輕如燕壯如牛

我們在看武俠電視劇的時候，看到一些俠客騰高躍下，身輕如燕，往往羡慕不已，總希望自己要是有這身功夫就好了。

可是台上一分鐘，台下十年功。功夫我是沒法教您了，但是可以告訴您個祕密：要想身輕如燕，其實跟飲食也有很大關係。

少林寺的武僧們，由於每天習武，消耗巨大，因此每天都要吃一種「能量包子」，這是由四種仁組成的，分別是核桃仁、柏子仁、松子仁、桃仁。在這四種果仁裡，核桃仁補腎健腦、潤腸通便，柏子仁養心安神，桃仁活血化瘀。在這裡面，松子仁補腎益氣，但是它還有個特點——它是所有植物性食物裡熱量最高的，這對於習武之人太好了，可以保證他們在練武時有足夠的力氣。

把這四種果仁放在一起搗碎，在做包子時加進去食用就可以了。由於它含有的營養物質特別豐富，因此寺裡稱它為「能量包子」。

但是，正因為這種包子營養太豐富，如果每天吃，很容易引起上火等問題。這時候就要配上茯苓茶。說到茯苓，您可能不知道，它其實就是松樹或柏樹下長出來的一種菌類，白白的，泡出來的茶有一種甜甜的味道，喝起來口感也非常好。由於茯苓有清熱利尿、安神養心的作用，所以用能量包子配上茯苓茶，可以讓人營養充足但又不至於上火。

有位黃先生，最近迷上了鍛鍊，天天進健身房。但是練了一陣子後，他發現身體不僅沒變好，反而越來越虛了，且四肢沒勁，他對此非常不理解，問我這是怎麼回事。

我說：「你原來不愛鍛鍊的時候，身體的能量是進大於出，所以會發胖。現在你天天鍛鍊，但是身體所需要的能量不夠，這是出大於進，身體沒勁兒很正常。」

於是，我把上面這個能量包子茯苓茶的食療方教給了他，還跟他講少林寺的武僧們就吃這個，他聽了感覺非常好奇，回家後就迫不及待地到藥店把這些食材買了回來。

半個月後，他跟我說，服用了能量包子茯苓茶後，當他再鍛鍊的時候，再也沒有身體虛弱的感覺了。他還跟我開玩笑說，自己要是再練練武，都可以當俗家弟子了。

食療帖方20

能量包子茯苓茶・補充營養

作法

❶核桃仁、柏子仁、松子仁、桃仁適量。

❷這四種果仁放在一起搗碎，做包子時加進去就可以了。

❸再配上茯苓茶，避免引起上火。

功效

桃仁補腎健腦、潤腸通便；柏子仁養心安神；桃仁活血化瘀；松子仁補腎益氣；茯苓茶清熱利尿、安神養心。

地龍黃豆治癲癇

癲癇是一種常見的神經症狀，民間稱為羊癲瘋，表現為突發的腦功能短暫異常，如意識障礙、肢體抽動、感覺異常、行動障礙等，此病往往遷延難癒，反覆發作，病人痛苦不堪。

我在年少時，曾見一個村婦抱著一個患有癲癇的孩子來找爺爺看病。爺爺給了她一個驗方——地龍黃豆：

食療帖方21

地龍黃豆・治癲癇

作法

❶ 地龍乾六十克，黃豆五百克，白胡椒三十克。

❷ 一起放到鍋裡，加上清水三碗（約兩千毫升），用小火煨至水乾，取出黃豆放在太陽下曬乾，存在瓶子裡，每次吃黃豆三十粒，每天早晚各一次。

功效

祛風，鎮靜，止痙，安神，健脾。

此方裡面的地龍乾其實就是炮製過的蚯蚓，它主治小兒驚風，《聖濟總錄》中說，地龍治小兒慢驚風，心神悶亂，煩懊不安，筋脈拘急，胃虛蟲動，反折啼叫。

其實，如果用於治療驚風，地龍是可以直接入藥的，但是它有個缺點——腥味太重了。若直接服用，不僅是小兒，連大人也會拒絕，所以需要加入黃豆和白胡椒。

因為黃豆是常用食材，不僅可以清熱解毒，還可以補脾益氣，讓孩子的脾胃變好。由於脾胃是氣血生化之源，脾胃好了，身體的免疫力也會增強；白胡椒在這裡也有兩個作用，一是去痰，因為中醫認為羊癲瘋與痰濁阻絡有很大關係，二是調味去腥，因為它本身就是一種調料。

這個方子非常絕，做出來的地龍黃豆，既有祛風、鎮靜、止痙、安神、健脾的作用，味道又不至於讓人難以接受。

我後來在醫院上班，也用上面這個方法治好過很多癲癇病人，記得印象最深的一個，是個二十二歲的男孩子，因為癲癇，家裡人都愁壞了，其實孩子長得倒是白白淨淨、文文氣氣的，我用上面的方法讓孩子堅持服用，後來他再也沒有發生過癲癇。

神經衰弱不用慌，自有良藥來幫忙

當我們的大腦處於長期緊張和精神壓力過大的狀態中，就會導致精神活動能力減弱，其主要特徵是精神易興奮和大腦易疲勞、睡眠障礙、注意力不集中、記憶力減退、頭痛等，還可伴有各種軀體不適等症狀。有些人還會出現胡思亂想，以至入睡困難，心裡跟有一匹脫韁的野馬一樣，四處亂跑，難以控制。

現在神經衰弱的病人特別多。經常有一些企業家找我看病，他們老說「腦子不夠使，愛忘事兒，這邊別人剛說的事，自己扭頭就忘了。」這就是長期事務纏身，腦力消耗過度，以至神經衰弱的典型例子。

以前我有個朋友，是做期貨交易的，特別有錢，他推薦了一個人來找我求治。此人是他的辦公室主任，過來後就跟我說，國際期貨形勢不好，自己壓力非常大，整天都要看很多報表，等等。我問他都有什麼不舒服，他說：「愛忘事兒，容易頭暈，看一會兒報表、計畫書之類的就頭大，耳鳴，睡覺少作夢多，這樣已經半年多了。」

真是「隔行如隔山」啊！對他說的那一行我一點也聽不懂，但是他的這些症狀其實跟肝火上炎、灼傷心陰有關，只要去看醫生，或花點錢買點龍膽瀉肝丸吃吃就好了。這個方子清肝火、利濕熱的效果非常好，古代醫書如《醫宗金鑑》《蘭室密藏》等都有記載。

還有一類人由於心脾不足、氣血兩虧，也容易失眠多夢，心慌不安，頭暈健忘，但是還會表現出一些脾虛的症狀。如肚子脹，不愛吃飯，面色蒼白，身體消瘦等。治療方法也很簡單，吃一段時間歸脾丸就可以了。

還有一些人由於心腎不交也會導致神經衰弱。因為心主火，腎主水，心腎不交的時候，心火不能下行溫腎水，腎水不能上行滋心火，這時候除了會有心慌不寧、虛煩不眠等症狀外，還會表現出一些跟腎相關的症狀，如脫髮、健忘、腰膝痠軟、盜汗遺精等。

不巧的是，治療心腎不交沒有特別好的中成藥，但是有個小驗方也非常簡單有效：

食療帖方22 心寧散・治心腎不交

作法 ❶夜交藤三十克，合歡皮三十克，桑椹子十二克，徐長卿三十克，丹參十五克，五味子九克，黃連六克，甘草三克。

❷每天晚上熬一點，不用太多，臨睡前一小時，喝上一百毫升就可以了。

功效 治心腎不交、神經衰弱。

其實，我們的大腦是不怕用的，越用它就越靈活，但是要張弛有度，要讓它得到充分的休息，否則就會出問題。

心絞痛保命妙法

心絞痛發作時，會發生陣發性的胸痛，發病的部位多在胸骨後面。發作的時間不長，一般都不超過五分鐘，很少有超過十五分鐘的。但是發作的時候，病人會感覺到像一座巨石壓在自己胸前一樣，有些人甚至會有絞榨性劇痛，用「心如刀絞」來形容再合適不過；有些人會感覺自己有瀕死感，好像自己很快就要不行了。所以，心絞痛發作的時間雖短，但是大多數人害怕得很，生怕這一疼，命就保不住了。

心絞痛從中醫上講，可以分為四個證型。

（1）心氣虛型

這類人多感覺渾身沒勁兒，沒精神，不愛說話，胸悶，氣短，舌淡苔白。這類人在鍛鍊的時候，可以做「呵」字訣和「吹」字訣（以吸為主），每天早晚各六次（見84、88頁），然後配上逍遙步（見228頁）吸長呼短，每天兩次，每次三十分鐘至四十分鐘。「呵」字口型可以養心，「吹」字口型可以養腎，兩訣同用，可在補心氣的同時培補腎元，增加先天陽氣。

（2）心陰虛型

這類心絞痛的病人多有心煩、失眠、手腳心發熱、愛出汗、喜歡喝水、大便乾等表現。這時候，可以用「呵」字訣（吸短呼長）來去心火。但是，這類人本身大多身體素質比較差，所以還要配上「吹」字訣（吸長呼短）培補腎元。最好每天再配上逍遙步（短吸長呼），每天兩次，每次三十至四十分鐘。

（3）心血瘀阻

有些人心絞痛發作的時候，疼痛非常固定，就在膻中穴（兩乳頭連線的中點處即是）上，疼痛比較劇烈，舌質暗紫而且有瘀斑，這多是由於心血瘀阻所致。

心血瘀阻的時候，很容易造成血管堵塞而誘發心肌梗塞，從而危及生命。這時候疼痛的地方就是瘀阻的地方，可以把自己手掌的大魚際（大拇指根到掌根處凸起的肌肉）放在膻中穴處，然後每天早晚輕輕按揉一百次。同時，每天早晚再練上「呵」字訣六次，配上逍遙步（以長吸短呼為主，步子不要快，以慢步為主）。每天兩次，每次三十至四十分鐘，量力而行。

十幾年前我在門診上碰到一個老先生，就是心血瘀阻導致的心絞痛，在他住院期間我除了系統地給他用藥外，就是讓他堅持用上面的方法鍛鍊，效果非常好。老人後來把我當作他的定點醫生，一有不舒服就來找我，但再也沒有出現過心絞痛。

(4) 痰濁阻心

還有些人心絞痛發作的時候，會出現噁心、嘔吐、腹脹、胸悶、憋氣等症，若有舌淡、苔白膩，則往往是痰濁阻心之證。這類人宜練「呵」字訣和「呼」字訣（見86頁），但均應以呼為主，進行逍遙步鍛鍊的時候也應以長呼為主，每天兩次，每次三十至四十分鐘。

其實，心絞痛無論哪種證型，都跟心血管不通有關，「不通則痛」嘛！所以，在剛發現心肌缺血等苗頭的時候，就應該未雨綢繆了。我這裡有個食療方，叫「長命包子」，對此頗有療效，具體如下：

食療帖方23

長命包子‧治心絞痛

作法

❶馬齒莧、韭菜等量，分開洗淨，攤開陰乾兩個小時，切碎。

❷根據自己的口味煎幾個雞蛋，切成小碎塊兒拌均勻，再加入各種調料，然後用發麵包成包子蒸熟就可以食用了。

功效

這個方子裡，馬齒莧可以散血涼血，韭菜有溫中補腎的作用。長期吃這種食物，在不知不覺中就可以防治心臟病，還能延年益壽，所以叫長命包子。

很多人覺得食療太慢，要兩三個月才能起作用，但是別忘了老祖宗有句古話：「慢工出細活。」食療是慢，但是卻能把你的心臟慢慢養好。

六字訣降壓小竅門

腦血管破裂和心肌梗塞對人們的危害極大，一旦發作，若治療不及時，十有八九非死即殘，故而人們談虎色變。其實，真正的罪魁禍首是高血壓。人的血管就像一個堤壩，血液就像黃河，血壓高的時候，黃河就開始氾濫，不停地衝擊著血管壁。時間一長，血管壁的彈性就會變弱，動脈將逐漸硬化。如果任由血壓繼續升高，那麼遲早有一天，腦血管會破裂，從而造成腦出血，若腦血管堵塞就會造成腦梗死。心血管亦如此。

所以，得了高血壓一定要盡早控制。

我在門診上見到最多的高血壓病人就是肝陽偏盛型的。那麼，何為肝陽偏盛呢？打個比方，在北方冬天供暖時，鍋爐裡的火只要夠旺，管道裡的水就會一直熱下去。同理，肝陽偏盛之人體內的肝火為其血管裡的血液提供了不停衝擊心臟和大腦的熱量，所以，這類人往往會感覺到頭痛、失眠、急躁、口乾苦，且看起來面紅、舌尖紅。

這類人要注意，一定要練一練我前面所說的「噓」字訣（見83頁），每天給自己測測血壓，血壓高的時候就練，早晚還要各走三四十分鐘逍遙步。

還有一些人的高血壓跟肝腎陰虛有關。這類人經常會感覺到頭痛、眩暈、耳鳴、腰膝痠軟、心慌易怒、失眠健忘，看起來舌紅而乾。說到這裡大家可能會有點糊塗，這不跟肝陽偏盛一樣嗎？不！頭痛、失眠、心慌、易怒等，都跟肝有關，因為肝藏血，主怒。但是腎主骨，生髓，開竅於耳，所以像眩暈、耳鳴、腰膝痠軟、健忘等就跟腎有關了。如果一個人同時具備上述症狀，那就是典型的肝腎陰虛。此時，除了要練「噓」字訣，還要配上「吹」字訣，然後每天早晚各走三四十分鐘的逍遙步。

其實，無論是哪種證型的高血壓，都可以用芹菜粥來調治。具體方法如下：

食療帖方24

芹菜粥·降血壓

作法
❶取芹菜一百克，根、葉都不要丟，一起洗淨後切碎成丁。
❷將一百克大米放在鍋裡煮熟，等米熟成粥的時候再放入碎芹煮熟。
❸每天早晚食用，可健胃利尿，鎮靜降壓。

功效
調治高血壓。

菊杞豆芽防中風

要想當一個好醫師，不僅要能治已成之病，還要能察覺潛伏之病的先兆，這樣才能未雨綢繆，將疾病扼殺在萌芽狀態，最大程度減少患者的痛苦。

我以前在醫院的時候，孫教授是我的老病號。他是一個大學的碩士生導師，為人灑脫豪爽，愛交朋友愛喝酒，加之平時工作太忙，欠缺運動，所以退休後得了高血壓、高血脂。

他有一次來找我求治的時候說：「醫師，我最近不知道怎麼回事，總感覺左手發麻，有時候說話還會漏字，不知道是怎麼回事。」

我當時就明白了，就像地震前井水會冒泡、牛羊不進圈、狗會亂叫一樣，人要得中風前，也會有很多前兆。中風的危害非常大，會造成偏癱、失語等，甚至危及生命。很多患有慢性病的老年人，談到中風就色變。但當時我沒告訴孫教授這些，怕嚇著他。我在給他調整完降壓藥後，又跟他說：「你最近火氣比較大，有個清熱解毒的食療方，你試試吧。」

此方名叫菊杞豆芽菜，作法非常簡單：

食療帖方25

菊杞豆芽菜・預防中風

作法

❶ 把鮮的白菊花花瓣十克（乾的五克即可）用清水洗淨，用涼開水浸泡。

❷ 再找鮮嫩的枸杞葉二十克，洗淨，用沸水汆燙一下立即撈出來，放到冷開水中浸涼撈出來備用。

❸ 綠豆芽二五〇克，去根鬚，洗淨，放在沸水中汆燙一下立即撈出，再用冷開水浸涼，撈出，控淨餘水。

❹ 然後將綠豆芽放在盤中，再放上枸杞葉，最後撒上菊花瓣。

❺ 完工後上下皆白，中間碧綠，臨吃時根據自己的口味加上白糖、鹽、醋、香油等拌勻即可。

功效 此方可以清熱解毒，預防中風。

孫教授本身就是有學問的人，對這種新鮮的食療方很感興趣，回家後立即照方服用。兩週後，他又來複診，說自己吃了菊杞豆芽菜後，手果然就不麻了。

上面這道食療方，有清熱解毒、滋肝益腎、降壓退熱、止暈涼血的作用，可以幫助消除內火，疏通肝、腎等經脈。體內無火了，血液就不會過度衝擊血管壁造成血管破裂，中風自然消弭於無形。

療法四　呼吸系統疾病

少林寺的治感冒方

少林寺的和尚們雖然天天習武，身體強壯，但是偶爾也會受寒感冒。這時候，寺裡的師父都會用三個指頭捏上一撮白胡椒末，再切一根蔥，放上幾片薑，熬成水，然後把這些調料給撈出來，再下一點麵條，最後加點調味料做成湯麵條（一定要帶湯）。趁熱喝上一碗，然後蓋上被子睡上一覺，一出汗病就好了。屢試不爽！

上面這個方法主要針對受寒感冒初起、症狀輕微之時，其實感冒還有好幾種證型，詳述如下。

（1）風寒型感冒

風寒感冒其實與受寒引起的感冒區別不大，患者多會表現為流清鼻涕、咳嗽、打噴嚏等。如果您不喜歡白胡椒的味道，還可以試試我的「五神湯」：

食療帖方26　五神湯．治風寒

作法

❶荊芥十克，紫蘇十克，茶葉六克，生薑十克，紅糖三十克。

❷在鍋裡加上兩碗水，把荊芥、紫蘇、茶葉、生薑放到水中先用大火燒開，再換成小火煎上二十分鐘。

❸這時候經過蒸發，藥汁差不多就剩下一碗了。把藥汁倒出來加入紅糖攪勻，趁熱一口氣

喝下，然後蓋上被子睡上一覺。等到晚上把藥渣再用同樣的方法熬一次，再喝一次。

功效 一般一兩天感冒即癒。

(2) 風熱型感冒

這種類型的感冒患者多會表現出一些熱症，比如發熱、頭痛、流黃涕、口乾、咽喉腫痛、有黃痰、舌苔發黃等。這時候可以試試「五神茶」：

食療帖方27

五神茶・治風熱

作法

❶ 金銀花、菊花各十克，苦竹葉三十克，桑葉五克，薄荷二克。

❷ 這些其實都是亦藥亦茶之品，到藥店就能買來，而且非常便宜。

❸ 把它們買回來以後倒入茶壺裡加上開水沖泡兩分鐘，最好是能保溫的茶壺，隨時飲用，可清熱解表散風。

功效 治風熱型感冒。

(3) 表寒裡熱型感冒

所謂表寒裡熱就是外表有寒、內裡有熱。外表有寒多會引起頭痛、身痛、怕冷、鼻塞等。裡熱會引起發燒、口渴、咽痛、痰黃、尿黃、便乾等。這時候可以做一道「青龍白虎湯」：

食療帖方28　青龍白虎湯・治表寒裡熱

作法
❶白蘿蔔（白虎）二百克，洗淨切碎。橄欖（青龍）五枚。
❷把兩者共同放在一起加水熬湯，每天三次，各飲一小碗。

功效 這個方子可以清熱解毒，還有一定防治流感的功效。

我現在在佛光寺、古禪寺做住持，到了冬天，就會備一些五神湯或青龍白虎湯，天一冷就會讓大家喝一些，以此預防流感。到了夏天，就會備些五神茶。所以，寺裡的和尚、義工們很少有感冒的。

喝水如品茶，面目得滋養

我小時候在少林寺，常看見寺裡的師父們喝禪茶。所謂喝禪茶，就是當茶泡好以後，趁著騰騰的熱氣，先用鼻子深吸一下，再閉上眼睛品一品茶香，再輕輕地抿上一口。日久天長，我也養成了這樣的習慣，即便拿著杯子喝開水的時候亦如此。

記得在我三十多歲時的一個冬天，天氣特別乾燥，科室裡好幾個醫生護士都感冒了，嗓子疼、發燒。大家在聊天的時候，有一個醫師無意中說了一句：「今年冬天的天氣太乾燥了，鼻孔裡感覺特別乾。」很多人就跟著附和，但是我卻沒有這樣的感覺。當時我手裡正端著一杯開水，用鼻子吸一下，然後輕輕抿一口。突然，我腦中靈光一閃，今年冬天的天氣確實非常乾燥，但是為何我卻沒有一點鼻孔發乾的感覺呢？而且我從小很少感冒，不知是不是跟我這種喝水如品茶的方式有關呢？

於是，我開始留心起來。慢慢地我發現，原因就是那喝開水前的一口熱氣，氤氳薰蒸，滋養面目，簡直千金難買。

我每天在門診上看病人寫病歷時，常常累得眼睛都模糊了，這時我就把眼睛放在水杯前，用熱氣薰一薰，乾澀的眼睛得水之氣，很快就變得明亮了。

每當天氣乾燥，我的鼻腔裡發乾之時，我就在喝水前用鼻子用力吸上一下，再用嘴呼出來。反覆幾次，鼻子馬上就不乾燥了。

當說話過多，嗓子乾疼時，我就用嘴在水杯前深吸一口熱氣，再用鼻子呼出來，反覆幾次，嗓子的疼痛感馬上減輕很多，比吃潤喉片管用多了。

女人臉乾的時候，會面無光澤，甚至脫皮，時間久了還會早生皺紋。做面膜、抹保濕水，非常麻煩，那些化妝品還有可能傷害面部皮膚，倒不如用一碗開水，將臉放在上面，用熱氣蒸一蒸。

凡事都怕認真二字。就是這小小的一杯水，真的讓我受用終身。後來，我把這個方法教給女兒，她上初中、高中時，學習很緊張，班裡大部分同學都戴上了眼鏡，但她的視力卻非常好，而且很少感冒發燒。

急性咳嗽食療方

王女士感冒了一星期，雖然自癒，但是卻落下個病根兒——咳嗽，咳的時候大多數情況下沒有痰，就是在乾咳。尤其是在半夜裡，甚至都能咳醒。偶爾有痰時，卻是咳吐不爽，非常難受。她到醫院拍了個胸部X光片，一切正常，但做血常規檢查時發現白血球略有增高。一看結果，她就沮喪起來，以為又得吃抗生素了。

後來，王女士被她的婆婆帶到了我的寺院裡。那天正巧我在，聽她一說乾咳無痰，我就告訴她，這在中醫上叫燥咳，患者乾咳無痰，或痰少而稠，咳吐不利。這種病多發生在感冒好轉以後，因為感冒的病灶多在鼻咽部，當鼻咽部症狀好轉後，感冒看似好了，實際上沒有，病灶只是順著呼吸系統往下轉移到支氣管了，從西醫上說這叫急性支氣管炎。

其實，燥咳在中醫上來說，根本就不是個事兒，也沒必要吃抗生素什麼的。只要服用芝麻冰糖飲即可：

食療帖方29　芝麻冰糖飲・治急性咳嗽

作法　每天早、中、晚，飯前半小時，用十五克生芝麻、十克冰糖，加開水沖泡，然後喝完。

功效　治燥咳，一般兩三天就好了。

王女士服用兩天後過來感謝我，說自己已經不咳嗽了。

所謂燥咳，顧名思義，病因有二，一是燥，二是咳。所以治療之法，第一要養陰生津，第二要止咳。其實芝麻冰糖飲是一個很老很老的偏方，非常有名。方中用芝麻是因為它入肺、腎、脾等經，有止咳的作用，還可以增強身體的免疫力。而冰糖可潤肺、止咳，還可以清痰。

另外，前面我說的六字訣大家也可以試試，可用「呬」字訣（以呼為主）清肺熱（見87頁）、「吹」字訣（以吸為主）補腎氣（見88頁），增強免疫力。

如果您喜歡廚房的話，還可以做一道食療方「銀耳百合」：

食療帖方30

銀耳百合．滋陰潤肺

作法

❶銀耳十五克，沙參二十克，百合二十克，冰糖三十克，蜜棗四枚。

❷做的時候，先把銀耳浸泡在水裡發好。然後用砂鍋先煎沙參、百合、棗，煎煮四十分鐘後，放入銀耳和冰糖，再煮上幾分鐘就可以吃了。

功效

這個方子也有滋陰潤肺、化痰止咳的作用。

其實，急性咳嗽除了燥咳型外，還有風寒型和風熱型。

（1）風寒型急性咳嗽

此類病人除了咳嗽外，多有怕冷、發燒、頭痛、身子沒勁兒、咳痰稀薄，舌苔白等表現。對付這種風寒型的急性咳嗽，用芥菜薑湯就可以了：

食療帖方31

芥菜薑湯．治風寒型咳嗽

作法

❶鮮芥菜八十克，洗乾淨，切碎；鮮薑十克，切成片。

❷一起放到砂鍋裡，加上四碗清水，煎成兩碗後加上一點鹽，早晚分兩次喝完就可以了。

功效

治風寒型急性咳嗽。

（2）風熱型急性咳嗽

這類病人發病期間會有發熱、口乾、咳黃痰等症狀，可用羅漢雪梨膏治療：

食療帖方32

羅漢雪梨膏・治風熱型咳嗽

作法 ❶將乾淨的羅漢果一個、雪梨兩個放進砂鍋中，加入淨水，放在火上，先用大火煎煮。
❷待其開鍋後，改微火，煮二十至三十分鐘，將水瀝乾。
❸這時候粥已成糊狀，也可以叫膏狀，每天早、中、晚各吃上兩三勺即可。

功效 方中的羅漢果性味甘涼，具有止咳定喘、解熱抗癆的功效，與清熱養胃、滋陰潤肺的雪梨配在一起，其養陰清熱止咳的作用更強，對風熱型急性咳嗽的治療效果特別好。

蜜餞雙仁，專克慢性支氣管炎

治病不徹底就如養虎遺患：有些人感冒沒治徹底，留下了後遺症，就會出現急性咳嗽，急性咳嗽要是還沒治徹底，那就會轉成慢性咳嗽。而慢性咳嗽以慢性支氣管炎居多，這類人經常咳嗽吐痰，一到冬天或者氣候突然變冷的時候病情就會復發或加重，而且咳嗽非常頻繁，自己控制不住。當天氣變熱的時候症狀就會減輕或消失。

劉女士患慢性支氣管炎已經七八年了，以前也找醫師看過，醫師說她肺裡有囉音，查X光片還有陰影。她自己一直納悶，肺裡怎麼會有「敲鑼」的聲音呢？

其實，患有慢性支氣管炎的人，兩肺上下，特別是下部，如果用聽診器聽的話，就可以聽到位置不定、粗細不等的乾性或濕性囉音。所謂囉音，是指除正常呼吸音以外多餘的音，聲音也不像打鑼，而是像鳴笛或者飛箭的聲音。做X光片檢查的話，會發現患者肺部陰影增大，紋理增粗等。

慢性支氣管炎這種病容易反覆發作，病人的情緒也容易受到影響。中醫講，肺主悲，上面這個老年人患了慢性支氣管炎，情緒也隨之低落，這其實都跟肺有關。

宋代名醫楊倓，曾著有一本書叫《楊氏家藏方》，裡面有一個治療慢性支氣管炎的名方，叫蜜餞雙仁，我為大家詳述如下：

食療帖方33

蜜餞雙仁．治慢性支氣管炎

作法

❶甜杏仁二五〇克，核桃仁五百克，蜂蜜五百克。

❷先把甜杏仁炒黃，但是注意不要炒焦了。

❸然後放在鍋裡加水煮上一小時，再把核桃仁搗碎下鍋，換成小火，等鍋快乾的時候加入蜂蜜，拌勻，煮沸，收火。

❹每天早晚各服一次，每次三克就可以了。

功效

別看這個方子簡單，但功效不凡。在這裡面，甜杏仁有兩大作用。第一，可以宣肺止咳，這是治標；第二，可以溫肺補肺，這是治本。僅這一味藥就可以標本兼治。核桃仁在這裡也有兩個作用，第一是止咳平喘（久咳之人容易喘），第二是補腎固本。中醫認為「久咳入腎，治咳必治腎」，所以這個方子不僅可以潤肺止咳，還可以培補身體。

這位老人回家吃了一冬天，到了冬末的時候，就不咳嗽了。過完年正月十五，她又來我的寺院上香，見到我的時候說：「這次過年時我再也沒有咳嗽，這是我七八年來過得最舒服的一次春節。」

治肺氣腫食療方

我小時候在少林寺，經常看見附近的鄉親來看病，那時候醫療條件非常艱苦，藥品貴得跟金子差不多，所以，很多時候人們都是用一些奇效驗方治病。

在來看病的鄉親裡，其中有很多是一些患有肺氣腫的老年人。由於患了肺氣腫，呼吸困難，咳嗽痰多，非常可憐。這時候，寺裡的禪醫都會把地裡種的南瓜藤掐掉一截，插到瓶子裡。經過一夜，南瓜藤的藤液就會流到瓶子裡一些，第二天早晨加上開水，讓老年人沖飲，再配上少林寺的「呬」字訣、「呼」字訣、「吹」字訣、逍遙步，進行鍛鍊，慢慢地，老人們的症狀也會大大減輕。

上面這個方子，並非是空穴來風，而是有根據的。老年人的肺氣腫，多跟脾虛生痰有關，在肺陰不足或肺有鬱火的時候，也會出現咳嗽多痰。南瓜藤液性味甘苦微寒，有健脾、潤肺、和胃的功效。所以，它可以克制肺氣腫。

當然了，天時不如地利，地利不如人和。南瓜藤治肺氣腫的效果是好，但是此物並非四季皆有。

但是有一道針對肺氣腫的八寶粥，可以經常讓老人食用。這個方子很簡單：

食療帖方34　八寶粥・治肺氣腫

作法

❶ 杏仁六克，桃仁六克，核桃仁十克，芡實二十克，薏苡仁二十克，百合二十克，花生仁三十克，銀杏（去殼）二十克。

❷ 放在鍋裡加水先煮上二十分鐘，再加入粳米一百克煮成粥，一天分兩次服完。如果有的人飯量比較大，也可以一次吃完。

功效 這個方子可補腎健脾，宣肺止咳。

治療咳喘不求人

一個人在屋簷下躲雨，看見觀音正撐傘走過。這人說：「觀音菩薩，普渡一下眾生吧，帶我一段如何？」

觀音說：「我在雨裡，你在簷下，而簷下無雨，你不需要我渡。」這人立刻跳出簷下，站在雨中，說：「現在我也在雨中了，該渡我了吧？」觀音說：「你在雨中，我也在雨中，我不被淋，因為有傘；你被雨淋，因為無傘。所以不是我渡自己，而是傘渡我。你要想渡，不必找我，請自找傘去！」說完便走了。

第二天，這人遇到了難事，便去寺廟裡求觀音。走進廟裡，才發現觀音的像前也有一個人在拜，那個人長得和觀音一模一樣。

這人問：「你是觀音嗎？」

那人答道：「我正是觀音。」

這人又問：「那你為何還拜自己？」

觀音笑道：「我也遇到了難事，但我知道，求人不如求己。」

從這個故事中，我們應該學到：在生病的時候，治療是一方面，但更不能忘了自救。什麼是自救？每天按時吃藥，注意衣食住行，加強鍛鍊，輔以穴位按摩、心理治療，等等。如此堅持下去，病豈能好得不快？

（1）肺熱傷絡型支氣管擴張治法

二十多年前，我在醫院上班的時候，來了一個老人。他在家裡孩子們的陪同下前來看病。老人雙眼無光，身體消瘦，一見我就說：「醫師，我咯血了，我是不是快不行了？」

我一看就明白了，老人是有心病了。我問他原因，他的兒女們七嘴八舌地說，老人患有慢性咳嗽十幾年了，最近經常咯血，四處醫治無效，只能趕緊從老家送來求治。

我當時讓他做了兩個檢查，一個是X光片，一個是支氣管鏡。結果X光片正常，沒有陰影，排除了肺癌的可能。支氣管鏡結果顯示，支氣管管壁充血、出血、增厚、擴張。

病因清楚了，是支氣管擴張，咳喘、痰多、咯血都是此病的典型症狀。

我又詳細檢查了一下，老人的痰色黃黏稠，痰中帶血，還伴有口乾、舌紅、苔黃等症。這明顯是肺熱傷絡造成的。

「你這病不是癌症啊，老先生！只是支氣管擴張！」我先把這句話說出來。

老人一聽，馬上精神為之一振，覺得看到希望了，但是隨之又開始發愁，他問道：「這病花錢多不？我家裡太窮，怕治不起。」

「不用花錢，堅持鍛鍊就成！」我回答。

然後我給老人示範：

❶自己向前臂方向用力推大魚際（大魚際就是手掌大拇指指根處那塊凸起的肉）。

❷由裡（小指側）向外（拇指側）揉尺澤穴（尺澤穴很好找，把手臂上舉，在手臂內側中央處有個粗腱，腱

的外側就是）。

揉這兩處主要是清肺中之火。

❸順時針慢揉太溪穴（太溪穴也很好找，在腳內踝後緣的凹陷當中就是）。按摩這個穴位，可滋腎陰，引腎水清肺火。

❹把手握成空心拳，捶擊中府穴（中府穴也很好找，我們頸部的鎖骨外面，三角窩處就是）。這樣可以清調肺臟之氣。

這四穴相配，可以起到喘緩、咳輕、血止之效。

上面這個方法，每天三至四次，每次三十六遍或五十四遍，左右皆按。

說起來您或許感覺很煩瑣，其實這四個穴左右各一，總共八個穴，做完也就七八分鐘的時間。這時候，再配上「呬」字訣、「呼」字訣、「噓」字訣、「吹」字訣、逍遙步，每天堅持鍛鍊四五十分鐘，就能收到清瀉肺熱之效。

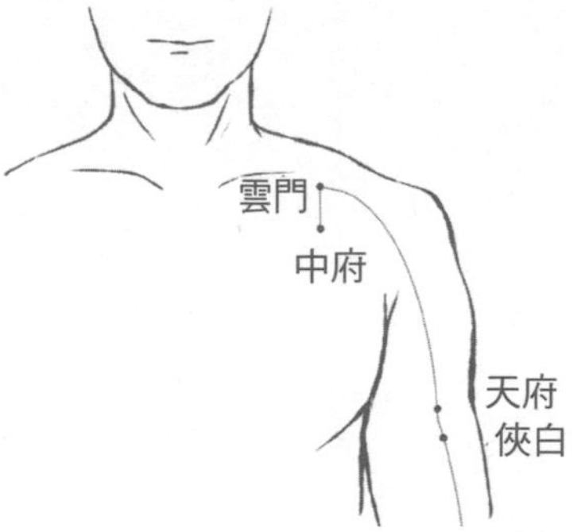

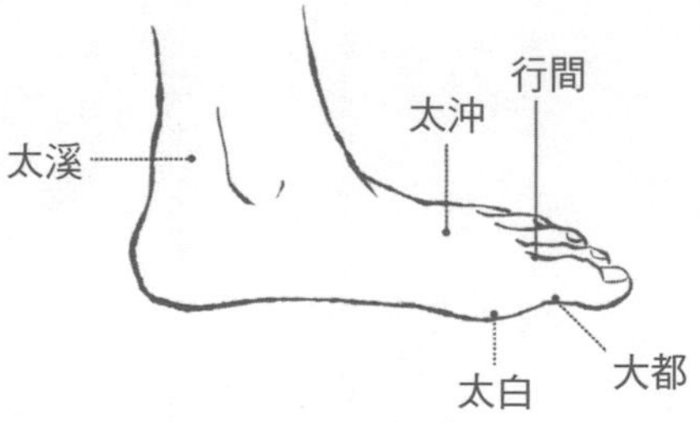

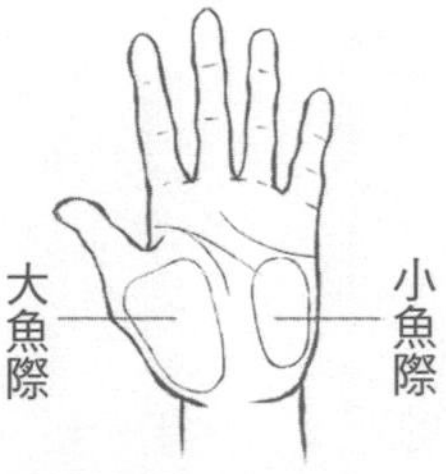

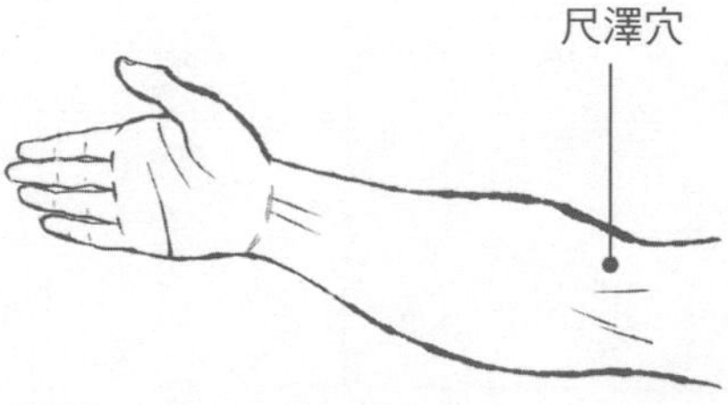

上面說的是肺熱傷絡型支氣管擴張，但此病還有脾虛濕重和陰虛火旺兩種類型，需分別治療。

(2) 脾虛濕重型支氣管擴張治法

此類病人咳嗽多，痰多是白色，由於脾虛，因此大多精神比較差，舌苔白膩。這時候，可以用如下這個小方治療：

食療帖方35 健脾散・治脾虛濕重

作法 ❶甜杏仁十二克，川貝母十二克，法半夏六克，橘絡十克，萊菔子十二克，白朮十二克。❷加四碗水，煎成兩碗，早晚飲用。

功效 治脾虛濕重型支氣管炎。

這是我年輕的時候在醫院跟同院的一個老中醫學的方，效果很好。

(3) 陰虛火旺型支氣管擴張治法

此類病人也經常咳嗽，咯血，多伴有口乾、潮熱、盜汗、心煩、舌紅少苔等。這時候只要用「鴨梨蘿蔔漿」清熱潤肺就可以把咯血止住：

食療帖方36 鴨梨蘿蔔漿・治陰虛火旺

作法 ❶鴨梨一千克，白蘿蔔一千克，鮮薑二五〇克，煉乳二五〇克，蜂蜜二五〇克，黃酒二五〇克。

❷把鴨梨洗淨去核，切碎。白蘿蔔和生薑洗淨，切碎。
❸分別把鴨梨、白蘿蔔、生薑用紗布絞擠取汁。
❹將蘿蔔汁和鴨梨汁放到鍋裡煎熬濃縮，再把薑汁、煉乳、蜂蜜和黃酒加入共煮。
❺等汁液變稠以後停火，裝到瓶子裡待服。每天三次，每次十毫升。

功效 治陰虛火旺型支氣管炎。

很多人在咯血的時候，會很害怕，以為得了什麼重病，其實，中醫講「肺為嬌臟」，太熱或太寒都易導致咯血，只要排除了肺癌，咯血只不過是「紙老虎」而已。

團身抱膝治哮喘

如今，支氣管哮喘的發病率越來越高。當發作的時候，病人往往會表現為喘鳴性的呼吸困難，尤其以呼氣性困難為特點，伴有煩躁不安，胸部悶疼。這時，身體的輔助呼吸肌大都會參加呼吸運動，鎖骨上下顯著下陷，病重時病人會張口抬肩，大汗淋漓，唇指紫紺。有些人還會伴有劇烈咳嗽，吐泡沫樣痰。

關於支氣管哮喘，我是有深入研究的。這種病可分為肺寒型和肺熱型，在不發作的時候和正常人沒有區別。中醫的「氣化理論」認為，肺為氣之主，腎為氣之根，若腎虛根本不固，則吸入之氣不能歸納於腎，就會造成氣機紊亂，上壅於肺，而導致哮喘。所以，哮喘雖然表現在肺上，但是病根兒卻在腎上。所以，在治療的時候，也應當以補腎和瀉肺為主。

治療支氣管哮喘，有一種鍛鍊方法叫「團身抱膝」。做的時候，先用「呬」字口型長呼短吸（見87頁），做到鼻尖和上唇出微汗，然後可以走一走逍遙步以放鬆全身。接下來就可以進行團身抱膝了。中醫說，腎主納氣，肺主呼氣。不知道大家想到了沒有，我們的腎就像兩顆豆子一樣，有一個彎彎的弧度，而肺則像棵倒著的大樹。所以，上面這個動作團身抱膝，就是模仿腎一樣收縮為一顆豆子；然後再模仿肺，像棵樹一樣伸展。在做動作的時候再配合口型進行呼吸，就能起到鍛鍊腎、肺的作用。

團身抱膝這種鍛鍊方法，老幼皆可，關鍵是要有恆心。只要堅持鍛鍊，身體就會向好的方面發展，慢慢地，體內的正氣壓住了邪氣，哮喘自然就不會發作了。

團身抱膝

動作 做的時候，先仰臥在床上，屈膝團身，以雙手緊抱雙膝，勾頭，下頜貼緊胸部，大腿貼於腹部，以腰部接觸床面。吸氣後抱膝並閉氣到腰，閉不住時鬆手伸腿，直腰直頸以「吹」字口型呼氣，然後吸氣團身抱膝。

站起，兩腳並立，全身放鬆，兩膝屈曲下蹲，以雙手緊抱雙膝下部，使大腿與胸腹貼緊，屈頸勾頭盡量向膝部靠攏，意念集中於命門。

呼吸 在呼吸配合方面，要注意：下蹲時吸氣，吸足後勾頭閉氣到腰，閉不住時直腰起立，邊起邊用「吹」字口型呼氣。如此共做六次以上。

或者直腿弓腰：雙足並立，直腿彎腰，以雙手扳雙足跟，吸足氣後閉氣到腰，閉不住時呼氣直腰。呼氣時用「吹」字口型。

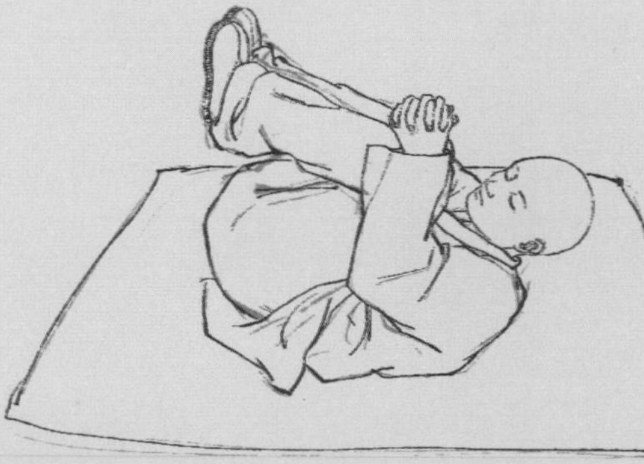

倒步擴胸宣肺氣

我非常敬佩交通警察、教師等人，他們整天跟廢氣、粉塵接觸，就是拿自己的健康來換取別人的安全與成長。可能是從小深受佛祖的教誨，我在當醫生期間，每當碰到交警、教師等職業人群的時候，都會給他們推薦一道粥。

當然，這道粥不是我發明的，而是一位叫王中舉的名醫發明的方子：

食療帖方37 中舉粥．宣肺氣

作法 ❶黑豆、豌豆、大棗、柿餅各一百克，杏仁、桃仁、蘇子各十克。❷加到水裡煎成粥狀服用就可以。

功效 補脾壯筋、補血安神、寬胸宣肺、活血化瘀。

我和王醫生在一次交談當中無意間聊到了教師的粉塵汙染問題，他毫不猶豫地就把這個方子貢獻出來，那種大醫無私的精神讓我至今難忘。這個方子有補脾壯筋、補血安神、寬胸宣肺、活血化瘀的功效。

我從小練武，所以非常熱愛運動，後來我發明了一種「倒步擴胸」法，發現它對於預防粉塵汙染及強身也有很大好處。做法很簡單，就是一邊倒著走一邊做擴胸動作。倒步可以調動全身的氣血，而擴胸有利於宣肺寬胸。

需要強調的是，由於在倒步的時候，我們無法看到身後的事物，因此這個運動需要在廣闊平坦的地面上進行。剛開始的時候，可以先進行倒步，然後逐漸增加到倒步擴胸。另外，有高血壓、眩暈等疾病的人最好不要嘗試。

記得以前在門診上坐診的時候，我碰到過一位原中學教師，在單位組織的一次體檢中，他的X光片提示，在其肺部的中下葉發現若干網織陰影。他非常害怕，來看病的時候臉上愁雲遍佈。我把王中舉醫生的食療方介紹給他，並告訴他，這個方子不僅可以寬胸宣肺，還能夠補脾壯筋，強身健體。他又問有沒有什麼鍛鍊方法，我將倒步擴胸也一併告訴了他。

三個月後，他又進行了肺部X光片檢查，結果顯示網織陰影已經消失。當然，這個老師的病情相對比較輕。但是，對於一些陰影較重的人，它也可以起到抑制病情發展的作用。

酸梅青果飲一杯，慢性咽炎從此清

黃女士三十六歲，是河南一家劇團的戲曲演員，豫劇唱得非常好，是劇團裡的「台柱子」。她找到我的時候，說：「師父，您要是把我的慢性咽炎治好了，就等於把我的命給救了。我現在三十六歲，正是唱功最好的時候。最近得這慢性咽炎，嗓子發癢，經常不由自主清嗓子，已經嚴重影響了我的工作。正是因為我唱不了，劇團裡好幾次活兒都沒接成。」

我說：「我說的兩點你能做到，嗓子就能好。」

第一是治法：

食療帖方38 酸梅青果飲・消咽炎

作法 ❶買酸梅十克、青果（也就是橄欖）五十克，洗乾淨後共同放在砂鍋裡，加水浸泡上一天。

❷然後放在火上煎煮，水開以後再煮上十幾分鐘，再根據自己的口味加點糖就可以喝了。

❸這是一天的量，喝完為止。

功效 這個方子有清咽利膈、止咳化痰的作用。

其實，很多人得了咽炎以後，症狀也不嚴重，但總感覺嗓子不舒服，或有異物感，而這道中藥飲品，只要喝上一口，馬上會感覺嗓子裡清爽無比。

第二是護法：**要注意保護嗓子，最好在平常出門時就圍個圍巾，不要讓嗓子受寒受涼。**

黃女士按我的說法，回去喝了七天，嗓子就好了。此後，嗓子再也沒有出過問題。

療法五 肝腎系統疾病

內服外練治療慢性膽囊炎

中醫經典《黃帝內經》上說：「膽者，中正之官，決斷出焉。」就是說我們的膽，有維持公正、調理平衡的作用。如果你經常飲食不規律，或者愛生氣，它就會站出來「說話」了。這時候，人就容易出現膽囊炎，有些人還會合併有膽結石。

楊女士是個慢性膽囊炎患者，經常會感覺到右上腹疼痛，尤其是飯後發作的次數較多。最近情況好像越來越壞了，吃東西的時候會出現噁心嘔吐，有時候疼痛還會放射到右肩胛區，而且疼痛的時間也越來越長了，以前是幾分鐘，現在是幾十分鐘甚至一個多小時。

她自己在兩個月前曾經在醫院看過，效果不太好。我看了看她兩個月前的病例以及檢查結果。超音波結果提示，膽囊處有流沙狀結石。萬幸的是，結石不是那種有超強回聲的硬結石，而是呈流沙狀的。出現膽囊部位疼痛的原因，是飯後膽汁流出時結石移動，刺激膽囊壁或膽管。

這時候除了要治療膽囊炎外，還要注意排石，要不然時間久了，結石就會越來越硬，越來越大，就不好排出了。

禪醫裡有一種排石方法，我以前向很多患有膽囊炎合併結石的人傳授過，迴響非常好。具體方法是：

飯後十分鐘，先進行逍遙步鍛鍊，然後再做「呼」字訣和「噓」字訣各六次以上（見83頁、86頁）。膽囊炎跟肝和胃的關係最為密切，「呼」字訣可以疏肝行氣，「噓」字訣可以調理脾胃。這些鍛鍊做完以後，找個空氣清新的地方站立，準備做兩組動作。

第一組：頓足跟，人呈站立式，雙腳併攏，全身放鬆，自然呼吸。兩手五指併攏，指尖朝前放在脅部，兩臂要盡量向後放。然後盡量向上提腳後跟，再猛然落地。

第二組：搓兩脅，在頓足的時候雙掌向前搓兩脅部。同時心裡要想著自己的膽囊部。每天早晚做二十至三十次。

楊女士做了一週，膽囊炎發作的次數就越來越少了。一個月後，已經不再發作了。兩個月後複診膽囊，流沙狀結石也已經消失了。

還有一個食療方——「金錢草銀耳粥」，可以起到同樣的效果，具體如下：

食療帖方39 金錢草銀耳粥・治膽囊炎

作法
❶ 四川大金錢草五十克，白朮十克，白芍十二克，茯苓十二克。
❷ 加水煎煮去渣。如果藥汁不夠的話，可以加點水，然後用發好的銀耳和蜜棗各五十克、粳米一百克煮粥，根據自己的口味加上冰糖或蜂蜜早晚服用。

功效 這個方子有利膽排石、柔肝健脾的作用。

我想提醒大家的是，膽囊炎大多合併有膽結石，如果您積極治療，可以兩病同治。如果您不聞不問，就會兩病同重。到最後結石越來越大，越來越硬，通過膽管排不出來，就只能做手術了。

濕熱清除，何來肝炎

我爺爺曾經醫治過很多肝炎病人，記得有一次，有一位二十多歲的女性前來求治，她皮膚發黃，還伴有乏力、嘔吐、畏寒、發熱等。爺爺當時開了個方子：

食療帖方40 清熱散・清除濕熱

作法
❶ 茵陳三十克，六月雪根六十克，白茅根三十克，山楂三十克。
❷ 熬好後，每天早晚飲用。

功效 針對肝膽濕熱型黃疸。

爺爺叮囑她，回去熬好後，每天早晚飲用，可以多熬一些，讓家人也喝一點。

爺爺又把逍遙步和「噓」字訣傳授給了病人，並叮囑她，長呼氣，慢步行。

讓我想不到的是，十天後，她全身的黃疸就消退了。

爺爺說，她的黃疸是肝膽濕熱型的，主要表現為膚黃、身體無力、腹脹等。這主要是因為濕邪的特點是「困重」，所以人會感覺到沒勁兒。

除此之外還有一種肝鬱脾虛型肝炎，這類人容易心煩易怒、兩脅脹痛、頭暈頭痛，吃飯少，精神疲憊。

對於這種情況，也有一個簡單有效的方子：

食療帖方41

清肝紅棗茶・治肝鬱脾虛

作法

❶夏枯草六十克，白糖三十克，大棗三十克。

❷加入一千毫升水，先煮夏枯草、大棗，再去渣放入白糖，濃煎到五百毫升左右就可以了。

❸早晚分兩次空腹喝下。同時配以頓足跟、搓脅肋的鍛鍊方法。

功效

針對肝鬱脾虛型肝炎。

大家要注意，得了肝炎後一定要早治，否則慢慢就會導致肝硬化，甚至肝癌。

赤小豆粳米粥治腎炎

現在，醫學專業越分越細，醫生看病的範圍也越來越窄，這非常不好。原因很簡單，很多病的發病部位和病根不在同一處。比如，膽汁倒流的時候，病人容易出現口苦的症狀；腿疼可能是因為腰上的神經受壓迫了。

所以說，**頭痛醫頭、腳痛醫腳的方式是不可取的**，要想成為一名優秀的醫生，必須具備把握全域的眼光。而我以前在醫院之所以看病準，主要得益於我是個全科醫生。

還記得在二十多年前，有一位陳先生因患高血壓來找我看病。在診斷過程中，我突然發現他的眼瞼有點腫。我當時警惕心就上來了，就問他：「你這眼皮腫多久了？」

陳先生說：「今天才腫的，早晨起來我照鏡子梳頭的時候還納悶，也沒熬夜什麼的，眼皮怎麼會腫呢？」

我當時就說：「你這可能是得了急性腎炎了，保險起見做個尿液常規檢查吧。」

十幾分鐘後，陳先生來到我診室，我還吃驚呢，檢查結果這麼快就出來了？沒想到陳先生驚慌地說，結果還沒出來，但是他剛上廁所的時候尿血了。

又過了十幾分鐘，結果出來了，顯示尿裡有白血球等，這明顯是急性腎炎。

當時我告訴他：「不用怕，吃些益腎利濕的就可以了。」然後提筆開方如下：

食療帖方42　赤小豆粳米粥・益腎利濕

作法

❶白茅根二十五克（如果是鮮白茅根用一百克），新鮮的冬瓜皮五十克，西瓜皮五十克。

❷用紗布包好紮緊，再加入五十克赤小豆，放在鍋裡加水煮沸，再煮上二十分鐘左右。
❸撈出紗布袋子，加入一五〇克粳米，再煮上二十分鐘，每天早晚喝兩次。

功效 白茅根本身就有涼血止血、清熱利尿的作用。《本草綱目》中說它：「止吐衄諸血，傷寒噦逆，肺熱喘急，水腫，黃疸，解酒毒。」冬瓜皮利水消腫，西瓜皮有利水通小便的作用，赤小豆對腎性水腫的治療效果也特別好。整個方子以消腫、利水、止血為主。

陳先生回家喝了一天，眼瞼的水腫就消失了。他又喝了三天，第四天來我診室，我又給他開了個尿液常規檢查單，做完複診回來，結果提示尿液常規已經恢復正常了。

療法六 婦科疾病

讓女人告別經痛的祕方

很多女性在行經期間或者經期前後，都會發生小腹或腰腹疼痛，並且伴隨著月經週期反覆發作。做為一名女性醫生，且在門診上也經常遇到這方面的問題，久而久之，我也總結出經驗來了。

我在門診上發現，經痛的證型最常見的有四種，分別是氣滯血瘀、寒濕凝滯、血熱瘀結、氣血兩虛。

（1）氣滯血瘀型經痛

這類女性多會表現為經前乳房脹痛，胸脅脹滿，小腹疼痛如刀割一樣。月經量一般比較少，顏色發紫或發黑，有的會呈現血塊狀。這類女性，可以練習前面我說的少林醫學裡的放鬆操（見222頁），從月經前三天開始，一直到月經結束，可以每天堅持做一次。

我有一次到江蘇去參加一個學術交流會的時候，曾遇到一位叫陳尚志的名醫，他給我提供了一個名叫「痛經寧」的祕方。他曾用這個方子治療經痛，並進行了臨床統計，結果顯示，在治療的一一八名女性裡，有明顯效果的占七十例，有效的占三十六例，有效率高達百分之八九．八三。這個方子具體如下：

食療帖方43 痛經寧・治氣滯血瘀

作法 ❶炒當歸九克，炒川芎九克，紫丹參九克，制香附九克，炒延胡索九克，炒金鈴子九克，紅花六克，炙甘草四．五克。用水煎服。

❷經期前十天開始服用，服至月經到來，為一個療程。

功效 一般情況，一個療程下來，經痛即可改善，服用二至三個療程，經痛可消除。

（2）寒濕凝滯型經痛

無論是月經前期、行經期還是後期，此類女性都會出現小腹冷痛的症狀，並且按則加重，月經量一般比較少，色黑、有塊。另外，這類女性還多伴有手腳冰冷的問題。這個也很簡單，把中成藥**艾附暖宮丸**和**烏雞白鳳丸**配在一起，每天服兩次，每次一丸即可。

(3) 血熱瘀結型經痛

這類女性主要表現以「熱證」為主。主要有經前或經期腹痛下墜，腹部有刺痛感，身體發熱或者腹部發熱，尿黃，月經多為紫黑色，質稠有臭味。說到這裡很多人會不理解，不是說「寒則凝」嗎？血熱怎麼還會瘀結呢？其實很簡單，就像大地一樣，冬天天冷的時候，河水會結冰。但是如果夏天天太熱了，河床沒水了，也會乾裂。人體也是同一個道理。

這裡還有一個訣竅，生殖系統在中醫上屬腎的範圍，血熱多為炎症造成，跟外邪侵襲有關，治宜清瀉，但是腎是先天之本，宜補不宜瀉，所以在治療的時候應當通過瀉肝來達到瀉腎火的目的，可以考慮下面這個方子：

食療帖方44 **緩熱散・治血熱瘀結**

作法 ❶瞿麥十克，萹蓄十克，延胡索十克，川楝子十克，車前子九克，赤芍十克，地骨皮十克，知母十克，黃柏十克，甘草六克。

❷用水煎服。經期前十天開始服用，服至月經到來，為一個療程。

功效 一般情況，一個療程下來，經痛即可改善，服用二至三個療程，經痛可消除。

(4) 氣血兩虛型經痛

此病跟身體素質差有很大關係。這類經痛主要表現為經期或經後小腹隱痛，按則減輕。由於身體差，所以此類人大多面色蒼白、語聲低微、身體乏力、心跳緩慢、氣短、食欲不佳，月經量比較少，色淡質稀。可以用中成藥**八珍益母丸**和**人參養榮丸**配合服用，每天兩次，每次一丸，堅持吃上一段時間，既可以改善經痛，也可以增強體質。

慢性骨盆腔炎治法

袁女士生完孩子以後，就落下病根兒了，她來找我的時候說：「生完孩子以後，到現在已經六年了，還沒有上過班。」我詳細問其原因，她一邊指著自己的腰、小腹、臀部等處一邊跟我說她的症狀。我一聽，符合慢性骨盆腔炎「三痛兩多」的特點：即盆腔墜痛、低位腰痛、性交痛、月經多、白帶多。我告訴她，關於治療慢性骨盆腔炎，有個「盆瘀功」效果不錯，只要堅持每天鍛鍊六次，就可以把病治好。具體動作如下：

❶仰臥在床上，屈雙膝，上身不動，先向左扭轉髖關節，雙膝也向左擺到最大限度，同時吸氣；再向右扭髖擺膝，同時呼氣。一左一右為一次，最少要做四十次。在扭轉的時候要注意，肩胛骨不要離開床面。

❷伸直雙腿，腹部放鬆。以左手平放於劍突下，向右、向下按摩至恥骨聯合上方，接著再向左、向上按摩至劍突下為一次。向右下按摩時呼氣，向左上按摩時吸氣。共按摩一百次。接著換成右手以同樣的方式按摩一百次，只是方向相反。

❸將呼吸調均勻，稍稍休息。然後屈膝、團身、勾頭，雙手緊抱雙膝，頭與膝盡量相接（剛開始接不上也不要勉強），腰部著床。平臥時吸氣，團身抱膝時閉氣。接著放鬆雙手，伸直雙腿，放下頭部，恢復仰臥姿勢。此為一次，連做六次以上。

❹吸氣時收縮肛門和外陰，呼氣時放鬆，類似於提肛運動，連做三十次以上。

另外，還有一道「蓮芡粥」，具有補腎健脾、活血止帶的作用，對於女性白帶過多、身體虛弱有很好的作用，有空的時候可以熬一下，堅持服用。

食療帖方45

蓮芡粥‧補腎健脾、活血止帶

作法

❶蓮子一百克，泡好去心，芡實一百克洗淨。
❷鮮荷葉五十克，益母草三十克，土茯苓三十克，此三種用紗布袋裝好紮緊。
❸共同放在鍋裡煮上三十分鐘。然後撈出布袋，加粳米五十克煮粥。
❹分成兩次，早晚服用，喝的時候可以根據自己的口味稍加點白糖。

功效

具有補腎健脾、活血止帶的作用，對於女性白帶過多、身體虛弱有很好的作用。

第七篇

重點整理

◆ 共收錄四十五道禪醫食療帖方，治病強身，永存健康。

◆ 患有腰椎間盤突出，可以試試「前倨後恭」鍛鍊法。（216頁）

◆ 生活緊張、壓力大，容易出現渾身痠痛、失眠、頭暈眼花、無精打采等症狀。不妨練習「放鬆操」。（221頁）

◆ 長期鍛鍊「劍指站樁」，可使精力充沛，氣血流暢，有助於增強體質，預防疾病。（224頁）

◆ 飯後走一走「逍遙步」，強身又忘憂，讓您百病不侵。（227頁）

◆ 頸椎長期勞損，可能導致頸椎病，禪醫傳授輕鬆治法。（229頁）

◆ 用「十指開花」鍛鍊雙手十指，可以靈活大腦，告別老年癡呆。（238頁）

◆ 治療支氣管哮喘，可採「團身抱膝」，藉此鍛鍊您的腎和肺。（267頁）

後記 降伏疾病，健康人生

患了癌症，對於絕大多數人來說，就等於是被判了死刑。我在一九九六年就被確診為癌症晚期，到現在已經過去將近二十年了，可我卻越活越精神，越活越年輕。這跟我從小學習少林禪醫有很大關係，跟我研習佛學，並從中汲取了大量智慧也是分不開的。

但遺憾的是，又有多少患了癌症的人能擺脫死亡之神的束縛，重新擁有健康的身體，與家人同享歡樂呢？

與此同時，世上還有很多人，只不過患了些常見病，或者根本沒病，僅僅是遇到了一點點生活中的煩心事，就開始焦慮、煩躁、抑鬱，搞得天天不開心。

鑑於此，我寫下此書，把我的領悟分享給大家，讓生病的人們不再害怕，讓生氣的人們不再煩惱，大家一起健健康康、甜甜美美地生活。

我是個「愛講話」的出家人，經常有人請我去講課、看病，閒暇時分我就在寺裡給大家看病、談心，從不讓自己閒著。很多患病的人因此而痊癒，很多煩惱的人因此而開朗，當我最終把這些經歷集結起來，就匯成了此書。所以，這不是一件隨隨便便的作品，而是一本彙集了我二十年抗癌經歷、五十年治病經驗、一輩子佛學智慧的書。

因緣聚會，方成此書。在這裡，我首先要感謝賜我智慧的佛祖，是祂給我指明了前進的道路。然後要感謝那些幫助過我的人，是你們在我重病的時候，給了我堅強。我還要感謝那些我幫助過的人，如果我是一條魚的話，你們就是江河湖泊，是你們讓我明白了每天活著的意義，讓我體會到自己存在的價值。

最後，還要感謝中國中醫藥出版社以及負責本書的編輯老師們。我是一名中醫專家，而中國中醫藥出版社是出版中醫藥圖書的權威出版社，我的著作能在此社出版，這是對我的極大認可。這本書從交稿，到審閱、校對，再到出版，凝聚了中國中醫藥出版社老師們的心血，是他們的耐心、精心和一絲不苟，終於使這本書完美付梓。

這是一個匆匆忙忙的社會，我們也因此得了很多「忙病」，既有身病也有心病，讓我們學會放下，一起努力，消除疾病，共同健康！

南無阿彌陀佛！

釋行貴

二〇一五年十一月二十九日

野人家 186

心乃大藥

走過癌症，一代禪醫的抗癌悟語 & 45 種對症食療帖方
清心除煩，百病不侵

作　　者　釋行貴
插　　畫　馮藝純
繁體版審定　周宗翰

野人文化股份有限公司		讀書共和國出版集團	
社　　長	張瑩瑩	社　　長	郭重興
總 編 輯	蔡麗真	發行人兼出版總監	曾大福
主　　編	蔡欣育	業務平臺總經理	李雪麗
責任編輯	王智群	業務平臺副總經理	李復民
校　　對	魏秋綢	實體通路協理	林詩富
行銷企劃	林麗紅	網路暨海外通路協理	張鑫峰
封面設計	莊謹銘	特販通路協理	陳綺瑩
內頁排版	洪素貞	印　　務	黃禮賢、李孟儒、王雪華

出　　版　野人文化股份有限公司
發　　行　遠足文化事業股份有限公司
地址：231新北市新店區民權路108-2號9樓
電話：（02）2218-1417　傳真：（02）8667-1065
電子信箱：service@bookrep.com.tw
網址：www.bookrep.com.tw
郵撥帳號：19504465遠足文化事業股份有限公司
客服專線：0800-221-029
法律顧問　華洋法律事務所　蘇文生律師
印　　製　成陽印刷股份有限公司
初　　版　2019年10月

國家圖書館出版品預行編目資料

心乃大藥：走過癌症，一代「禪醫」的抗癌悟語&45 種對症食療帖方，清心除煩，百病不侵 / 釋行貴作. -- 初版. -- 新北市：野人文化出版：遠足文化發行，2019.10
面；　公分
ISBN 978-986-384-377-1(平裝)

1. 食療 2. 養生 3. 禪宗

413.98　　108014261

野人文化官方網頁　野人文化讀者回函

心乃大藥

線上讀者回函專用 QR CODE，你的寶貴意見，將是我們進步的最大動力。

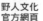

野人
野人文化
讀者回函卡

書　名

姓　名　　　　　　　　　　□女 □男　年齡

地　址

電　話　　　　　　　　　　手機

Email

□同意 □不同意　收到野人文化新書電子報

學　歷 □國中(含以下) □高中職 □大專 □研究所以上
職　業 □生產/製造 □金融/商業 □傳播/廣告 □軍警/公務員
□教育/文化 □旅遊/運輸 □醫療/保健 □仲介/服務
□學生 □自由/家管 □其他

◆你從何處知道此書？
□書店：名稱 ______ □網路：名稱 ______
□量販店：名稱 ______ □其他 ______

◆你以何種方式購買本書？
□誠品書店 □誠品網路書店 □金石堂書店 □金石堂網路書店
□博客來網路書店 □其他 ______

◆你的閱讀習慣：
□親子教養 □文學 □翻譯小說 □日文小說 □華文小說 □藝術設計
□人文社科 □自然科學 □商業理財 □宗教哲學 □心理勵志
□休閒生活（旅遊、瘦身、美容、園藝等） □手工藝／DIY □飲食／食譜
□健康養生 □兩性 □圖文書／漫畫 □其他 ______

◆你對本書的**評論**：（請填代號，1. 非常滿意 2. 滿意 3. 尚可 4. 待改進）
書名 ____ 封面設計 ____ 版面編排 ____ 印刷 ____ 內容 ____
整體**評論** ____

◆你對本書的建議：

野人文化部落格 http://yeren.pixnet.net/blog
野人文化粉絲專頁 http://www.facebook.com/yerenpublish

廣 告 回 函
板橋郵政管理局登記證
板 橋 廣 字 第 143 號

郵資已付 免貼郵票

23141
新北市新店區民權路108-2號9樓
野人文化股份有限公司 收

野人

請沿線撕下對折寄回

野人

書號：0NFL0186